Der Naturheilmittelführer

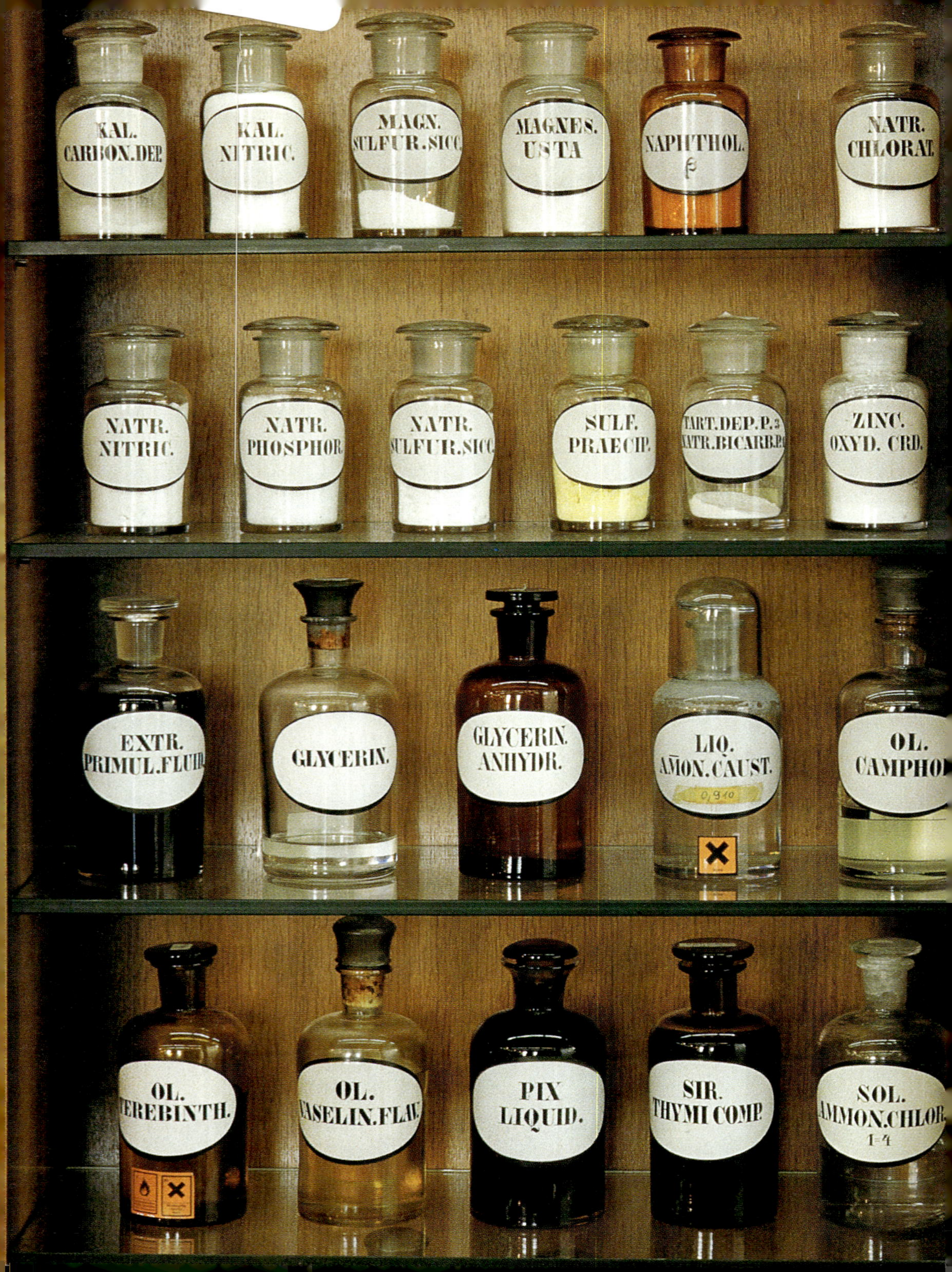
KAL. CARBON.DEP.
KAL. NITRIC.
MAGN. SULFUR.SICC.
MAGNES. USTA
NAPHTHOL. β
NATR. CHLORAT.
NATR. NITRIC.
NATR. PHOSPHOR.
NATR. SULFUR.SICC.
SULF. PRAECIP.
TART.DEP.P.3 NATR.BICARB.P
ZINC. OXYD. CRD.
EXTR. PRIMUL.FLUI
GLYCERIN.
GLYCERIN. ANHYDR.
LIQ. ĀMON.CAUST.
0,910
OL. CAMPHO
OL. TEREBINTH.
OL. VASELIN.FLAV.
PIX LIQUID.
SIR. THYMI COMP.
SOL. AMMON.CHLOR. 1=4

Apothekerin Dr. rer. nat. Beate Fessler

Der Naturheilmittelführer

Das Standardwerk
zum schnellen Nachschlagen

SÜDWEST

INHALT

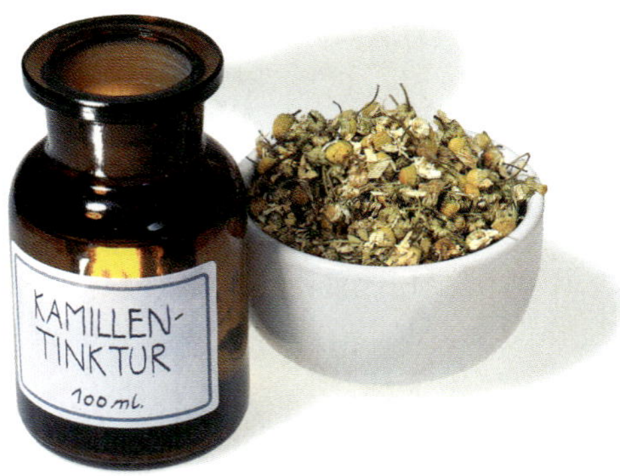

Klassiker der Pflanzenheilkunde: Zubereitungen mit Kamille.

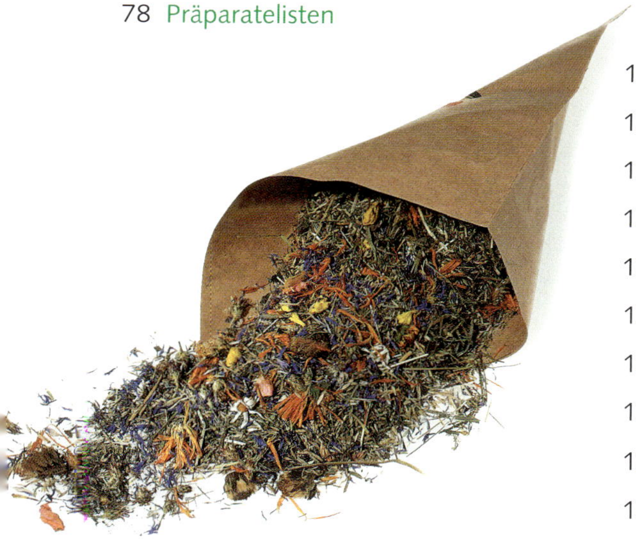

Geballte Heilkraft der Wiese: Heublumen lindern Schmerzen des Bewegungsapparats.

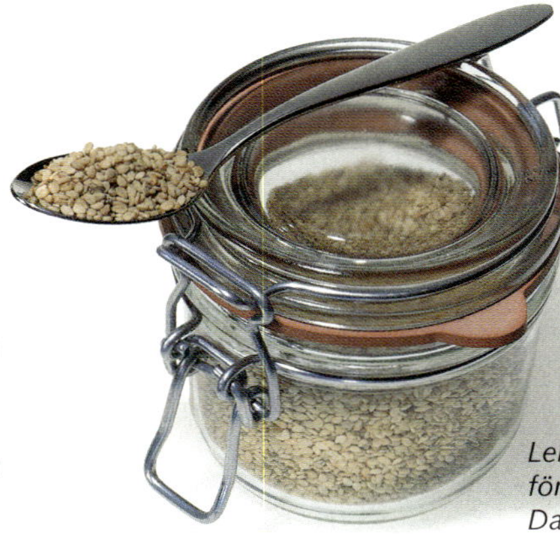

Leinsamen fördern die Darmbewegung.

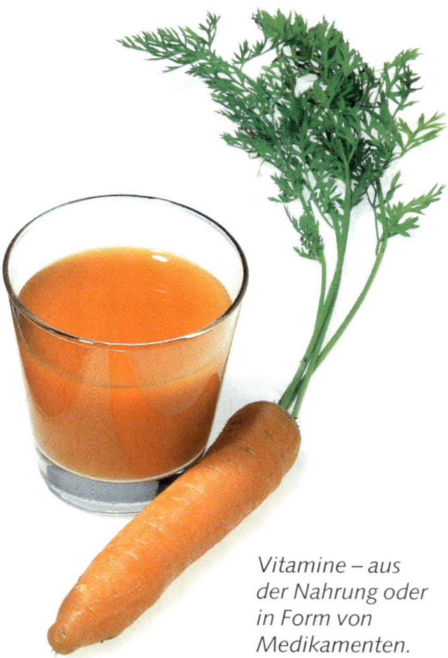

Vitamine – aus der Nahrung oder in Form von Medikamenten.

Kleiner Leitfaden für Pflanzenpräparate

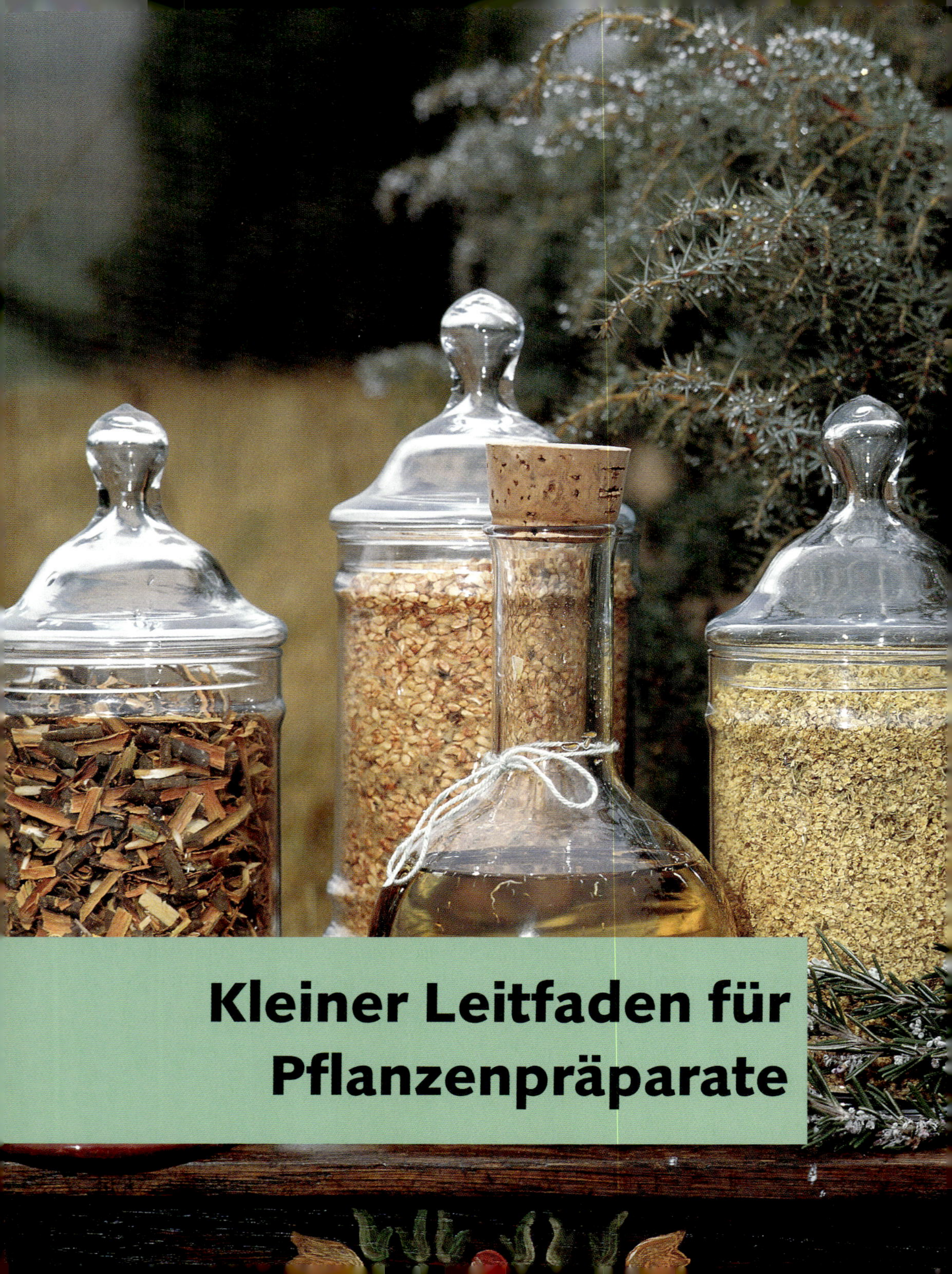

Mit Naturheilmitteln vorbeugen und heilen

»Heilen mit der Natur« – ein Thema, das im Trend liegt. Zu Recht, denn viele gesundheitliche Beschwerden lassen sich mit Methoden der Naturheilkunde beheben. Ein wichtiger Bereich ist die Behandlung mit Naturheilmitteln. Das Vorbeugen, Lindern und Heilen von Krankheiten mit Pflanzen, eine Heilkunde, die sich von der Kräutermedizin zur modernen Phytotherapie weiter entwickelt hat, steht deshalb im Mittelpunkt dieses Ratgebers.
Nicht vergessen werden dürfen Vitamine, Mineralstoffe und Spurenelemente. Diese natürlichen Substanzen sind für den Körper notwendig, damit er seine Aufgaben erfüllen kann. Da er nicht in der Lage ist, sie selbst zu produzieren, müssen sie ihm mit der Nahrung zur Verfügung gestellt werden. Ein Mangel kann zu schweren Schäden führen. Und mittlerweile werden diese Biostoffe auch immer mehr für die Behandlung und Vorbeugung von Krankheiten gezielt eingesetzt. Sie werden deshalb in diesem Ratgeber ebenfalls berücksichtigt (siehe Seite 338ff.).

In der Vergangenheit führte die Pflanzenheilkunde in der stark naturwissenschaftlich orientierten Medizin eher ein Schattendasein. Das hat sich mittlerweile geändert. Auch Schulmediziner greifen verstärkt zu pflanzlichen Präparaten – für Bagatellerkrankungen oder zur unterstützenden Maßnahme bei chronischen Erkrankungen.

Von der Kräutermedizin zur Phytotherapie

Lange bevor chemische Wirkstoffe Eingang in die Heilkunde fanden, war der Nutzen heilsamer Kräuter bekannt. Berühmte Ärzte der Antike wie Hippokrates und Galen, aber auch die »Botanikärzte« des Mittelalters wie Paracelsus und Hildegard von Bingen haben die Kräuerheilkunde gelehrt, schriftlich niedergelegt und weiter entwickelt. Vor allem die Klöster machten sich um die Pflanzenheilkunde verdient und sammelten in ihren Bibilotheken großes Wissen auf diesem Gebiet an. Die Klosterapotheken vermitteln ein anschauliches Bild über diese Zeit. Welche Pflanzen wie eingesetzt wurden, war Erfahrungssache. Die Menschen selbst hatten im Lauf der Jahre herausgefunden, welche

Kräuter bei welchen Krankheiten lindernd und heilend wirkten. Die Ärzte bedienten sich dieses volksmedizinischen Wissens und verfeinerten es immer mehr. In den letzten Jahrzehnten gaben sich die Wissenschaftler allerdings damit nicht mehr zufrieden. Sie erkundeten die Heilpflanzen mit modernsten Methoden. Inzwischen ist deshalb teilweise sehr genau bekannt, welche Inhaltsstoffe sich in den Pflanzen befinden und welche Wirkung sie haben. Zusätzlich wurden Methoden entwickelt, mit denen sich Pflanzenextrakte mit einem möglichst hohen Gehalt an bestimmten Inhaltsstoffen herstellen lassen.

Phytopharmaka (pflanzliche Präparate) sind Pflanzen, Pflanzenteile und Pflanzenbestandteile in bearbeitetem oder unbearbeitetem Zustand. Kamillenblüten gehören also ebenso dazu wie ein standardisiertes Johanniskraut-Trockenextraktpräparat.

Erfahrungsmedizin als wichtige Basis

Die Basis der Pflanzenheilkunde, die in der Fachsprache Phytotherapie genannt wird, bildet allerdings noch immer die Volks- und die Erfahrungsmedizin. Zur Erfahrungsmedizin gehört beispielsweise der schriftlich dokumentierte Nachweis des Arztes, dass eine Behandlung erfolgreich war. Die wenigsten Pflanzenextrakte sind in großen klinischen Studien untersucht. Dafür gibt es zwei Gründe.

- Es ist zum einen wenig sinnvoll, anerkannte, traditionell eingesetzte Therapiemaßnahmen, wie beispielsweise das Inhalieren von Kamillenblütendämpfen gegen Schnupfen, in kostspieligen Studien erneut zu dokumentieren.
- Zum anderen sind klinische Untersuchungen sehr teuer, und gerade kleinere Firmen können sich große Studien oft nicht leisten. Dennoch gehen immer mehr pharmazeutische Unternehmen dazu über, die Wirksamkeit ihrer Produkte am Menschen zu testen – u. a. auch, weil die Konkurrenz aus dem »chemischen« Lager immer größer wird.

Therapie mit Pflanzen – alles hat seine Grenzen

Naturheilmittel haben ihre Berechtigung in der Krankheitsbehandlung, sie haben aber auch ihre Grenzen. Die Kunst besteht darin, diese Grenzen zu erkennen und zu akzeptieren. Dies sollte für hartgesottene Schulmediziner ebenso gelten wie für Heilpraktiker, die bereits bei dem Begriff »Antibiotikum« die Hände über dem Kopf zusammenschlagen. Naturheilmittel dort einzusetzen, wo ihre Wirkung ausreichend ist, und stärker wirksame synthetische Wirkstoffe – allein oder zusätzlich – zu verwenden, wo es nötig ist, nützt dem Kranken am meisten. Mit ideologisch festgefahrenen Mustern ist dagegen niemandem gedient.

Für die Selbstmedikation ideal

In der Selbstmedikation haben pflanzliche Extrakte zu Recht einen hohen Stellenwert. Ihr großer Vorteil: Sie haben kaum Nebenwirkungen, wenn sie gemäß den Vorschriften des Beipackzettels eingenommen werden. Auch für Kinder, Schwangere und ältere Menschen, die mehrere Medikamente einnehmen müssen, ist die (zusätzliche) Einnahme eines pflanzlichen Medikaments meist unproblematisch. Geeignet sind Phytopharmaka insbesondere für

- »Banale« Erkrankungen, z. B. Husten, Schnupfen und Heiserkeit, Kopfschmerzen, Muskelverspannungen oder auch ein beginnendes Altersherz
- Funktionsstörungen ohne organische Ursachen, z. B. Verdauungsstörungen, Störungen der Gallenblasen- oder Leberfunktion, Appetitlosigkeit
- Leichte psychischen Beschwerden, z. B. depressive Verstimmungen und innere Unruhe
- Die Stärkung der Immunabwehr

Pflanzenpräparate können zusätzlich zu synthetischen Wirkstoffen die Behandlung unterstützen. Ein gutes Beispiel dafür sind harntreibende Tees bei einer Blasenentzündung, die gleichzeitig mit Antibiotika behandelt werden muss.

Auch bei Phytopharmaka müssen die Qualität und Sicherheit des Präparats nachgewiesen werden.

Phytotherapie – das müssen Sie beachten

Es spricht nichts dagegen, dass Sie Befindlichkeitsstörungen mit pflanzlichen Präparaten selbst behandeln. Halten Sie sich dabei aber an die folgenden Empfehlungen.

- Behandeln Sie nur solche Gesundheitsstörungen, die Sie bei sich selbst oder bei Ihren Kindern genau kennen. Wenn Sie sich nicht sicher sind, was hinter den Beschwerden steckt, sollten Sie besser zum Arzt gehen.
- Auch Pflanzenextrakte können Nebenwirkungen haben. Halten Sie sich deshalb genau an die im Beipackzettel angegebene Dosierung. Fünf Esslöffel Efeusaft helfen nicht mehr gegen Husten als einer, das Risiko steigt jedoch mit der höheren Dosierung an.
- Kommt es innerhalb von drei Tagen nicht zu einer Besserung der Krankheit oder verschlimmert sie sich, sollten Sie den Arzt aufsuchen. Wird eine Krankheit verschleppt, sind die Folgen oft schwer wiegend.

Pflanzliche Schlaf- und Beruhigungsmittel sollten nicht länger als zwei Wochen ohne Rücksprache mit dem Arzt eingenommen werden. Oftmals stecken hinter den nervösen Störungen auch andere Krankheiten.

- Bei der Behandlung mit pflanzlichen Präparaten müssen Sie manchmal etwas Geduld mitbringen, da sie erst nach zwei bis drei Wochen zu wirken beginnen. Dies gilt beispielsweise für Johanniskrautpräparate gegen depressive Verstimmungen oder Mönchspfefferextrakte gegen Beschwerden in den Wechseljahren. Stellt sich aber nach sechs Wochen noch keinerlei Wirkung ein, sollten Sie das Präparat absetzen, eventuell nach Rücksprache mit dem Arzt.
- Wenn Ihr Arzt oder Ihr Apotheker Sie fragen, welche Medikamente Sie einnehmen, sollten Sie unbedingt auch die pflanzlichen Präparate nennen.
- Wenn Säuglinge, Kleinkinder oder ältere Menschen krank sind, sollte immer der Arzt hinzugezogen werden.

Die getrockneten Bestandteile einer Pflanze, die arzneilich verwendet wird, bezeichnen die Experten als Droge. Knoblauchzehen und Weißdornblüten sind demnach ebenso Drogen wie Sennesblätter oder Thymiankraut. Ist in diesem Buch von Drogen die Rede, sind also weder Heroin noch Kokain gemeint, sondern schlicht Arzneipflanzen. Von dem Begriff »Droge« stammt im Übrigen auch die Bezeichnung »Drogerie«.

Pflanzenextrakt – immer ein Gemisch

Pflanzenextrakte enthalten, im Gegensatz zu synthetischen Medikamenten, eine Vielzahl von Inhaltsstoffen. Logischerweise, denn Drogen wie Sennesblätter oder Brennnesselwurzel enthalten nicht nur eine Substanz, sondern viele verschiedene Verbindungen. Interessant dabei ist, dass sich die Wirkung einer Droge nicht auf nur einen Inhaltsstoff zurückführen lässt, sondern dass sich die einzelnen Inhaltsstoffe in ihrer Wirkung gegenseitig unterstützen. Manche Inhaltsstoffe haben zusätzliche Effekte, andere Begleitstoffe beeinflussen nur, wie schnell die Wirkstoffe vom Darm ins Blut gelangen. Man spricht hier auch von additiven und synergistischen Effekten. Bei manchen Drogen gibt es einen Hauptwirkstoff oder eine Hauptwirkstoffgruppe. Untersuchungen haben mittlerweile gezeigt, dass die isolierten Einzelsubstanzen weniger gut, manchmal sogar anders wirken als das Gemisch.

Das Problem – wechselnde Zusammensetzung

Dieses Gemisch von Inhaltsstoffen in Pflanzenextrakten bereitet Herstellern ein besonderes Problem. Es besteht nämlich die Gefahr, dass die Zusammensetzung von Extrakt zu Extrakt wechselt, auch wenn es nur im Detail ist.
Am besten lässt sich dies an einem Beispiel erläutern: Sie kaufen in der Apotheke Kamillenblüten und stellen aus 100 Gramm Kamillenblüten und 70-prozentigem Alkohol selbst eine Kamillentinktur her. Vier Wochen später machen Sie genau dasselbe noch einmal. Wenn man nun

beide Tinkturen wissenschaftlich untersuchen würde, würde man feststellen, dass sie verschieden sind. Der Herstellungsprozess ist nämlich mit vielen Fehlerquellen behaftet. Hier nur ein paar Möglichkeiten.

- Sie haben vielleicht die Kamillenblüten in einer anderen Apotheke eingekauft, oder der Apotheker hat eine neue Lieferung erhalten, die einen anderen Wirkstoffgehalt aufweist.
- Sie haben nicht genau 100,0 Gramm Kamillenblüten verwendet, sondern nur 99,8 Gramm.
- Ein Teil des Alkohols ist wegen des schönen Wetters inzwischen verdampft, und er ist deshalb nur noch 68,7-prozentig.
- Ein Telefonanruf kam Ihnen bei der Zubereitung dazwischen, und der Ansatz blieb nicht 60 Minuten, sondern 65 Minuten stehen.

Wichtig ist eine gleich bleibende Zusammensetzung von Pflanzenpräparaten bei klinischen Studien. Nur so kann garantiert werden, dass das Ergebnis wiederholbar ist.

Kamille – Blüten ja, Wurzeln nein

- Nicht jeder Pflanzenteil ist gleich wertvoll. Bei manchen Pflanzen befinden sich die wirksamen Inhaltsstoffe in den Blüten, wie etwa bei den Kamillenblüten oder Lindenblüten, bei anderen in der Rinde, beispielsweise bei der Eichenrinde oder Weidenrinde. Wieder andere haben sie in der Wurzel angereichert, wie etwa der Rhabarber oder die Javanische Gelbwurz. Außerdem ist der Gehalt an Wirkstoffen oft von der Jahreszeit abhängig. Wer selbst sammeln möchte, muss sich deshalb gut über die »Gewohnheiten« und Geheimnisse der Pflanzen informieren.
- Pflanzen, die industriell zu Tees oder Extrakten weiter verarbeitet werden, werden oft kontrolliert biologisch angebaut – in Deutschland oder im Ausland, je nachdem wo die Pflanzen am besten wachsen und der Anbau am günstigsten ist. Die Kamille stammt überwiegend aus Ägypten, Lavendel aus der französischen Provence, Pfefferminze aus Griechenland, und Hagebutten kommen aus Chile.
- Manche Pflanzen lassen sich allerdings nicht kultivieren. Sie müssen wild gesammelt werden, beispielsweise Weidenröschen und Brunnenkresse. Allerdings: Wahlloses Wildern ist nicht gestattet! Hier müssen bestimmte Vorschriften beachtet werden.

Bei vielen pflanzlichen Extrakten ist noch nicht bekannt, wo genau sie im Organismus angreifen, um ihre Wirkung zu entfalten. Das unterscheidet sie wesentlich von den meisten synthetischen Wirkstoffen. Wissenschaftler versuchen, diese Geheimnisse zu lüften.

All diese Faktoren verändern die Zusammensetzung der Tinktur. Die Hersteller von pflanzlichen Zubereitungen müssen jedoch bestrebt sein, Präparate mit einer identischen Zusammensetzung herzustellen. Die Pflanzeninhaltsstoffe müssen immer im gleichen Mengenverhältnis und in ausreichend hoher Konzentration enthalten sein. Nur dadurch lassen sich Qualität und Sicherheit garantieren.

Wenn Sie die Wahl haben zwischen einem standardisierten und einem nicht-standardisierten Präparat, sollten Sie Ersterem den Vorzug geben.

Die Lösung – Standardisierung

Bei industriell hergestellten Pflanzenextrakten wird der Herstellungsprozess – vom Anbau der Pflanzen bis zur Freigabe des Fertigprodukts in den Handel – bis ins kleinste Detail standardisiert. Es wird strengstens darauf geachtet, dass er immer exakt gleich durchgeführt wird.

In den letzten zehn Jahren hat der Begriff »Standardisierung« allerdings noch eine zusätzliche Bedeutung bekommen. Viele Extrakte werden auf eine Leitsubstanz hin standardisiert, d. h., der Extrakt wird so eingestellt, dass die Menge an dieser Substanz in jeder Tablette oder in jedem Esslöffel Saft exakt die gleiche ist. Als Leitsubstanz wird meist der Inhaltsstoff verwendet, der in der höchsten Konzentration enthalten ist oder der sich am besten nachweisen lässt. Das kann, muss aber nicht der Hauptwirkstoff sein. Bestes Beispiel für standardisierte Präparate sind die Johanniskrautpräparate, die meist auf den Inhaltsstoff Hypericin standardisiert sind.

Fast alle flüssigen Pflanzenzubereitungen enthalten Alkohol, da es das ideale Extraktionsmittel ist. Für Erwachsene und Jugendliche, die nicht alkoholkrank sind, sind diese Mengen meist kein Problem. Alternativ werden inzwischen auch alkoholfreie Pflanzenextrakte angeboten.

Ob ein Extrakt standardisiert ist, können Sie dem Aufdruck auf der Packung entnehmen. Auch in den Arzneimittellisten, die Sie im Kapitel »Erkrankungen – passende Pflanzenpräparate« (siehe Seite 24ff.) nach den jeweiligen Krankheiten und Beschwerden finden, ist – falls vorhanden – die Standardisierung angegeben.

Phytopharmaka vergleichen – eine schwierige Sache

Die Wirksamkeit einzelner pflanzlicher Präparate zu vergleichen ist sehr schwierig. Als möglicher Maßstab kann die Menge des enthaltenen Extrakts bzw. des Hauptwirkstoffs herangezogen werden. Dies gelingt am besten bei Präparaten, die nur einen Extrakt enthalten, z. B. Thymianextrakt in Hustensäften.

Der Packungsaufschrift können Sie entnehmen, wie viel Extrakt sich in 100 Milliliter Flüssigkeit bzw. in einer Tablette befindet. Das Problem: Die Extrakte werden oft mit unterschiedlichen Methoden hergestellt.

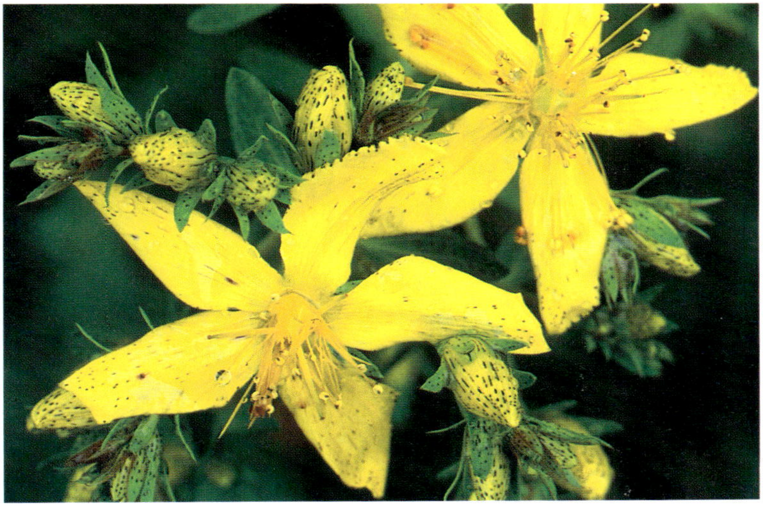

Johanniskraut (Hypericum perforatum) wirkt stimmungsaufhellend. Die Pflanze gehört mit zu den am besten untersuchten Phytopharmaka.

So gibt es Flüssigextrakte, Trockenextrakte oder Presssäfte, die in ihrer Zusammensetzung und ihrem Gehalt an Wirkstoffen unterschiedlich sind. Hier heißt es genau hinzusehen. Ein direkter Vergleich ist nur möglich, wenn Sie zwei standardisierte Präparate gegenüberstellen. So gibt es beispielsweise Johanniskrautpräparate mit 0,3 Milligramm Hypericin pro Tablette, andere mit 0,9 Milligramm Hypericin. Solche exakten Gegenüberstellungen sind allerdings selten möglich.
Kaum vergleichen lassen sich Extraktmischungen, die aus verschiedenen Pflanzenauszügen bestehen. Man findet solche Mischungen häufig gegen Beschwerden im Magen-Darm-Bereich, aber auch gegen Erkältungskrankheiten.

Johanniskrautpräparate sollten bei bekannter Lichtempfindlichkeit der Augen und der Haut nicht angewendet werden. Auch sonst sollte Sonnenbestrahlung während der Anwendungsdauer vermieden werden.

Unser Tipp

Eine ganze Reihe pflanzlicher Arzneimittel sind nicht apothekenpflichtig. Sie können Sie auch im Reformhaus oder im Supermarkt kaufen. Die Preisunterschiede – im Reformhaus oft teurer, im Supermarkt billiger – sind zum Teil erheblich. Lassen Sie sich davon aber nicht blenden, sondern schauen Sie genau hin. Beim Vergleich der Inhaltsangaben werden Sie oft feststellen, dass billigere Produkte auch meist geringere Konzentrationen an den jeweiligen Wirkstoffen besitzen.

Pflanzen als Medizin – die Zubereitungen im Überblick

Pflanzen werden in verschiedensten Zubereitungen zu Heilzwecken verwendet. Dies werden Sie auch sehr schnell erkennen, wenn Sie sich die Präparatelisten dieses Buchs durchsehen. Da gibt es neben den bekannten Tees auch Flüssigextrakte, Trockenextrakte, Presssäfte u. a. m. Im Folgenden erfahren Sie, was sich dahinter verbirgt.

Die Anforderungen für die Arzneitees und die Lebensmitteltees unterscheiden sich u. a. beim vorgeschriebenen Wirkstoffgehalt. So müssen die Pfefferminzblätter eines Arzneitees gemäß DAB (»Deutsches Arzneibuch«) mindestens 1,2 Prozent ätherisches Öl enthalten. Ein Pfefferminztee, der als Lebensmittel im Handel ist, muss dagegen nur 0,6 Prozent an ätherischem Öl enthalten.

Offene Tees und Teebeutel

Ein Tee besteht aus den zerkleinerten Pflanzenteilen einer oder mehrerer Drogen. Tees können innerlich und äußerlich, z. B. zum Gurgeln, als Auflagen gegen Hautausschläge oder für Waschungen, angewendet werden.

Bei einem offenen Tee können Sie die Menge je nach Bedarf entnehmen. Handelt es sich um Teemischungen, besteht die Gefahr, dass sich mit der Zeit schwerere Bestandteile, z. B. Wurzeln oder Rinden, nach unten absetzen und die gewünschte Zusammensetzung bei der Entnahme nicht mehr gewährleistet ist. Einen gemischten offenen Tee sollten Sie deshalb immer gut durchmischen, bevor Sie ihn verwenden.

Teemischungen enthalten neben der für die Wirksamkeit vorrangig verantwortlichen Droge so genannte Ergänzungsdrogen, die die Wirkung unterstützen. Hinzu kommen Stabilisierungsdrogen, die dem Entmischen entgegenwirken, sowie »Schönungsdrogen«, die dem Tee ein attraktives Aussehen geben. Besonders effektvoll ist das Gelbe Katzenpfötchen.

Im Teebeutel hingegen ist eine genau festgelegte Menge Droge für eine Tasse Tee vorgegeben. Sie kann sich nicht entmischen.

Arzneitees

Wenn Sie einen Tee zur Linderung von gesundheitlichen Beschwerden einkaufen, sollten Sie einen Arzneitee wählen. Nur dann ist gewährleistet, dass die Qualität der Teedrogen optimal ist und den Anforderungen des »Deutschen Arzneibuchs« entspricht. Kräuertees, die als Lebensmittel in den Handel kommen, müssen dagegen nur den »Leitsätzen für Tee, teeähnliche Erzeugnisse, deren Extrakte und Zubereitungen« entsprechen. Die Tees werden ähnlich wie Arzneitees untersucht, die Anforderungen an den Wirkstoffgehalt sind allerdings nicht so hoch. Arzneitees gibt es nicht nur in der Apotheke, sondern auch im Reformhaus oder in Kräuterläden. Sie sind dort allerdings oft teurer. Der Vergleich lohnt sich. Ob es sich um einen qualitativ hochwertigen Arzneitee oder um ein Lebensmittel handelt, können Sie an der Aufschrift auf der Packung erkennen.

- Arzneitees sind häufig mit der Bezeichnung »Arzneitee« versehen.
- Auf der Packung steht ein Anwendungsgebiet, bei Pfefferminztee beispielsweise »Zur Behandlung von Magen-Darm-Erkrankungen«.
- Neuerdings muss auf Arzneitees eine Zulassungsnummer angegeben sein.
- Ein weiteres Unterscheidungsmerkmal ist der Hinweis auf das Verbrauchsdatum: Lautet die Aufschrift: »Mindestens haltbar bis ... «, handelt es sich um ein Lebensmittel. Steht dagegen der Vermerk: »Verwendbar bis ... «, haben Sie es mit einem Arzneimittel zu tun.
- Wenn Sie einen Arzneitee in Teebeuteln kaufen, sollten Sie darauf achten, dass jeder Beutel mit einer Schutzumhüllung versehen ist. So ist gewährleistet, dass die Teedrogen auch bei Lagerung ihren Wirkstoffgehalt beibehalten.

Der Nachteil des Teebeutels: Sie können nicht »hineinblicken«. Bei einem losen Tee ist es schon eher möglich, die Qualität per Augenschein zu beurteilen.

Granulattees und Sprühextrakttees

Lösliche Tees sind entweder Granulattees oder Sprühextrakttees. Sie unterscheiden sich im Wirkstoffgehalt.

- Bei Granulattee werden die Pflanzenauszüge auf Zucker aufgezogen, der einen erheblichen Teil, nämlich 95 bis 98 Prozent des gesamten Tees, ausmacht. Die Menge an wirksamem Pflanzenextrakt liegt dann lediglich noch bei zwei bis fünf Prozent.
- Bei einem Sprühextrakttee wird der Extrakt mit Maltodextrin in einem Sprühturm versprüht und schonend getrocknet. Die empfindlichen ätherischen Öle werden vorher oft entzogen und dann wieder zugesetzt. Der Anteil an wirksamem Extrakt ist hier mit etwa 20 Prozent deutlich höher. Sprühgetrocknete Tees sind leicht wasserlöslich. Sie ziehen Wasser aber auch magisch an und verklumpen deshalb leicht: Deshalb sollten Sie das Glas immer fest verschließen und das Pulver nur mit einem trockenen Löffel entnehmen. Wie Sie Tees richtig zubereiten, lesen Sie auf Seite 23.

Lösliche Tees müssen nicht mit kochend heißem Wasser aufgegossen werden. Wenn Sie lauwarmes Wasser verwenden, bleiben die ätherischen Öle eher im Teeglas.

Tee ja, aber welcher?

- Ein Kräutertee ist ein ideales Erfrischungsgetränk – nicht nur für kranke, sondern auch für gesunde Menschen. Dabei ist es unerheblich, wie hoch der Anteil an wirksamen Inhaltsstoffen in der Teetasse ist.
- Bei offenen Tees oder Teebeuteln werden durch das heiße Wasser, mit dem diese aufgegossen werden, nur die Inhaltsstoffe extrahiert, die sich in Wasser lösen. Viele pflanzliche Inhaltsstoffe lösen sich in Wasser allerdings nur schlecht oder gar nicht. Außerdem verflüchtigt sind ein Teil der ätherischen Öle mit dem Wasserdampf. Ein Tee enthält deshalb weniger wirksame Bestandteile als etwa konzentrierte Tinkturen oder Extrakte.
- Höher ist der Gehalt an Inhaltsstoffen dagegen bei Granulattees oder sprühgetrockneten Tees. Hier werden zunächst Pflanzenextrakte mit Lösungsmitteln (meist Alkohol-Wasser-Gemischen) hergestellt, in denen sich die Inhaltsstoffe besser lösen. Ätherische Öle werden im Nachhinein wieder zugesetzt. Eindeutiger Nachteil der Granulattees ist der hohe Zuckergehalt. Für Diabetiker, aber auch für Kinder sind diese Tees auf keinen Fall empfehlenswert.

Die meisten flüssigen Pflanzenzubereitungen, die verkauft werden, sind Tinkturen. Das Verhältnis zwischen Droge und Extraktionsmittel ist ein Maß für die Menge an Inhaltsstoffen. Ein Auszug 1:5 ist höher konzentriert als ein Auszug 1:10. Ein Fluidextrakt (Flüssigextrakt) ist ein alkoholischer Auszug im Mengenverhältnis 1:2.

Tinkturen

Tinkturen sind alkoholische Auszüge aus Teedrogen. Meist wird dazu 70-prozentiger Alkohol (Ethanol) verwendet. Die Mengenverhältnisse reichen von 1 : 5 (ein Teil Teedroge und fünf Teile Alkohol-Wasser-Gemisch) bis 1 : 10. Alkohol-Wasser-Gemische sind ideal, um den Pflanzen ihre Wirkstoffe zu entziehen. Je nachdem, wie hoch der Alkoholanteil ist, lassen sich bestimmte Stoffe mehr oder weniger gut extrahieren.
Ein gutes Beispiel dafür ist die Kamille. Sie enthält Pflanzenschleime und Flavonoide (siehe Seite 21), die gut wasserlöslich (hydrophil) sind, aber auch ätherische Öle, die eher fettlöslich (lipophil) sind. Ein wässriger Kamillentee enthält deshalb eher Schleime und Flavonoide, während ein alkoholischer Auszug mehr ätherisches Öl und weniger Schleime enthalten wird. Je höher der Alkoholanteil ist, mit dem die Droge ausgezo-

gen wird, desto mehr steigt der Gehalt an ätherischem Öl und sinkt die Menge an Flavonoiden und Schleimen im Extrakt. Welche Art von Extrakt am günstigsten ist, hängt letztlich vom Anwendungsgebiet ab. Tinkturen lassen sich innerlich und äußerlich verwenden.

Für die Herstellung von Salben mit Pflanzenextrakten werden Tinkturen verwendet, die in eine geeignete Salbengrundlage eingearbeitet werden.

Trockenextrakte

Trockenextrakte werden meist aus Flüssigextrakten hergestellt, denen das Lösungsmittel durch Eindampfen oder auch Gefriertrocknen wieder entzogen wird. Trockenextrakte werden häufig für die Herstellung von Tabletten, Dragees oder Kapseln verwendet.

Drogenpulver

Wird z. B. einer Knoblauchzehe Wasser entzogen, bleibt Pulver übrig. Dieses kann in Kapseln gefüllt oder zu Tabletten verpresst werden.

Presssäfte

Presssäfte werden durch das Auspressen frischen Pflanzenmaterials, teilweise mit Zusatz von Wasser, gewonnen. Ein frisch gepresster Orangensaft ist zumindest in dieser Hinsicht mit einem Spitzwegerichpresssaft vergleichbar.

So gut ätherische Öle riechen, sie können auch aggressiv sein und Haut und Schleimhäute reizen. Es ist deshalb besser, sie nicht pur, sondern in Form einer Tinktur oder einer Salbe zu verwenden.

Ätherische Öle

Ätherische Öle sind wasserdampfflüchtig. Diese Eigenschaft wird auch in Aromalampen verwendet, in denen ätherische Öle und Wasser gemeinsam verdampft werden. Gewonnen werden die reinen ätherischen Öle deshalb meist mittels einer Wasserdampfdestillation. Möglich ist auch die Extraktion mit fetten Lösungsmitteln. In reiner Form werden sie nur selten zu medizinischen Zwecken eingesetzt, da sie oft eine reizende Wirkung besitzen. Sie sind jedoch häufiger Bestandteil in Tinkturen oder Salben. Die Wasserdampfflüchtigkeit lässt sich aber auch medizinisch nutzen. Beim Inhalieren, aber auch beim Baden gelangen die ätherischen Öle problemlos in unsere Atemwege.

Sirupe

Bei Sirupen werden Pflanzenextrakte in zuckerhaltige dickflüssige Lösungen verarbeitet. Sie eignen sich vor allem für Kinder, die die bitteren Tinkturen oft nicht schlucken wollen.

Was in Pflanzen steckt – die wichtigsten Wirkstoffgruppen

Die Pflanze kann etwas, wozu weder Mensch noch Tier in der Lage sind: Sie produziert in einer Art zweiten Stoffwechsel, dem so genannten Sekundärstoffwechsel, Substanzen, die sie eigentlich nicht benötigt (die Pflanze hat natürlich auch einen Primärstoffwechsel, bei dem alle Bestandteile produziert werden, die die Pflanze zum Leben braucht, etwa Ballast- und Reservestoffe). Zu diesen Substanzen gehören auch arzneilich wirksame Verbindungen. Die Substanzen, die beim Sekundärstoffwechsel entstehen, sind von Pflanze zu Pflanze verschieden und deshalb sehr charakteristisch. Man könnte sie auch als chemischen Fingerprint (Daumenabdruck) der Pflanze bezeichnen. Warum die Pflanzen diese Stoffe produzieren, ist weitestgehend unbekannt. In einigen Fällen scheinen sie der Pflanze einen gewissen Schutz zu bieten, beispielsweise gegen Insekten.

Die heilkräftigen Inhaltsstoffe der Pflanzen lassen sich in verschiedene Gruppen einteilen, mit denen Sie in diesem Ratgeber immer wieder konfrontiert werden. Hier können Sie in einem kurzen Überblick erfahren, was sich dahinter verbirgt.

Ätherische Öle sind die Basis der Aromatherapie. Sie versucht, unser Befinden und unsere Körperfunktionen durch das Verdampfen der Aromaöle zu beeinflussen. Die Wirksamkeit der Aromatherapie ist nicht unumstritten. Doch wohltuend sind die Düfte allemal, und allein eine entspannte Atmosphäre kann schon viel zur Linderung von Beschwerden beitragen.

Ätherische Öle

Ätherische Öle sind wohl die am besten bekannten Pflanzeninhaltsstoffe, denn sie sind »unüberriechbar«. Ob es sich um Gewürze oder Tees handelt – sie betören uns mit ihrem Duft. Die meisten Pflanzen enthalten solche ätherischen Öle in mehr oder weniger großer Menge. An ihrem charakteristischen Geruch lassen sie sich mit etwas Übung leicht erkennen. Viele ätherische Öle wirken auswurffördernd und werden deshalb bei Atemwegserkrankungen verwendet. Andere regen die Verdauung an und wirken krampflösend im Magen-Darm-Trakt. Außerdem finden sich ätherische Öle mit entzündungshemmenden oder desinfizierenden Effekten. Die Besonderheit im Vergleich mit anderen Pflanzeninhaltsstoffen: Ätherische Öle verflüchtigen sich. Sie sind deshalb besonders gut zum Inhalieren geeignet. In Wasser lösen sie sich dagegen schlecht. Als Badezusatz sollten sie deshalb mit einem Emulgator (Milch, Sahne u. Ä.) vermischt werden.

Flavonoide

Flavonoide kommen in Pflanzen ebenfalls häufig vor. Die Bezeichnung stammt vom lateinischen Wort »flavus« (»gelb«). Gibt man nämlich Flavonoide in Wasser, färbt es sich gelb. Flavonoide wirken am häufigsten entzündungshemmend oder krampflösend. Manche verbessern, innerlich eingenommen, auch die Venentätigkeit. Häufige Vertreter sind Quercetin und Hyperosid sowie das Flavonoidglykosid Rutin.

Gerbstoffe finden sich in den meisten (Heil-)Pflanzen. Sie dienen den Pflanzen zum Schutz vor Verletzungen.

Gerbstoffe

Gerbstoffe sind braun oder rötlich gefärbt. Sie befinden sich in größeren Mengen in Rinden oder Wurzeln. Ihre wichtigste Eigenschaft: Sie können Eiweißstoffe in den Schleimhäuten oder der Haut binden und so unangreifbare Schutzbarrieren gegen Krankheitserreger oder andere Schadstoffe bilden. Dies wird als adstringierend (zusammenziehend) bezeichnet. Außerdem wirken sie gegen Entzündungen. Ihr Nachteil: In hohen Mengen können sie den Magen reizen. Medizinisch lassen sie sich als Gurgelmittel bei Zahnfleisch- oder Halsentzündung einsetzen, aber auch bei Durchfallerkrankungen oder, in Form von Sitzbädern, gegen Hämorrhoidalleiden oder Ekzeme im Analbereich.

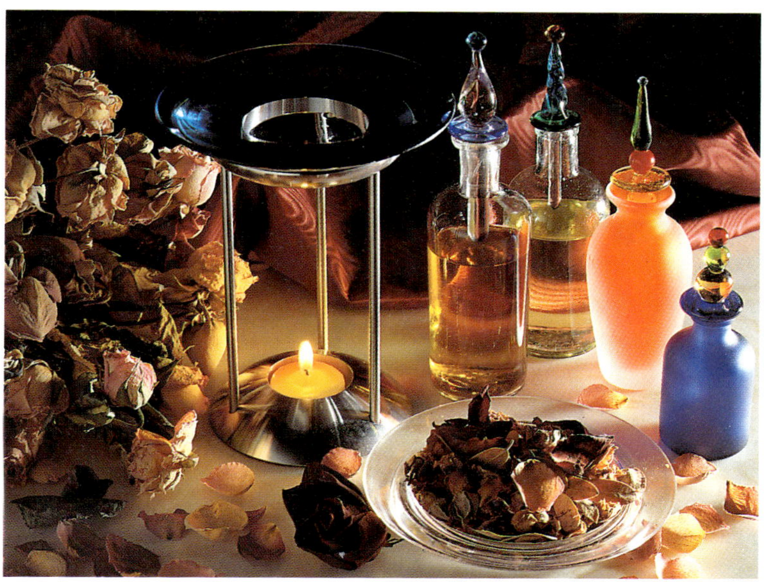

Ätherische Öle in der Duftlampe sind »unüberriechbar«. Die Öle haben meist auswurffördernde, krampflösende, entzündungshemmende oder antiseptische Wirkungen.

Anthrachinone

Anthrachinone sind etwas Besonderes unter den Pflanzenwirkstoffen. Während es bei anderen sekundären Pflanzeninhaltsstoffgruppen Substanzen mit verschiedenen Wirkungen gibt, haben alle Anthrachinone ein und denselben Effekt: Sie wirken abführend – allerdings unterschiedlich stark.

Saponine

Saponine leiten ihren Namen vom lateinischen Wort »sapo« (»Seife«) ab. Und das hat seinen Grund. Saponine haben einige Eigenschaften, die Seifen auch besitzen. Sie können die Oberflächenspannung von Wasser herabsetzen und bilden beispielsweise mit Wasser einen haltbaren Schaum. Dies scheint auch ein Grund dafür zu sein, dass sie Schleim verflüssigen können und bei Atemwegserkrankungen den Auswurf fördern. Einige Saponine wirken auch harntreibend und entzündungshemmend. In Blasen- und Nierentees finden sich deshalb viele saponinhaltige Drogen.

Viele wirksame Pflanzeninhaltsstoffe sind an kurze Zuckerketten gebunden. Diese Zuckerverbindungen werden mit dem Oberbegriff »Glykoside« bezeichnet. Es gibt z. B. Flavonoidglykoside, Saponinglykoside oder Anthraglykoside. Glykoside sind generell leicht wasserlöslich.

Herzglykoside

Herzglykoside haben eine ähnliche chemische Struktur wie Saponine, allerdings eine ganz andere Wirkung. Sie verbessern das Schlagvolumen des Herzes. Das Herz kann so mehr Blut pro Herzschlag durch den Kreislauf pumpen. Herzglykoside werden vor allem als genau definierte Einzelsubstanzen – etwa die Herzglykoside des Roten Fingerhuts (Digitalis purpurea) – bei Herzschwäche verwendet und gehören damit nicht mehr zu den pflanzlichen Präparaten. Sie verlieren allerdings als Einzelsubstanzen zunehmend an Bedeutung, da es mittlerweile besser wirkende synthetische Mittel gibt. Auch Gemische aus Herzglykosiddrogen spielen nur noch eine untergeordnete Rolle.

Alkaloide

Alkaloide gehören zu den am stärksten wirkenden Pflanzeninhaltsstoffen. Sie sind in höheren Dosen oft giftig, wie z. B. das Atropin in der Tollkirsche (Belladonna atropa). Ursache der Wirksamkeit scheint der Stickstoff zu sein, der sich in allen Alkaloiden befindet. Alkaloide wirken oft auf das zentrale Nervensystem. In der Medizin werden inzwischen meist die Einzelverbindungen verwendet.

Schleime

Schleime gehören zu den Polysacchariden (Mehrfachzuckern). Dabei handelt sich um langkettige Zuckerverbindungen. Im Gegensatz zu den anderen niedermolekularen, also kleinkettigen Zuckerverbindungen lösen sich diese großen Moleküle nicht in Wasser, sondern quellen stark auf und bilden eine dickflüssige (visköse) Lösung. Da sie, langsam getrunken, Schleimhäute überziehen und damit schützen können, wirken sie bei Atemwegserkrankungen reizmildernd. Diese Wirkung wird aber beispielsweise auch bei Magenschleimhautentzündungen genutzt. Manche Schleime haben eine abführende Wirkung. Für die Polysaccharide im Sonnenhut wurde eine das Immunsystem stimulierende Wirkung nachgewiesen.

Die Mengenangaben für Tee sind in Gramm, da Angaben wie ein bis zwei Teelöffel etwas ungenau sind. Für den Hausgebrauch messen Sie am besten eine größere Menge der Teedroge (etwa zehn Gramm) auf der Küchenwaage und probieren aus, wie viele Teelöffel Ihres Bestecks diese Menge ergibt.

Teezubereitung – ein Fachgebiet für sich

Wasser zum Kochen bringen – über den Tee gießen – nach einiger Zeit abseihen – fertig! So werden die meisten den Tee zubereiten, und oft ist dies auch die richtige Methode. Es gibt allerdings, wie immer, Ausnahmen von der Regel.

- Infus (Aufguss): Das Infus ist die gängigste Methode, einen Tee herzustellen. Es ist geeignet für Blatt-, Kraut- und Blütendrogen. Und so geht's:
  1 bis 1,5 Gramm Droge bzw. Teedrogenmischung mit 150 bis 200 Milliliter kochendem Wasser übergießen, 5 bis 10 Minuten ziehen lassen, anschließend den Tee abseihen.
- Dekokt (Abkochung): Um Rinden, Hölzern und Wurzeln, aber auch harten Blättern die Inhaltsstoffe zu entziehen, ist es günstiger, eine Abkochung herzustellen. Und so geht's:
  1 bis 1,5 Gramm Droge mit 150 bis 200 Milliliter kaltem Wasser ansetzen. Den Ansatz zum Kochen bringen und 5 bis 20 Minuten am Sieden halten (Kurzabkochungen dauern 1 bis 3 Minuten, sonstige meist 15 bis 20 Minuten). Nach kurzem Stehenlassen den Tee abseihen.
- Mazeration (Kaltauszug): Bei schleimhaltigen Drogen muss ein Kaltauszug hergestellt werden. Kaltauszüge eignen sich auch, um den Heilpflanzen Gerbstoffe zu entziehen, bzw. für die härteren Pflanzenteile wie Rinden und Wurzeln. Und so geht's:
  1 bis 1,5 Gramm Droge mit 150 bis 200 Milliliter kaltem Wasser ansetzen. Das Ganze 60 Minuten (bei manchen Rezepten auch 6 bis 12 Stunden) stehen lassen. Anschließend abseihen und den Tee auf Trinktemperautur erwärmen (Tee nicht kochen lassen).

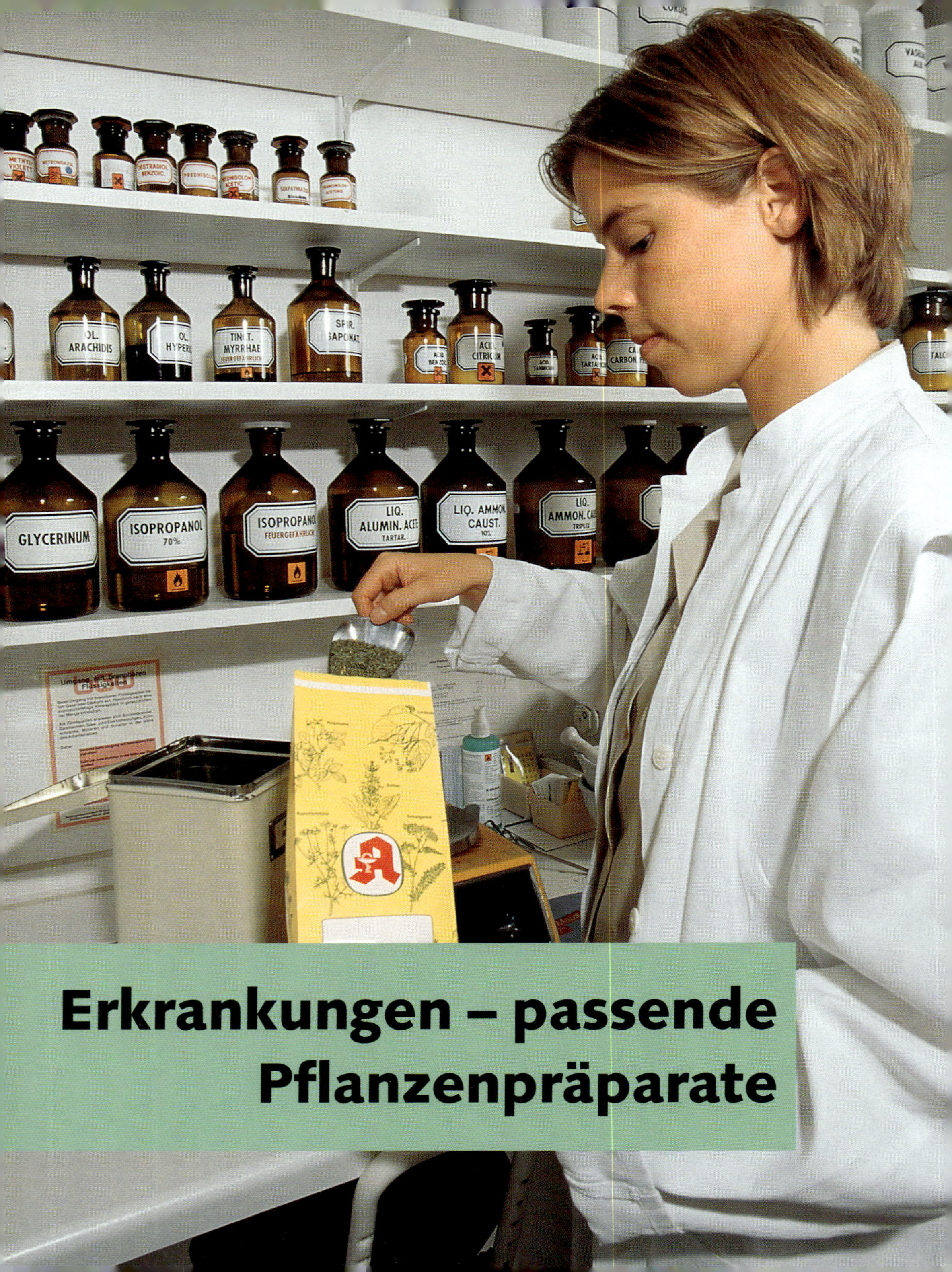

Erkrankungen – passende Pflanzenpräparate

So benützen Sie den Naturheilmittelführer

Dieses Kapitel enthält die häufigsten Krankheiten und Befindlichkeitsstörungen, die man mit Pflanzenpräparaten behandeln kann – in alphabetischer Reihenfolge. An jede Krankheit bzw. Krankheitsgruppe schließen sich Listen mit pflanzlichen Arzneimitteln an.

Der Schwerpunkt der Arzneimittellisten liegt auf neueren Präparaten mit hoher Wirksamkeit.

Krankheiten – alphabetisch

Jedes Krankheitsunterkapitel geht auf Ursachen und Symptome ein, gibt Tipps zur Vorbeugung und Selbstbehandlung, macht Sie aber gleichzeitig darauf aufmerksam, wann Sie zum Arzt gehen sollten. Oft stellen die Krankheitskapitel ganze Krankheitsgruppen dar und sind deshalb noch weiter unterteilt. Wenn Sie Ihr spezifisches Problem nicht über das Inhaltsverzeichnis finden, können Sie am Schluss des Buchs im Beschwerdenregister suchen.

Unter der Überschrift »Behandlung mit Naturheilmitteln« folgt dann eine Darstellung der wirksamsten Pflanzenpräparate für die Erkrankung bzw. die Beschwerden. Hier werden etwa Wirkstoffgruppen (z. B. Schleimdrogen oder ätherische Öle bei Atemwegsinfekten) oder bestimmte Pflanzen (z. B. Bärentraube bei Blasenerkrankungen) vorgestellt und ihr Stellenwert in der Behandlung beschrieben.

Zusätzlich finden Sie noch viele Tipps und – mit farbigem Balken hervorgehoben – Infos zu altbewährten Anwendungen (Schwitztees bei grippalem Infekt) oder neueren Mitteln (Schneckenschleim-Thymian-Saft gegen Husten).

Synthetische Wirkstoffe

In einem solchen Kasten in der Randspalte sind bisweilen synthetische Wirkstoffe aufgelistet – als Alternative, falls sich Pflanzenpräparate als zu schwach erweisen.

Präparatelisten – für den schnellen Überblick

Die Arzneimittellisten am Ende der Krankheitskapitel unterteilen sich nach Monopräparaten (Mittel mit nur einem Wirkstoff), Kombinationspräparaten (Wirkstoffkombinationen) und – falls sinnvoll – Heiltees (Arzneitees). Rezeptpflichtige Medikamente sind mit *Rp* gekennzeichnet. Auf österreichische und Schweizer Handelsnamen wurde verzichtet, da im Fall der pflanzlichen Arzneimittel ein entsprechendes Mittel – aufgrund der Zusammensetzung – leicht zu erhalten ist.

Abwehrschwäche

Die Schleimhäute von Atemwegen und Harnwegen, die Haut und die Bindehäute sind die Eingangspforten für Krankheitserreger.

Manche Menschen nehmen jede Erkältung mit, die sich ihnen in den Weg stellt. Andere werden so gut wie nie krank – auch wenn sämtliche Kollegen und Kolleginnen schnupfen und husten und die Viren nur so durch die Luft fliegen. Ob die Krankheitserreger uns etwas anhaben können oder nicht, hängt in hohem Maß von der Stärke unseres Immunsystems ab. Seine Aufgabe ist es, den Körper vor fremden Eindringlingen zu schützen. Setzen Viren, Bakterien oder Pilze zum Angriff an, fährt es seine Geschütze auf und geht zum Gegenangriff über. Dabei stehen ihm zwei schlagkräftige »Truppen« zur Verfügung.

- Die unspezifischen Abwehrkräfte, zu denen die weißen Blutkörperchen gehören, versuchen, alles zu vernichten, was sie nicht kennen, was »körperfremd« ist. An der unspezifischen Immunabwehr sind verschiedene weiße Blutkörperchen beteiligt; die wichtigsten sind Granulozyten, Makrophagen und Monozyten sowie die Killerzellen.
- Die spezifische Immunabwehr stellt Antikörper zur Verfügung, die sich ausschließlich, dafür aber sehr wirkungsvoll gegen ganz bestimmte Erreger richten.

Das Immunsystem kann entartete Zellen, die auch bei Gesunden immer wieder entstehen, erkennen und eliminieren. Damit schützt es bis zu einem gewissen Punkt auch vor bösartigen Erkrankungen.

Je stärker unsere Abwehrkräfte sind, umso besser können wir Angriffen von außen Paroli bieten. Je schwächer unser Immunsystem dagegen ist, umso größer ist die Gefahr von Infektionen.

▶ Ursachen und Symptome

Eine erhöhte Infektanfälligkeit deutet auf eine geschwächte Immunabwehr hin. Wer als Erwachsener dreimal pro Jahr eine schwere Erkältung hat, dessen Immunsystem ist nicht auf der Höhe. Auch immer wiederkehrende Infekte, wie beispielsweise Harnwegsinfekte, haben ihre Ursache oft in mangelhafter Abwehrkraft. Schlecht heilende Wunden sind ebenfalls ein Hinweis darauf. Fehlernährung, Umwelteinflüsse, chronische Krankheiten, aber auch psychischer Stress können daran schuld sein, dass unser Immunsystem vor den Erregern kapituliert. Im Einzelnen kommen die folgenden Faktoren infrage.

- Falsche Lebensweise: Ernährungsfehler, Unter- und Überernährung, Bewegungsarmut, Hochleistungssport, Nikotin- und Alkoholmissbrauch

- Extreme Umwelteinflüsse: Kälte, Hitze, starke UV-Einstrahlung, radioaktive Strahlung, Umweltgifte
- Chronische Erkrankungen wie Diabetes mellitus oder Gicht
- Tumorerkrankungen
- Psychischer Stress
- Depressive Verstimmung
- Immunsuppressiva, also Medikamente, die die Immunabwehr schwächen, wie z. B. Glukokortikoide, Zytostatika oder Antibiotika

Das Immunsystem ist auch bei Immunmangelkrankheiten stark geschwächt. Sie können angeboren oder, wie beispielsweise die Immunschwächekrankheit AIDS, erworben sein.

▶ Vorbeugung ist möglich

Das Immunsystem kann man auch ohne Medikamente stärken. Hier die wichtigsten Tipps, die Sie auch bei einer bereits geschwächten Immunlage beherzigen sollten.

- Ernähren Sie sich gesund. Dazu gehört die ausreichende Zufuhr von Vitaminen, insbesondere Vitamin C und E (siehe Seite 352ff.).
- Bewegen Sie sich an der frischen Luft, egal wie kalt oder nass es draußen ist. Wer als Stubenhocker seine Infektanfälligkeit beklagt, dem ist nicht zu helfen!
- Wechselduschen sowie wechselwarme Arm- und Fußbäder stärken die Immunabwehr (siehe »Bädertherapie«, Seite 322ff.).
- Gehen Sie regelmäßig in die Sauna. Wer starke Hitze nicht verträgt, sollte einmal eine Biosauna ausprobieren. Die Temperaturen sind mit 60 °C weitaus angenehmer als in der »klassischen« Sauna, in der es bis zu 95 °C warm werden kann. Patienten mit Herz-Kreislauf-Erkrankungen sollten allerdings vorher mit ihrem Arzt sprechen. Wer bereits an einem Infekt erkrankt ist, sollte die Sauna meiden.
- Schrauben Sie Ihre Alkohol- und Nikotinzufuhr zurück. Wer von den Zigaretten nicht lassen kann, sollte wenigstens seinen erhöhten Vitaminbedarf beachten (siehe Seite 346f. und 353).

▶ Selbstbehandlung – oder doch zum Arzt?

Wann zum Arzt?

Erwachsene können ihrem schwachen Immunsystem mit pflanzlichen Immunstimulanzien selbst auf die Sprünge helfen. Es gibt allerdings Ausnahmen: Wer schwer krank ist oder wegen einer chronischen Erkrankung regelmäßig behandelt wird, sollte vorher Rücksprache mit dem Arzt halten. Auch bei Kindern und älteren Personen sollte der Arzt zumindest informiert werden.

Behandlung mit Naturheilmitteln

Pflanzliche Immunstimulanzien sind geeignet, die unspezifische Immunabwehr auf Vordermann zu bringen und dadurch den Immunstatus zu verbessern.

Pflanzliche Immunstimulanzien

- Der Sonnenhut (Echinacea) ist die Standardpflanze unter den Immunstimulanzien. Sie wurde bereits von den Indianern Nordamerikas zur Wundheilung verwendet. Alkoholische Extrakte aus Kraut und Wurzeln sind besonders gut untersucht. Die wichtigsten Inhaltsstoffe – ätherische Öle und das Immunsystem stimulierende Polysaccharide (langkettige Zuckermoleküle) – sind bekannt.
- Wasserdost, Wilder Indigo und die Blätter des amerikanischen Lebensbaums (Thuja) sollen ähnliche Effekte besitzen. Die einzelnen Extrakte sind jedoch weniger gut untersucht. Sie werden in Kombination mit Sonnenhutextrakten verwendet. Diese Kombinationspräparate scheinen allerdings gegenüber reinen Sonnenhutextrakten keinen Vorteil zu bieten.
- In Arnikablüten, Kamillenblüten und Ringelblumenblüten wurden Polysaccharide entdeckt, die in Reagenzglasversuchen ebenfalls die Immunzellen stimulieren. Sie werden in Kombinationspräparaten verwendet.
- Die Wirkungen von Eleutherokokk (Taigawurzel) – oft als Immunstimulans gehandelt – gehen eher in Richtung eines Tonikums während der Genesungsphase.

Das Immunsystem muss prinzipiell intakt sein, damit Immunstimulanzien wirken können. Bei schweren Immunmangelzuständen, wie beispielsweise AIDS oder Lupus erythematodes, bringen sie keinen Nutzen.

So wirken pflanzliche Immunstimulanzien

Presssäfte oder alkoholische Extrakte aus dem Sonnenhut, die sowohl wasserlösliche Polysaccharide als auch fettlösliche Inhaltsstoffe (etwa Kaffeesäureester) enthalten, regen die weißen Blutkörperchen dazu an, schädliche Erreger aufzufressen. Außerdem bringen sie die Blutzellen dazu, Botenstoffe, z. B. Interleukine, freizusetzen, die die Immunreaktion ihrerseits ankurbeln. Ähnlich scheinen auch die anderen Immunstimulanzien zu wirken. Bei diesen Pflanzen werden vor allem die Polysaccharide für die Wirkung verantwortlich gemacht. Sie sind jedoch wesentlich schlechter untersucht als der Sonnenhut.

Stellenwert in der Therapie

Zu pflanzlichen Immunstimulanzien gibt es keine synthetischen Alternativen. Noch ist es nicht gelungen, solche Substanzen künstlich herzustellen (zu synthetisieren). Dennoch: Ob diese Pflanzenextrakte die Immunlage tatsächlich verbessern und die Gefahr von Infektionen verringern, ist bei den Wissenschaftlern umstritten – obwohl positive Effekte auf das Immunsystem des Menschen gezeigt werden konnten. Deshalb kann keine generelle Empfehlung ausgesprochen werden.

Da die Pflanzenextrakte gut verträglich sind, steht einem Versuch mit diesen Präparaten jedoch nichts im Weg. Eingesetzt werden können sie zur Behandlung akuter Infekte im Anfangsstadium sowie vorbeugend zur Stimulierung des Immunsystems. Empfehlenswert sind sie vor allem zur unterstützenden Behandlung bei immer wiederkehrenden Infekten im Bereich der Atemwege und der ableitenden Harnwege. Die Einnahme zusätzlich zu Antibiotika ist möglich. Auf Immunstimulanzien sollten Sie verzichten bei:

- Neigung zu Allergien
- Erkrankungen wie Leukämie, Diabetes mellitus, multipler Sklerose
- Erhöhten Mengen an Immunkomplexen im Blut

Kontrollierte klinische Studien, die eine das Immunsystem stimulierende Wirkung belegen, gibt es von den folgenden Präparaten: Echinacin®, Esberitox®, Resistan® und Pascotox®.

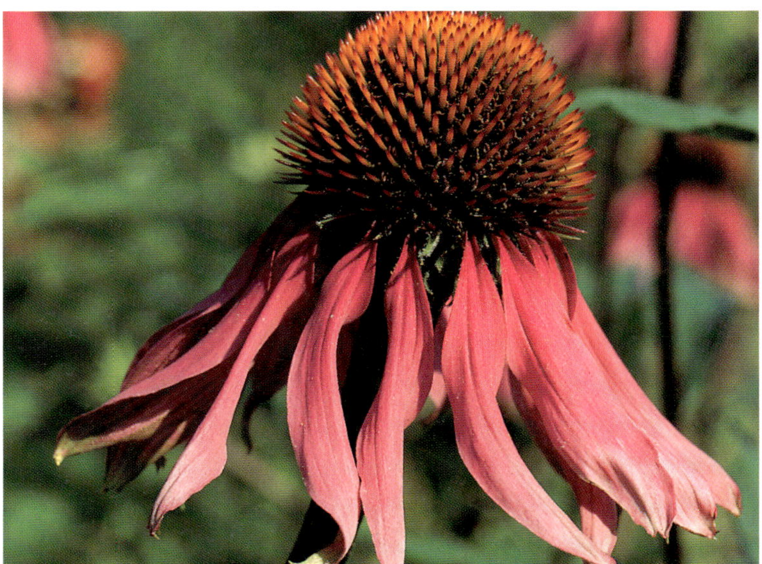

Echinacea purpurea, der Rote Sonnenhut, steigert die Bildung von Abwehrstoffen im Organismus. Er dient auch als Wundheilmittel.

Mistelextrakte werden aus Misteln verschiedener Herkunft hergestellt. So gibt es Extrakte aus Apfelbaummisteln, Eichenmisteln oder Kiefernmisteln. Ein Zusammenhang zwischen der Herkunft der Mistel und der Tumorart, gegen die sie wirkt, gilt aus wissenschaftlicher Sicht jedoch nahezu als ausgeschlossen.

So sollten Sie Immunstimulanzien anwenden

Wenn Ihre Abwehrkräfte geschwächt sind und Sie ihnen mit das Immunsystem stimulierenden Pflanzenextrakten wieder auf die Sprünge helfen wollen, sollten Sie die folgenden Tipps beachten.

- Werden Immunstimulanzien zur Behandlung eines Infekts eingesetzt, müssen sie zu Beginn der Erkrankung – d. h. bereits bei den allerersten Anzeichen – eingenommen werden. Als maximale Anwendungsdauer werden fünf bis sechs Tage empfohlen. Ist die akute Infektion fortgeschritten oder sogar bereits auf ihrem Höhepunkt angelangt oder ist Fieber ausgebrochen, haben Immunstimulanzien keinen Erfolg mehr. Ganz im Gegenteil: Sie können sich in diesem Stadium sogar negativ auswirken, indem sie das Immunsystem über-

Die Mistel – Immunstimulans der Krebstherapie

Die Mistel als »Krebsdroge« – Mistelextrakte wurden von dem Anthroposophen Rudolf Steiner (1861–1925) in die Therapie von Tumorerkrankungen eingeführt. Sie werden jedoch längst nicht mehr nur von Anhängern der anthroposophischen Medizin eingesetzt. Vielmehr gelten Mistelextrakte auch bei einigen Schulmedizinern als sinnvolle zusätzliche Maßnahme zu einer Zytostatika- oder Strahlentherapie.

- Die Inhaltsstoffe der Mistel, wie z. B. Viscotoxine und Mistellectine, sollen das Immunsystem stimulieren und so dem Wachstum der Tumorzellen Einhalt gebieten. Ob sie das Tumorwachstum tatsächlich hemmen, lässt sich derzeit schwer beurteilen.
- Weitgehende Übereinstimmung herrscht jedoch darüber, dass die zusätzliche Gabe von Mistelextrakten die Lebensqualität von Tumorpatienten verbessern kann. Sie fühlen sich besser und haben weniger Angst. Unter diesem Aspekt ist eine unterstützende Behandlung mit Mistelpräparaten in Form von Injektionslösungen (z. B. Iscador®, Helixor®) durchaus zu befürworten. Allerdings sollte sie im Rahmen einer konventionellen Behandlung unter ärztlicher Aufsicht durchgeführt werden.

stimulieren und dadurch schwächen. Eine Einnahme über einen längeren Zeitraum, etwa über vier Wochen, ist bei einer Akuttherapie wenig sinnvoll.

- Halten Sie sich an die auf der Packungsbeilage vorgegebene Dosis. Für Kinder gelten niedrigere Dosen als für Erwachsene. Eine Einnahme nach dem Motto »Viel hilft viel« schadet hier, wie übrigens bei allen Medikamenten, mehr, als sie nützt.
- Werden Immunstimulanzien zur Vorbeugung eingesetzt, ist eine Intervalltherapie – zweimal jährlich vier bis sechs Wochen – empfehlenswert. Nehmen Sie das Präparat während dieser Zeit immer fünf Tage lang ein, und setzen Sie dann drei Tage aus. Immunstimulanzien sollten nicht dauerhaft eingenommen werden.
- Der Sonnenhut, eine der am häufigsten eingesetzten Pflanzen in der Immunstimulation, enthält als typischer Korbblütler eine Reihe von Substanzen, die eine Allergie auslösen können. Diese Gefahr besteht vor allem, wenn der Extrakt injiziert wird. Allergiker sollten aber auch bei der Einnahme von Tabletten oder Tropfen vorsichtig sein.

Abhärtung gegen Abwehrschwäche: Bestimmte Reizbehandlungen – Kneippkuren, Wechselduschen, Ausdauersport, Sauna u. a. – helfen, den Organismus anpassungsfähiger zu machen und damit auch das Immunsystem zu stabilisieren. Die meisten Abhärtungsmaßnahmen sind zur Selbstbehandlung geeignet.

Das können Sie sonst noch tun

Immuntherapie gegen wiederkehrende Atemwegs- oder Harnwegsinfekte: Bei Frauen, die häufig an wiederkehrenden Harnwegsinfekten leiden, kann eine ganz spezielle Immuntherapie erfolgreich sein. Diese Therapie lässt sich am besten als zeitlich begrenzt wirksame Impfung beschreiben. Das Prinzip: Abgetötete Escherichia-coli-Bakterien – die Haupterreger von Harnwegsinfekten – werden nach einem bestimmten Schema eingenommen. Ähnlich wie bei den Immunstimulanzien wird dadurch das unspezifische Immunsystem auf den Plan gerufen. Entscheidend ist jedoch, dass der Körper auch spezifische Antikörper gegen die Bakterien bildet. Sie wandern über die Lymphe und den Blutkreislauf in die Schleimhaut der Harnwege und stabilisieren dort die lokale Immunabwehr. Untersuchungen haben gezeigt, dass Patienten, die eine Immuntherapie erhalten haben, seltener einen Rückfall erleiden. Das gleiche Prinzip wird auch zur Vorbeugung immer wiederkehrender Bronchitiden (Atemwegsinfekte) eingesetzt. Hier werden Bakterien, die Bronchialinfekte auslösen, verabreicht – natürlich in ungefährlicher Form für den Patienten.

Monopräparate bei Abwehrschwäche

Handelsname	Darreichungsform	Inhaltsstoffe
Broncho-Vaxom *Rp*	Kapseln für Erwachsene und Kinder, Granulat für Kinder	Lyophilisierter Bakterienextrakt aus Bakterien, die häufig an Atemwegsinfekten beteiligt sind
Cefasept mono	Tropfen	100 g enthalten 80 g Frischpflanzen-Presssaft aus Purpursonnenhutkraut
Echinacea Dr. Rentschler	Lösung	100 g enthalten 80 g Presssaft aus Purpursonnenhutkraut
Echinacea Mega Kapseln	Kapseln	1 Kapsel enthält 176 mg Frischpflanzen-Trockenpresssaft aus Purpursonnenhutkraut
Echinacea-ratiopharm	Tabletten	1 Tablette enthält 8 mg Sonnenhutdickextrakt (5,0–7,1:1)

Indikationen	(Mögliche) Nebenwirkungen	Hinweise, Kontraindikationen
Immuntherapie bei rezidivierenden Infektionen der oberen und unteren Luftwege, insbesondere als Folge chronischer Atemwegserkrankungen	Leichte Magen-Darm-Störungen, allergische Hautreaktionen, leichtes Fieber	Einnahme über einen längeren Zeitraum nach einem bestimmten Schema; vor oder nach einer Impfung mit Lebendimpfstoff sollte vorsorglich ein Abstand von 4 Wochen eingehalten werden; nicht im ersten Schwangerschaftsdrittel und nicht bei akuten Darminfektionen einnehmen; nicht geeignet für Kinder unter 6 Monaten
Unterstützende Behandlung häufig wiederkehrender Infekte im Bereich der Atemwege	Überempfindlichkeitsreaktionen wie Hautausschläge, Blutdruckabfall	Nicht geeignet für Allergiker; enthält Alkohol; nicht bei Erkrankungen wie multipler Sklerose, AIDS, Tuberkulose anwenden; nicht länger als 8 Wochen anwenden; Vorsicht während Schwangerschaft und Stillzeit
Unterstützende Behandlung häufig wiederkehrender Infekte im Bereich der Atemwege und der ableitenden Harnwege	Überempfindlichkeitsreaktionen wie Hautausschläge, Blutdruckabfall	Nicht geeignet für Allergiker; enthält Alkohol; nicht bei Erkrankungen wie multipler Sklerose, AIDS, Tuberkulose anwenden; nicht länger als 8 Wochen anwenden; Vorsicht während Schwangerschaft und Stillzeit
Unterstützende Behandlung häufig wiederkehrender Infekte im Bereich der Atemwege	Überempfindlichkeitsreaktionen wie Hautausschläge, Blutdruckabfall	Nicht geeignet für Allergiker; enthält Alkohol; nicht bei Erkrankungen wie multipler Sklerose, AIDS, Tuberkulose anwenden; nicht länger als 8 Wochen anwenden; Vorsicht während Schwangerschaft und Stillzeit
Unterstützende Behandlung häufig wiederkehrender Infekte im Bereich der Atemwege	Überempfindlichkeitsreaktionen wie Hautausschläge, Blutdruckabfall	Nicht geeignet für Allergiker; enthält Alkohol; nicht bei Erkrankungen wie multipler Sklerose, AIDS, Tuberkulose anwenden; nicht länger als 8 Wochen anwenden; Vorsicht während Schwangerschaft und Stillzeit

Monopräparate bei Abwehrschwäche

Handelsname	Darreichungsform	Inhaltsstoffe
Echinacea Stada	Lösung, Liquid	100 g enthalten 80 g Frischpflanzen-Presssaft aus Purpursonnenhutkraut (1,5–2,5:1)
Echinacin Madaus Capsetten	Lutschpastillen	1 Pastille enthält 88,5 mg Trockenpresssaft aus Purpursonnenhutkraut
Esberitox mono Tabletten	Tabletten	1 Tablette enthält 50 bis 60 mg Trockenextrakt aus Purpursonnenhutkraut
Immunopret Echinacea	Tabletten, Tropfen	1 Tablette enthält 80 mg Trockenextrakt aus dem Presssaft des frischen, blühenden Purpursonnenhutkrauts (1:23) 100 ml Tropfen enthalten 75,6 ml Presssaft (1,5–2,5:1) aus frischem, blühenden Purpursonnenhutkraut
Pascotox forte-Injektopas	Injektionslösung	1 Ampulle enthält den wässrigen Extrakt aus frischer Echinacea-pallida-Wurzel (für Injektionszwecke 500 mg)

Indikationen	(Mögliche) Nebenwirkungen	Hinweise, Kontraindikationen
Unterstützende Behandlung häufig wiederkehrender Infekte im Bereich der Atemwege	Überempfindlichkeitsreaktionen wie Hautausschläge, Blutdruckabfall	Nicht geeignet für Allergiker; enthält Alkohol; nicht bei Erkrankungen wie multipler Sklerose, AIDS, Tuberkulose anwenden; nicht länger als 8 Wochen anwenden; Vorsicht während Schwangerschaft und Stillzeit
Zur Stimulation des Immunsystems bei Infekten im Bereich der Atemwege	Überempfindlichkeitsreaktionen wie Blutdruckabfall	Nicht geeignet für Allergiker; nicht bei Erkrankungen wie multipler Sklerose, AIDS, Tuberkulose anwenden; nicht länger als 8 Wochen anwenden, Vorsicht während Schwangerschaft und Stillzeit
Unterstützende Behandlung häufig wiederkehrender Infekte im Bereich der Atemwege	Überempfindlichkeitsreaktionen wie Hautausschläge, Blutdruckabfall	Nicht geeignet für Allergiker; enthält Alkohol; nicht bei Erkrankungen wie multipler Sklerose, AIDS, Tuberkulose anwenden; nicht länger als 8 Wochen anwenden; Vorsicht während Schwangerschaft und Stillzeit
Tabletten wirken unterstützend bei immer wiederkehrenden Infekten im Bereich der Atenwege; die Tropfen zusätzlich bei Infekten der ableitenden Harnwege	Überempfindlichkeitsreaktionen wie Hautausschläge, Blutdruckabfall	Tropfen enthalten Alkohol; nicht bei Erkrankungen wie multipler Sklerose, AIDS, Tuberkulose anwenden; nicht länger als 8 Wochen anwenden; Vorsicht während Schwangerschaft und Stillzeit; nicht geeignet für Kinder unter 12 Jahren
Zur Steigerung der körpereigenen Abwehrkräfte	Überempfindlichkeitsreaktionen wie Hautausschläge, Blutdruckabfall, Atemnot	Nicht geeignet für Allergiker; nicht bei Erkrankungen wie multipler Sklerose, AIDS, Tuberkulose anwenden; nicht geeignet für Kinder unter 12 Jahren; nicht während der Schwangerschaft anwenden; während der Stillzeit den Arzt befragen

Monopräparate bei Abwehrschwäche

Handelsname	Darreichungsform	Inhaltsstoffe
Salus Echinacea Tropfen	Tropfen	100 g enthalten 15 g Auszug aus Echinaceawurzel
Uro-Vaxom *Rp*	Kapseln	1 Kapsel enthält 6 mg lysierte immunaktive Fraktion aus ausgewählten Escherichia-coli-Stämmen

Kombinationspräparate bei Abwehrschwäche

Handelsname	Darreichungsform	Inhaltsstoffe
Contramutan D	Dragees	1 Dragee enthält 50 mg Echinacea angustifolia, 15 µg Aconitum, 15 µg Belladonna, 50 µg Eupatorium perfoliatum
Esberitox N	Lösung	1 ml enthält 0,43 ml Auszug (1:1) entsprechend 4 mg Thujakraut, 7,5 mg Echinaceawurzel, 20 mg Baptistwurzeltinktur

Indikationen	(Mögliche) Nebenwirkungen	Hinweise, Kontraindikationen
Zur Stimmulierung der Abwehrkräfte, vorbeugend gegen Infekte	Keine bekannt	Enthält Alkohol
Immuntherapie bei rezidivierenden und chronischen Harnwegsinfekten	Gelegentlich Magen-Darm-Störungen, Hautallergien oder leichtes Fieber	Bei akuten Infektionsschüben im Rahmen hartnäckiger oder wiederkehrender Harnwegsinfekte sollte die Immuntherapie mit einem Antibiotikum oder einem Harnwegsdesinfiziens kombiniert werden; Einnahme über einen längeren Zeitraum nach einem bestimmten Schema; vor oder nach einer Impfung mit einem Lebendimpfstoff sollte vorsorglich ein Abstand von 2 Wochen eingehalten werden; nicht im ersten Schwangerschaftsdrittel anwenden

Indikationen	(Mögliche) Nebenwirkungen	Hinweise, Kontraindikationen
Fieberhafte und grippale Infekte, Entzündungen im Nasen-Rachen-Raum; zur Vorbeugung bei erhöhter Ansteckungsgefahr	Keine bekannt	Homöopathisches Kombinationsmittel; auch als Tropfen und Saft (enthalten Alkohol) erhältlich; Saft enthält deutlich weniger Alkohol als Tropfen
Infektanfälligkeit, Atemwegsinfekte, Bronchitis, Angina, Mittelohrentzündung	Überempfindlichkeitsreaktionen wie Hautausschläge, Blutdruckabfall	Nicht geeignet für Allergiker; enthält Alkohol; nicht bei Erkrankungen wie multipler Sklerose, AIDS, Tuberkulose anwenden; nicht länger als 8 Wochen anwenden; auch in Form von Tabletten erhältlich

Atemwegserkrankungen

Schnupfen, Bronchitis, Stirnhöhlen- und Kieferhöhlenentzündungen sind die häufigsten Erkrankungen der Atemwege. Meist steckt eine Erkältung dahinter, d. h. eine Virusinfektion des Nasen-Rachen-Raums oder der Luftröhre und der Bronchien. Doch auch Schadstoffe, beispielsweise Teere aus dem Tabak, oder Allergene können die Schleimhäute angreifen. Die Behandlung von Atemwegserkrankungen gehört zu den Domänen der Naturheilkunde. Zahlreiche pflanzliche Extrakte können, richtig eingesetzt, die Schleimhäute beruhigen, Entzündungen beheben und den Auswurf von Schleim fördern, damit eine ungehinderte Atmung wieder möglich wird. Manchmal ist es allerdings notwendig, chemische Präparate, beispielsweise Antibiotika, zusätzlich einzunehmen. Es kommt also, wie so oft, auf den richtigen Umgang mit den Naturstoffen an.

Die Bronchien werden von einem feinen Härchengewebe, dem so genannten Flimmerepithel, sauber gehalten. Bei einer Infektion ist diese Reinigungskolonne allerdings überfordert. Sie kapituliert, und Schadstoffe und Schleim bleiben in den Bronchien sitzen.

Bronchitis und Husten

Die Bronchitis ist eine Entzündung der Bronchien. Charakteristisches Merkmal ist der Husten. Allerdings: Husten tritt als typisches Symptom auch bei vielen anderen Erkrankungen auf.

▶ Ursachen und Symptome

Bei einer Bronchitis sind die Atemwege verstopft, weil der in den Bronchien übermäßig produzierte dickflüssige Schleim nicht richtig abgehustet werden kann. Quälender Husten, Schmerzen im Brustkorb, Probleme beim Atmen und manchmal auch Fieber und Gliederschmerzen können hinzukommen.

- Bei einer akuten Bronchitis sind Viren die Schuldigen. Sie beschränken sich nicht wie beim Schnupfen darauf, die Nasenschleimhaut zu befallen, sondern lassen sich weiter unten im Atemwegstrakt, nämlich in der Luftröhre und den Bronchien, nieder. Vor allem in der nasskalten Jahreszeit infizieren wir uns mit Rhino- und Coronaviren, die es sich in unseren Schleimhäuten gemütlich machen und Schaden anrichten. Ist das Immunsystem geschwächt, gesellen sich oft auch Bakterien hinzu.

Nicht jeder Husten ist ein Bronchialhusten

Husten ist das typische Symptom für eine Bronchitis. Doch Vorsicht: Gerade hinter häufigem Husten können auch ganz andere Krankheiten stecken. Es gibt einige Merkmale, die Ihnen die Unterscheidung erleichtern können.

- Treten zusätzlich zum Husten typische Erkältungsmerkmale wie Schnupfen und Halsweh auf, ist ein banaler Virusinfekt die wahrscheinlichste Ursache.
- Ist der Auswurf grünlich gelb, steckt meist eine akute bakterielle Bronchitis dahinter. Sie tritt im Zusammenhang mit oder nach einer Erkältung auf.
- Ist der Auswurf blutig, muss vom Arzt abgeklärt werden, ob ein Bronchialkarzinom die Ursache ist.
- Dauerhafter Husten mit Auswurf deutet auf eine chronische Bronchitis hin. Sie tritt bei Rauchern häufig auf.
- Asthmatiker husten nur oberflächlich. Die Beschwerden sind chronisch und nehmen häufig bei körperlicher Tätigkeit oder beim Einatmen kalter Luft zu.
- Tritt mit dem Husten ein Stechen in der Seite auf, kann dies auf eine Lungenentzündung hindeuten.
- Auch Herzbeschwerden können Husten verursachen. Er tritt dann vor allem bei körperlicher Anstrengung, z. B. beim Treppensteigen, auf.
- Husten kann auch durch Medikamente ausgelöst werden. Typisch ist der Reizhusten, der durch ACE-Hemmer (Medikamente gegen hohen Blutdruck und Herzschwäche) ausgelöst wird.

Auch psychische Probleme können uns zum Husten bringen. Als typisch gilt der so genannte Konzerthusten. Dieser »psychogene« Husten verschwindet während der Nacht.

- An einer chronischen Bronchitis leiden überwiegend Raucher. Dabei ist es nicht das Nikotin, sondern es sind die Teerstoffe in den Zigaretten, die der Bronchialschleimhaut das Leben schwer machen. Der typische Raucherhusten muss als erster Warnhinweis ernst genommen werden.

▶ Selbstbehandlung – oder doch zum Arzt?

Wann zum Arzt?

Die chronische Bronchitis gehört in die Hand des Arztes. Eine akute Bronchitis können Sie selbst behandeln. Es gibt allerdings Ausnahmen. Ein Arzt sollte zurate gezogen werden:

- Bei Kindern und geschwächten älteren Menschen
- Wenn sich durch die Selbstmedikation innerhalb von drei Tagen keine deutliche Besserung einstellt
- Wenn Verdacht auf eine bakterielle Infektion besteht (Kennzeichen: Auswurf von eitrigem oder blutigem Schleim, hohes Fieber über mehrere Tage und Schmerzen beim Atmen)

▶ Vorbeugung ist möglich

Eine Behandlung mit Antibiotika ist bei einer Virusinfektion fehl am Platz. Auch wenn Bakterien im Spiel sind, ist sie nicht in jedem Fall erforderlich. Ob oder ob nicht, kann nur der Arzt entscheiden.

- Stärken Sie Ihr Immunsystem. Tipps dafür finden Sie im Kapitel »Abwehrschwäche« (siehe Seite 27ff.).
- Verordnen Sie sich selbst Ruhe. Legen Sie sich ein bis zwei Tage ins Bett, oder machen Sie es sich auf der Couch gemütlich, um sich auszukurieren. Wer mit einer »dicken« Erkältung zur Arbeit geht, ist alles andere als voll arbeitsfähig und steckt meist nur seine Kolleginnen und Kollegen an.
- Sorgen Sie für eine ausreichende Zufuhr von Vitaminen und Mineralien. Vor allem Vitamin C und Zink sind bei einer Erkältung günstig (siehe auch Seite 354).
- Trinken Sie reichlich, am besten Kräutertees oder spezielle Erkältungstees, die Sie bei Bedarf mit Honig süßen können.
- Verzichten Sie auf das Rauchen. Vielleicht können Sie die Erkältung auch zum Anlass nehmen, ganz damit aufzuhören.
- Setzen Sie mit Sport aus, und vermeiden Sie übermäßige körperliche Anstrengung.
- Gehen Sie nicht in die Sauna, wenn die Erkältung Sie schon voll erwischt hat.

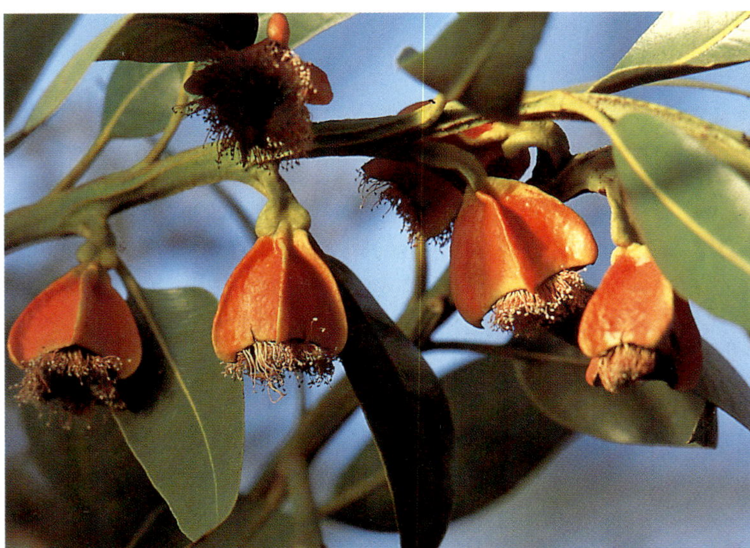

Das Cineol, der Hauptwirkstoff des Eukalyptus, hilft bei Erkältungskrankheiten – vor allem bei Bronchitis und Rachenentzündung.

Behandlung mit Naturheilmitteln

Für die Behandlung der akuten Bronchitis sind auswurffördernde, entzündungshemmende und desinfizierende Pflanzenextrakte geeignet – und davon gibt es eine Vielzahl. Sie haben aber nicht nur die Qual der Wahl zwischen verschiedenen Pflanzenextrakten, sondern auch zwischen zahlreichen Darreichungsformen: Tropfen, Säfte, Tabletten, Tees, Inhalationslösungen oder Bäder sind – je nach Alter des Erkrankten sowie Schweregrad und Stadium der Erkrankung – grundsätzlich möglich.

Pflanzliche Präparate sind vor allem für Kinder mit akuter Bronchitis geeignet, da sie gut verträglich sind. Wichtig ist es aber, auf kindgerechte Arzneimittel zurückzugreifen. Sie sollten keinen Alkohol enthalten und müssen dem Alter entsprechend dosiert werden können. Ideal sind alkoholfreie Säfte oder Tropfen, bei Säuglingen und Kleinkindern auch Zäpfchen.

Ätherisch-Öl-Drogen

Pfefferminze, Eukalyptus oder Thymian sind einfach zu erkennen. Sie brauchen nur Ihrer Nase zu folgen. Die ätherischen Öle machen diese Pflanzen schon beim Riechen unverwechselbar. Sie sorgen aber nicht nur für die charakteristische Duftnote – viele ätherische Öle helfen auch gegen Atemwegsbeschwerden. Sie lösen den Schleim in den Bronchien, aber auch in Stirn- und Kieferhöhlen und fördern das Abhusten.

- Die wichtigsten Ätherisch-Öl-Drogen, die auswurffördernd (expektorierend) wirken, sind: Anisfrüchte, Thymiankraut, Eukalyptusöl, Fichtennadelöl, Pfefferminzblätter und Pfefferminzöl, Salbeiblätter und Salbeiöl.
- Sowohl Anis als auch Thymian wirken zusätzlich desinfizierend – ein Effekt, der bei einer Infektion, auch einer der Atemwege, durchaus erwünscht ist.
- Auch Myrtenöl wird innerlich gegen Schnupfen und Stirnhöhlenentzündung verwendet. Es muss jedoch sehr hoch dosiert werden. Der Nachteil: Es können Magenbeschwerden auftreten.

So wirken Ätherisch-Öl-Drogen

Ätherische Öle wirken in erster Linie auswurffördernd. Sie üben in den Bronchien einen direkten Reiz aus und stimulieren auf diese Weise die Schleimdrüsen zur vermehrten Produktion von dünnflüssigem Schleim, der gut abgehustet werden kann. Eukalyptusöl, Thymianöl und Anisöl wirken auch über eine indirekte Reizung der sensiblen Magennerven auswurffördernd.

So sollten Sie Ätherisch-Öl-Drogen anwenden

Einnahme

Extrakte aus Ätherisch-Öl-Drogen können als Tropfen, Säfte oder Tabletten eingenommen werden. Für die innerliche Anwendung werden vor allem Thymian- und Eukalyptusextrakte, für Kinder auch Fenchelöl verwendet. Nebenwirkungen sind bei bestimmungsgemäßer Anwendung nicht zu erwarten. Allerdings: Pinienöle und Eukalyptusöl können in sehr hohen Dosen die Nieren schädigen, Thymianöl auch die Leber. Wenn Sie sich nach den Angaben des Beipackzettels richten, werden diese Dosen allerdings nicht erreicht.

Ätherische Öle eignen sich in unverdünnter Form allenfalls zum Inhalieren oder Einreiben. Sie sollten nie pur eingenommen werden. Greifen Sie deshalb zu Flüssig- oder Trockenextrakten aus Ätherisch-Öl-Drogen.

Inhalation

Ätherische Öle sind wasserdampfflüchtig. Sie lösen sich kaum in Wasser, steigen aber mit heißem Wasserdampf in die Luft. Deshalb eignen sie sich besonders gut für die Inhalation. Wenn Sie etwas Salbe oder Inhalationslösung mit ätherischen Ölen in heißes Wasser geben, steigen die Öle auf und können direkt in die Bronchien inhaliert werden. Im Angebot befinden sich hauptsächlich Eukalyptusöl, Fichtennadelöl und Pfefferminzöl. Für die Inhalation sollten Sie einige Regeln beachten.

- Die Inhalation ätherischer Öle kann starke Reizungen hervorrufen. Verwenden Sie deshalb nur die vorgegebene Menge des Präparats.
- Für Kinder sollten nur für die jeweilige Altersgruppe geeignete Präparate verwendet werden. Kinder, insbesondere Säuglinge und Kleinkinder, dürfen beispielsweise kein Menthol inhalieren. Häufig enthalten Inhalationsmittel für Kinder nur einen Inhaltsstoff aus einem ätherischen Öl, z. B. Cineol aus Eukalyptusöl.
- Asthmatiker und Allergiker sollten auf die Inhalation von ätherischen Ölen verzichten.

Synthetische Wirkstoffe (Expektoranzien) bei Bronchitis
- **Bomhexin**
- **Ambroxol**
- **Acetylcystein**

Einreibung

Ätherische Öle können über die Haut ins Blut gelangen. Sie wirken deshalb auch, wenn sie auf die Haut aufgetragen werden. Außerdem wird bei Einreibungen auf Brust und Rücken immer auch ein Teil des Öls inhaliert. Das Einreiben hat bei Kindern noch einen zusätzlichen psychischen Effekt: Der Körperkontakt mit Vater oder Mutter ist wohltuend und hilft schneller über den leidigen Husten hinweg.

Schleimdrogen

Pflanzen, die Schleime enthalten, eignen sich bei Reizhusten und zum Schutz der Schleimhäute in den Atemwegen. Geeignete Drogen sind Eibischwurzel und -blätter, Spitzwegerichblätter, Isländisch Moos, Wollblume (Königskerze) sowie Malvenblätter und -blüten.

In vielen Schleimdrogen liegen Schleim und Stärke gleichzeitig vor. Um nur den Schleim und nicht die Stärke – und damit einen »verkleisterten« Tee – zu gewinnen, ist es günstiger, den Tee kalt anzusetzen. Für die Herstellung von Eibischtee wird ein Kaltauszug (siehe Seite 23) sogar vorgeschrieben, da sich die Schleimstoffe beim Erhitzen zum Teil zersetzen und ihre Viskosität, die ja die Hauptwirkung ausmacht, verlieren. Vor dem Trinken kann der Tee leicht erwärmt werden.

Isländisch Moos, aber auch Spitzwegerich enthalten neben Schleimstoffen noch antibakteriell wirksame Bestandteile. Je nachdem, wie Sie den Extrakt zubereiten, können Sie zwischen der eher reizmindernden oder der eher desinfizierenden Wirkung wählen.

- Wer die antibakterielle Wirkung von Spitzwegerich nutzen will, muss einen Kaltauszug herstellen, damit die desinfizierenden Inhaltsstoffe nicht verloren gehen.
- Bei Isländisch Moos gelangen beim ersten Überbrühen die antibakteriell wirksamen Flechtensäuren in den Auszug, die allerdings sehr bitter schmecken. Dieses Wasser kann man abgießen und mit einem zweiten Aufguss die reizmildernden Schleime extrahieren. Allerdings bedeutet dies den Verzicht auf die antibakterielle Wirksamkeit.

Übrigens: Extrakte aus Schleimdrogen eignen sich auch bei entzündlichen Erkrankungen des Magen-Darm-Trakts, da sie sich wie ein Schutzschild über die Schleimhaut legen (siehe Seite 223f.).

Huflattichblätter gehören ebenfalls zu den Schleimdrogen. Allerdings enthalten sie auch giftige Substanzen, die Pyrrolizidinalkaloide. Sie können die Leber schädigen und die Entstehung von Krebs fördern. Sie sollten deshalb nur eingeschränkt verwendet werden. Besser ist es, ganz darauf zu verzichten. Es gibt genügend risikofreie Alternativen.

Das können Sie sonst noch tun

Schweißtreibendes bei fieberhaftem Infekt: Kinder entwickeln bei einem Atemwegsinfekt schneller Fieber als Erwachsene. Neben Wadenwickeln sind hier schweißtreibende Tees empfehlenswert, die möglichst heiß getrunken werden sollen. Gut geeignet sind Tees aus Linden- oder Holunderblüten. Probieren Sie doch einmal eine Mischung aus Birkenblättern, Linden- und Holunderblüten zu gleichen Teilen aus. Zubereitung: 1 Esslöffel der Mischung mit 150 Milliliter heißem Wasser übergießen und 10 Minuten ziehen lassen.

So wirken Schleimdrogen

Schleimstoffe können Oberflächen einhüllen und abdichten. Wie sie bei Entzündungen der Schleimhäute wirken, kann man sich leicht vorstellen. Sie umhüllen die Schleimhaut, wirken reizmildernd und entzündungshemmend und schützen darüber hinaus vor Angriffen aggressiver Eindringlinge. Zusätzlich sollen Pflanzenschleime auch den Bronchialschleim verflüssigen.

Entzündungshemmend soll auch das Glyzyrrhizin aus der Süßholzwurzel wirken, das wahrscheinlich in den körpereigenen Kortisonstoffwechsel eingreift. Eine länger dauernde Anwendung kann deshalb den Mineralhaushalt stören. Für süßwurzelhaltige Zubereitungen gilt: Nicht länger als sechs Wochen einnehmen.

Saponindrogen

Die dritte wichtige Pflanzengruppe, die für die Behandlung von Bronchitis und Nebenhöhlenentzündung (Sinusitis) infrage kommt, sind saponinhaltige Drogen. Die am häufigsten verwendeten saponinhaltigen Pflanzen sind Schlüsselblumenwurzel, Süßholzwurzel, Efeublätter und Stiefmütterchenkraut. Sie besitzen ähnlich wie ätherische Öle eine auswurffördernde Wirkung. Da sie aber nicht wasserdampfflüchig sind, eignen sie sich weder zur Inhalation noch zum Einreiben oder für Erkältungsbäder. Sie müssen eingenommen werden.

So wirken Saponindrogen

Saponine lösen den Bronchialschleim über eine Reizung der Schleimhäute in den Atemwegen. Diskutiert wird auch, dass die Bildung von so genanntem Surfactant gesteigert wird. Dabei handelt es sich um eine Flüssigkeit, die in den Zellen der Lunge gebildet wird und dafür sorgt, dass der Schleim nicht unlösbar zusammenklebt. Ist mehr Surfactant vorhanden, wird mehr dünnflüssiger Schleim gebildet, der leichter abgehustet werden kann.

Das können Sie sonst noch tun

Schneckensaft gegen Husten: Schneckensaft, der aus speziell gezüchteten Weinbergschnecken hergestellt wird, gilt schon seit langem bei Husten als reizlindernde Alternative zu pflanzlichen Schleimdrogen. Er enthält Schneckenschleime, die dem menschlichen Schleim sehr ähnlich sind und die Schleimhäute schützen können. Enzyme sollen außerdem die Viskosität des Schleims senken und ein Abhusten erleichtern. Schneckensaft wird inzwischen in Kombination mit auswurfförderndem Thymianfluidextrakt angeboten. Er ist insbesondere für Kinder geeignet.

Pflanzen gegen Bronchitis und Sinusitis

Pflanze	Verwendete Bestandteile	Hauptinhaltsstoff	Wirkung
Ätherisch-Öl-Drogen			
Anis	Früchte, Öl	Anethol, Anisaldehyd	Auswurffördernd, antibakteriell
Fenchel	Früchte, Öl	Fenchon	Auswurffördernd, antibakteriell
Thymian	Kraut, Öl	Thymol	Auswurffördernd, antibakteriell
Eukalpytus	Ätherisches Öl	Cineol	Auswurffördernd, hyperämisierend
Pfefferminze	Blätter, Öl	Menthol	Auswurffördernd, antibakteriell, kühlend
Fichtennadeln	Öl	Bornylacetat	Auswurffördernd, antibakteriell
Schleimhaltige Pflanzen			
Spitzwegerich	Blätter, Kraut	Schleimstoffe, Iridoide	Reizmildernd, antibakteriell
Eibisch	Wurzel, Blätter	Schleimstoffe	Reizmildernd
Isländisch Moos	Ganze Pflanze	Schleimstoffe, Flechtensäure	Reizmildernd, antibakteriell
Bockshornklee	Samen	Schleimstoffe	Reizmildernd
Malve	Blätter, Blüten	Schleimstoffe	Reizmildernd
Saponinhaltige Pflanzen			
Schlüsselblume	Wurzel	Primulagenein	Auswurffördernd, leicht entzündungshemmend
Süßholz	Wurzel	Glyzyrrhizin	Auswurffördernd, entzündungshemmend, krampflösend
Stiefmütterchen	Kraut	Saponingemisch	Auswurffördernd
Efeu	Blätter	Hederacoside	Auswurffördernd, krampflösend

Aus der Reihe fällt der Sonnentau. Er enthält weder Saponine noch ätherische Öle oder Schleimstoffe. Dennoch fördert er den Auswurf und wirkt vor allem krampflösend. Ideal ist er bei Reizhusten. Auch für Kinder mit krampfartigen Hustenanfällen oder Keuchhusten ist er geeignet.

Stellenwert in der Therapie

Die Bedeutung von Pflanzenextrakten bei der Behandlung von Atemwegserkrankungen ist groß. Sie sind bei leichteren Bronchitiden oder Sinusitiden oft ausreichend, um die Erkrankung zum Abheilen zu bringen. Es ist aber auch möglich, sie bei Bedarf mit einem Antibiotikum oder Nasentropfen zu kombinieren.

Auch bei einer chronischen Bronchitis lassen sich pflanzliche Extrakte als auswurffördernde Medikamente einsetzen. Da es sich dabei meist um eine dauerhafte Therapie handelt, ist die gute Verträglichkeit besonders günstig.

Dass die Pflanzenextrakte wirksam sind, ist aus der Volksmedizin und dem reichen medizinischen Erfahrungsschatz bekannt. Über die Inhaltsstoffe der Pflanzen und ihre Wirkung wurde in den letzten Jahrzehnten viel geforscht. Klinische Untersuchungen am Menschen gibt es jedoch nur wenig. Erst in den letzten Jahren haben sich einige Firmen

Teemischungen bei Erkältungen

Die folgenden Teemischungen können Sie sich auch in der Apotheke mischen lassen.
Zubereitung: 1 EL der Mischung mit 150 ml siedendem Wasser übergießen und 10 Minuten ziehen lassen.

Diese Teemischung wirkt vor allem gegen Hustenreiz	
Eibischwurzel	25 g
Fenchelfrüchte	10 g
Isländisch Moos	10 g
Spitzwegerichkraut	15 g
Süßholzwurzel	10 g
Thymiankraut	30 g
Diese Teemischung wirkt vor allem schleimlösend	
Wollblume	25 g
Huflattichblätter	25 g
Eibischwurzel	25 g
Anisfrüchte	25 g
Auch diese Teemischung wirkt vor allem schleimlösend	
Eibischwurzel	25 g
Eibischblätter	55 g
Süßholzwurzel	15 g
Malvenblüten	5 g

entschlossen, die Wirksamkeit ihrer Phytopharmaka nachzuweisen und mit synthetischen Wirkstoffen zu vergleichen. Dabei zeigte eine Mischung aus saponinhaltigen Pflanzenextrakten (Sinupret®) bei akuter Bronchitis eine ebenso gute Wirksamkeit wie die synthetischen Hustenlöser Ambroxol und Acetylcystein, war aber besser verträglich. Die Zusammensetzung der pflanzlichen Präparate ist unterschiedlich. Einige enthalten nur einen Bestandteil des ätherischen Öls, z. B. Cineol, den Hauptinhaltsstoff des Eukalyptusöls. Andere bestehen aus nur einem Extrakt, z. B. Thymiansäfte. Die meisten Präparate sind Mischpräparate, die entweder verschiedene ätherische Öle oder Öle im Gemisch mit Saponinen oder schleimhaltigen Drogen enthalten.

Vergleiche sind schwierig

Die Wirksamkeit der einzelnen Präparate zu vergleichen ist äußerst schwierig, eigentlich unmöglich. Jedes Präparat wird in einem anderen Verfahren hergestellt. So gibt es Efeupräparate aus Efeublätter-Dickextrakt, Efeublätter-Trockenextrakt, Efeublätter-Flüssigextrakt oder alkoholischen Extrakten. Vergleichsuntersuchungen existieren nicht, und die wenigsten Präparate sind auf eine bestimmte Substanz standardisiert. Hier lässt die Industrie den Verbraucher tatsächlich im Regen stehen. Bei Präparaten, die genau dieselbe Art von Extrakt enthalten, lässt sich zumindest der Gehalt vergleichen: Bei 1,5 Gramm Extrakt pro zehn Milliliter ist der Gehalt an wirksamen ätherischen Ölen höher als bei nur 0,5 Gramm Extrakt pro zehn Milliliter. Diese Vergleiche lassen sich so jedoch leider selten ziehen.

Übrigens: Präparate aus Sonnentau und Efeu werden auch bei Keuchhusten eingesetzt. Besser ist es jedoch, die Kinder gegen Keuchhusten impfen zu lassen.

Das können Sie sonst noch tun

Hustenreiz und Reizhusten: Wer husten muss, empfindet den Husten als Reiz. Dies ist allerdings nicht gleichbedeutend mit Reizhusten. Von einem Reizhusten spricht man nur, wenn es sich um einen »trockenen« Husten handelt, bei dem die Bronchien nicht verschleimt sind. Nur dann ist es sinnvoll, den Hustenreiz zu stoppen. Bei einer Bronchitis können Sie hustenstillende Medikamente auch vor dem Zubettgehen einsetzen, um sich oder Ihren Kindern eine ruhige Nacht zu verschaffen. Vor allem Sonnentaukraut (Droserae herba) und Efeu haben hustenstillende Wirkung. Sie sind auch krampflösend und entzündungshemmend.

Schnupfen und Nebenhöhlenentzündung

Für die innerliche Behandlung der Nebenhöhlenentzündung kommen Pflanzenextrakte infrage, die eine schleimlösende Wirkung besitzen. Klinische Untersuchungen, die die Wirksamkeit belegen, gibt es von den Präparaten Sinupret® und Gelomyrtol®.

▶ Ursachen und Symptome

Wer einen Schnupfen hat, leidet an nichts anderem als an einer Virusinfektion. Die kleinen Erreger, die bis heute noch nicht mit einem Virustatikum gezielt abgetötet werden können, nisten sich in der Nasenschleimhaut ein und lösen dort Entzündungen aus. Die Folgen sind jedem bekannt: Die Nasenschleimhaut schwillt an, die Luft wird knapp, vor allem während der Nacht, und irgendwann fängt die Nase an zu laufen und läuft und läuft und läuft. Breitet sich der Infekt über die Nasenschleimhaut weiter in die angrenzenden Regionen aus, können Stirnhöhle und Kieferhöhlen in Mitleidenschaft gezogen werden. Typisches Symptom einer Stirnhöhlenentzündung ist ein quälender Kopfschmerz. Bei Entzündungen der Kieferhöhle treten oft Schmerzen auf, die an Zahnschmerzen erinnern. Ähnlich wie bei der Bronchitis kann ein viraler Infekt den Boden für eine bakterielle Besiedelung bereiten.

▶ Vorbeugung ist möglich

»Die Immunabwehr stärken«, lautet die Parole. Frische Luft, ausreichende Vitaminzufuhr (siehe auch Seite 338ff.), eventuell auch Saunabesuche kräftigen unser Immunsystem. Eine gezielte Stärkung der Abwehr ist auch mit pflanzlichen Präparaten möglich.

▶ Selbstbehandlung – oder doch zum Arzt?

Wann zum Arzt?

Ein Besuch beim Arzt ist anzuraten, wenn die Symptome sich nicht innerhalb von zwei bis drei Tagen deutlich bessern. Auch bei Fieber, eitrigem Schleim und starken Kopfschmerzen, Hinweise auf eine bakterielle Infektion, sollte ärztlicher Rat eingeholt werden.

Behandlung mit Naturheilmitteln

Die Pflanze der Wahl gegen Schnupfen, vor allem aber gegen Entzündungen von Stirnhöhle oder Kieferhöhlen ist Kamille. Zusätzlich kommt auch Pfefferminzöl in Betracht.

Kamille und Pfefferminze

Die ätherischen Öle der Kamille wirken wohltuend und stark entzündungshemmend und greifen im Gegensatz zu vielen anderen ätherischen Ölen die Nasenschleimhaut nicht an. Ideal ist es, das Kamillenöl zu inhalieren. Pfefferminzöl kann bei Schnupfen die Nase schnell wieder freimachen. Wählen Sie aus den verschiedenen Möglichkeiten mit Kamille diejenige aus, die Ihnen am angenehmsten erscheint:

- Zwei Esslöffel Kamillenblüten mit einem halben Liter kochendem Wasser übergießen; den Dampf einatmen
- Einen Teelöffel Kamillenflüssigextrakt auf einen halben Liter heißes Wasser geben; dann inhalieren
- Kamillenöl inhalieren

Vorsicht bei Pfefferminzöl: Diese mentholhaltigen Präparate dürfen keinesfalls bei Kleinkindern angewendet werden. Hier besteht Lebensgefahr.

So wirken Kamille und Pfefferminze

Kamillenblüten enthalten ätherisches Öl, das eine Vielzahl entzündungshemmender Substanzen beinhaltet. Dazu gehören u. a. Chamazulen und die Bisabolole. Das Kälteempfinden, das das Pfefferminzöl auslöst, kommt zustande, weil Menthol die Kälterezeptoren in der Nasenschleimhaut reizt.

Gegen entzündete Nasenflügel hilft eine panthenolhaltige Salbe. Panthenol, auch Pantothensäure genannt, gehört zur Gruppe der B-Vitamine. In Salben wird häufig das stabilere, aber ebenso wirksame Dexpanthenol verwendet.

Das können Sie sonst noch tun

Kochsalz gegen verschnupfte Nasen: Für Säuglinge und Kleinkinder ist zur Behandlung von Schnupfen eine physiologische Kochsalzlösung gut geeignet, da sie keine Nebenwirkungen besitzt. Sie befreit die Nasenschleimhaut von kleinen Krusten. Sie können physiologische Kochsalzlösung als Fertigpräparat in der Apotheke kaufen oder, was billiger ist, sie dort herstellen lassen.

Isotonische Kochsalzlösung (0,9-prozentig) können Sie auch selbst herstellen: Lösen Sie 0,9 Gramm Kochsalz in 100 Milliliter Wasser, und füllen Sie die Lösung in eine Pipettenflasche.

Inzwischen wird gegen Schnupfen auch eine »Brise aus dem Meer«, nämlich sterilisiertes Meerwasser, angeboten. Im Gegensatz zu reiner Kochsalzlösung enthält Meerwasser zusätzlich Mineralien und Spurenelemente wie Magnesium, Kalzium, Kalium, Zink und Kupfer, die sich positiv auf Schleimsekretion und Aktivität der Flimmerhärchen auswirken. Dieses Meerwasser gibt es für verschiedene Altersgruppen bei Kindern sowie für Erwachsene.

Synthetische Wirkstoffe (Sympathomimetika) bei Schnupfen
- **Oxymetazolin**
- **Xylometazolin**
- **Tetryzolin**

Stellenwert in der Therapie

Bei Stirn- und Kieferhöhlenentzündungen bietet sich der Einsatz pflanzlicher Präparate zur Inhalation, aber auch zur innerlichen Anwendung auf jeden Fall an. Die Kombination mit einem Antibiotikum ist problemlos möglich. Bei Schnupfen greifen die wenigsten Patienten nach pflanzlichen Präparaten, sondern zu schnell wirksamen Sympathomimetika, weil sie möglichst schnell wieder Luft bekommen wollen. Weitaus schonender für die Nasenschleimhaut ist allerdings auch hier der Griff zur Natur, insbesondere zum Kamillendampfbad. Die bei uns weit verbreitete Anwendung von Nasentropfen, die Sympathomimetika enthalten, kann dagegen langfristig zu einer schwer wiegenden Schädigung der Nasenschleimhäute führen.

Asthma bronchiale

▶ Ursachen und Symptome

Plötzliche schwere Atemnot, bei der vor allem das Ausatmen erschwert ist, sind typisch für Asthma bronchiale. Die Anfälle können unterschiedlich stark sein. Sind sie sehr stark, kommen oft Angstgefühle hinzu. Verantwortlich für die Atemnot ist ein Krampf der Bronchialmuskulatur, basierend auf einer chronischen Entzündung der Bronchien. Steckt eine Allergie dahinter, beginnt die Krankheit meist schon in der Kindheit. Es kann allerdings auch Erwachsene treffen. Als Auslöser kommen dann infrage:

- Klimareize wie feuchtkalte Luft oder Nebel
- Psychische Überlastung (Stress oder unterdrückte Aggressionen)
- Starke Luftverschmutzung
- Häufige Infekte

Manche Asthmatiker leiden unter einem »belastungsinduzierten« Asthma. Die Anfälle treten dabei nur bei körperlicher Anstrengung auf.

Manche Kinder, die als Säuglinge an Neurodermitis gelitten haben, entwickeln mit neun oder zehn Jahre ein allergisches Asthma, während sich die Haut weitgehend normalisiert. In späterem Alter kann das wieder genau umgekehrt sein.

▶ Vorbeugung ist (nicht) möglich

Asthma gezielt vorzubeugen ist nicht möglich. Wenn Sie die Asthmaanfälle verringern und dafür sorgen wollen, dass die Krankheit nicht schlimmer wird, sollten Sie nach möglichen Allergenen fahnden und diese tunlichst meiden. Tritt Asthma bei Erwachsenen auf, sollte nach psychischen Ursachen gesucht und sollten Entspannungstechniken sowie Möglichkeiten zum Abbau von Aggressionen erlernt werden. Da jede Infektion die ohnehin gereizte Bronchialschleimhaut zusätzlich angreift, sollte man Erkältungen und Infektionen durch Steigerung der Abwehrkräfte vorbeugen. Außerdem: Geben Sie unbedingt das Rauchen auf – falls Sie es nicht ohnehin schon getan haben.

▶ Selbstbehandlung – oder doch zum Arzt?

Die Behandlung von Asthma gehört immer in die Hand des Arztes. Von einer Selbstbehandlung sollten Sie absehen.

Wann zum Arzt?

Behandlung mit Naturheilmitteln

Für den Einsatz bei Asthma bronchiale kommen schleimlösende Pflanzenextrakte in Betracht, wenn die Bronchien verschleimt sind. In diesem Fall bieten sich die auch bei Bronchitis wirksamen Pflanzenextrakte aus der Gruppe der Schleimstoffe und Saponine an.

Zwiebel

In den letzten Jahren ist die Zwiebel, die als Hausmittel gegen Insektenstiche bekannt ist, als Asthmatherapeutikum in den Mittelpunkt des wissenschaftlichen Interesses bei den Pflanzenforschern gerückt.

So wirken pflanzliche Asthmamittel

Die Wirkungsweise der schleimlösenden Pflanzenextrakte finden Sie bei der Behandlung von Bronchitis (siehe Seite 43ff.). In der Zwiebel sind schwefelhaltige Inhaltsstoffe enthalten, die in Tierversuchen antiasthmatisch und entzündungshemmend wirken. Wahrscheinlich verhindern sie die Bildung alllergischer Botenstoffe in der Lunge.

Stellenwert in der Therapie

In der Behandlung des Asthma bronchiale spielen Pflanzenextrakte eine untergeordnete Rolle. Sie bieten sich als zusätzliche Behandlungsmaßnahme an, wenn die Bronchien verschleimt sind. Die Anwendung von Zwiebelpräparaten oder selbst hergestelltem Zwiebelsaft zur Behandlung von Asthma kann derzeit noch nicht empfohlen werden.

Synthetische Wirkstoffe bei Asthma

- **Bronchodilatatoren (z. B. Salbutamol, Fenoterol, Terbutalin)**
- **Glukokortikoide**
- **Theophyllin**
- **Expektoranzien (Ambroxol, Acetylcystein)**

Monopräparate bei Atemwegserkrankungen

Handelsname	Darreichungsform	Inhaltsstoffe
Aspecton Hustensaft	Saft	10 ml enthalten 1,67 g Thymianfluidextrakt
Aspectonetten N	Lutschtabletten	1 Lutschtablette enthält 2 mg Saponin (auswurffördernd!)
Bronchitten T	Filmtabletten	1 Tablette enthält 45 mg Thymiankraut-Trockenextrakt (8–12:1) (mindestens 2 mg ätherisches Thymianöl)
Bronchoforton	Saft, Tropfen	100 g enthalten 0,25 g Efeublätter-Trockenextrakt (6:1)
Bronchomed	Kapseln	1 Kapsel enthält 300 mg Eukalyptusöl
Cefapulmon mono	Tropfen	100 g enthalten 50 g alkoholischen Auszug aus Efeublättern (1:5)
Eibisch Sirup	Sirup	100 g enthalten 35,61 g wässrigen Auszug aus Eibischwurzeln (1:22,5)
Expectal N Sirup	Sirup	100 ml enthalten 5 g Thymianfluidextrakt
Fenchelsaft N mit Bienenhonig	Sirup	100 ml enthalten 138 mg Fenchelöl
Florabio naturreiner Heilpflanzensaft Spitzwegerich, Kneipp Spitzwegerich-Pflanzensaft Hustentrost	Presssaft	100 ml enthalten 100 ml Presssaft aus frischem Spitzwegerichkraut

Indikationen	(Mögliche) Nebenwirkungen	Hinweise, Kontraindikationen
Bronchitis, Keuchhusten	Keine bekannt	Enthält keinen Alkohol, deshalb für Kinder besonders geeignet
Katarrhe der oberen Luftwege	Keine bekannt	Keine bekannt
Katarrhe der oberen Luftwege, Bronchitis	Keine bekannt	Tabletten können geschluckt oder zerkaut werden
Katarrhe der Luftwege	Keine bekannt	Enthält keinen Alkohol, deshalb für Kinder besonders geeignet
Erkältungskrankheiten der Atemwege	Selten Übelkeit, Erbrechen	Nicht bei entzündlichen Erkrankungen im Magen-Darm-Bereich oder bei Lebererkrankungen anwenden; nicht geeignet für Kinder unter 12 Jahren
Katarrhe der Luftwege	Keine bekannt	Enthält Alkohol
Trockener Reizhusten, zur Schleimhautbefeuchtung	Überempfindlichkeitsreaktionen gegen Konservierungsstoffe	Zeitlicher Abstand bei Einnahme anderer Arzneimittel erforderlich, da die Aufnahme vom Darm ins Blut beeinflusst werden kann
Katarrhe der Luftwege	Keine bekannt	Enthält Alkohol
Katarrhe der Luftwege	Allergische Reaktionen der Haut	Nicht während der Schwangerschaft anwenden; nicht über mehrere Wochen einnehmen; keine Anwendung bei Kleinkindern
Katarrhe der Luftwege	Keine bekannt	Keine bekannt

Monopräparate bei Atemwegserkrankungen

Handelsname	Darreichungsform	Inhaltsstoffe
Gelomyrtol / -forte	Kapseln, dünndarmlöslich	1 Kapsel enthält 120 mg Myrtol, standardisiert 1 Kapsel forte enthält 300 mg Myrtol, standardisiert
Hedelix	Tropfen	1 ml enthält 0,94 g Efeublätter-Fluidextrakt (1:10)
Hedelix	Saft	100 ml enthalten 2 g Efeublätter-Dickextrakt (1:1)
Hustagil Thymian-Hustensaft	Lösung	6 g enthalten 480 mg Thymianfluidextrakt (standardisiert auf mindestens 0,03 % Thymol)
Isla Moos	Pastillen	1 Pastille enthält 80 mg wässrigen Auszug aus Isländisch Moos
Kamille Spitzner N	Lösung	1 ml enthält Kamillenblüten-Fluidextrakt (1:1)
Kamillosan Konzentrat	Lösung	100 g enthalten einen alkoholischen Auszug aus Kamillenblüten (1:4–4,5), 150 bis 300 mg ätherisches Öl
Kneipp Hustensaft Spitzwegerich	Sirup	100 g enthalten 71,8 g Presssaft aus frischem Spitzwegerichkraut
Lakriment Neu Bronchial-Pastillen	Pastillen	1 Pastille enthält 93,5 bis 130,9 mg wässrigen Trockenextrakt aus Süßholzwurzeln (3–5:1)

Indikationen	(Mögliche) Nebenwirkungen	Hinweise, Kontraindikationen
Akute und chronische Bronchitis und Sinusitis (Nebenhöhlenentzündung)	In Einzelfällen Magen- und Darmbeschwerden, Bewegung vorhandener Nieren- und Gallensteine, Überempfindlichkeitsreaktionen	Direkt vor der Mahlzeit einnehmen
Erkrankungen und Entzündungen der Atemwege	Keine bekannt	Enthält Alkohol; auch als Hedelix s. a. (= ohne Alkohol) erhältlich (die nichtalkoholischen Tropfen sind für Kinder besonders geeignet)
Erkrankungen und Entzündungen der Atemwege	Keine bekannt	Enthält keinen Alkohol
Bronchitis	Keine bekannt	Nicht bei Fructoseunverträglichkeit anwenden; enthält Alkohol
Reizhusten, zur Schleimhautbefeuchtung bei Erkrankungen der Atemwege	Keine bekannt	Nicht geeignet für Kinder unter 3 Jahren (Verschlucken der Pastillen); auch mit Mintgeschmack erhältlich
Entzündliche Erkrankungen der Luftwege	Reizerscheinungen	Enthält Alkohol; zur Inhalation mittels Wasserdampf
Entzündungen und Reizzustände der Luftwege	Überempfindlichkeitsreaktionen	Zur Inhalation mittels Wasserdampf
Katarrhe der Luftwege	Keine bekannt	Keine bekannt
Reizhusten, Heiserkeit, Schluckbeschwerden	Bei längerer Anwendung und hohen Dosen Wasseransammlungen möglich	Nicht während der Schwangerschaft anwenden; nicht länger als 4 bis 6 Wochen anwenden

Monopräparate bei Atemwegserkrankungen

Handelsname	Darreichungsform	Inhaltsstoffe
Makatussin Drosera	Saft	5 ml enthalten 0,40 g Droserafluid-extrakt (1:1)
Melrosum Hustensirup Forte	Lösung	100 ml enthalten 15 g Thymianfluid-extrakt (1:3)
Nimopect	Saft	100 g enthalten 40 g Thymianfluid-extrakt
Prospan	Saft	100 ml enthalten 0,7 g Efeublätter-Trockenextrakt (5–7,5:1)
Rhinomer	Nasenspray	1 ml enthält 1 ml Meerwasser
Soledum	Kapseln	1 Kapsel enthält 100 mg Cineol
Soledum Hustensaft	Saft	100 g enthalten 15 g Thymian-flüssigextrakt
Soledum med. Nasentropfen	Nasentropfen	100 g enthalten 25 g Kamillenöl (1:10)
Stern Biene Fenchel-honig N	Sirup	100 g enthalten 100 mg Fenchelöl
Thymipin N	Saft	1 ml enthält 405 mg Thymianflüssig-extrakt (1:2–2,5)
Tussamag Hustentropfen N	Tropfen	100 g enthalten 50 g Thymianfluid-extrakt

Indikationen	(Mögliche) Nebenwirkungen	Hinweise, Kontraindikationen
Reizhusten bei akuter und chronischer Bronchitis	Keine bekannt	Enthält Alkohol
Katarrhe der Luftwege	Keine bekannt	Enthält Alkohol
Katarrhe der oberen Luftwege, Bronchitis	Keine bekannt	Enthält Alkohol
Husten, entzündliche Erkrankungen der oberen Atemwege	Schleimhautreizungen	Tropfen, Tabletten, Saft und Kindersaft enthalten Alkohol; auch als Kinderzäpfchen erhältlich
Zur Befeuchtung der Nasenschleimhaut	Keine bekannt	Vor allem als Erstbehandlung bei Säuglingen und Kleinkindern geeignet; enthält keine Konservierungsstoffe, deshalb nur kurze Zeit haltbar, wenn die Flasche angebrochen ist
Akute und chronische Bronchitis	Bewegung vorhandener Nieren- und Gallensteine, selten Überempfindlichkeitsreaktionen	In zeitlichem Abstand zu anderen Arzneimitteln einnehmen
Husten, Krampfhusten	Keine bekannt	Saft enthält Alkohol; auch als Tropfen (enthalten Alkohol) erhältlich
Trockener Schnupfen, Entzündungen der Nasenschleimhäute	Selten Überempfindlichkeitsreaktionen	Nicht geeignet für Säuglinge und Kleinkinder
Husten, Verschleimung	Allergische Reaktionen der Atemwege	Nicht während der Schwangerschaft anwenden
Bronchitis, Erkrankungen der oberen Atemwege	Keine bekannt	Enthält Alkohol; auch als Kinderzäpfchen erhältlich
Bronchitis, Krampfhusten, Katarrhe der Luftwege	Keine bekannt	Tropfen enthalten Alkohol; auch als Saft erhältlich

Kombinationspräparate bei Atemwegserkrankungen

Handelsname	Darreichungsform	Inhaltsstoffe
Babix-Inhalat N	Tropfen	Eukalyptusöl, Fichtennadelöl
Bronchicum Pflanzlicher Husten-Stiller	Lösung	Thymianflüssigextrakt, Sonnentau-kraut-Flüssigextrakt
Bronchoforton	Kapseln	Eukalyptusöl, Anisöl, Pfefferminzöl
Bronchoforton Kinderbalsam	Salbe	100 g enthalten 7,45 g Eukalpytusöl, 8,65 g Kiefernnadelöl
Emser Nasensalbe N	Salbe	Natürliches Emser Salz, verschiedene ätherische Öle
Eupatal	Saft	5 ml enthalten 50 mg Sternanisöl, 250 mg Thymianfluidextrakt

Indikationen	(Mögliche) Nebenwirkungen	Hinweise, Kontraindikationen
Zur Inhalation bei Erkrankungen der Atemwege, Bronchitis	Hautreizung	Bei Säuglingen und Kleinkindern nicht im Bereich des Gesichts (vor allem nicht der Nase) auftragen; nicht zur innerlichen Anwendung geeignet: 5 Tropfen aufs Kopfkissen bzw. auf ein Kleidungsstück in der Nähe des Gesichts geben. Anwendung kann nach 3 bis 4 Stunden wiederholt werden
Erkältungskrankheiten der Luftwege, verbunden mit krampfartigem Husten	Einzelfälle von allergisch bedingten Hautveränderungen	Enthält Alkohol
Zum Einreiben oder zur Inhalation bei Bronchitis, Sinusitis (Nebenhöhlenentzündung)	Allergische Hautreaktionen, selten Übelkeit	Bei gleichzeitiger Einnahme von Magensäurehemmern sind Reizungen möglich
Zum Einreiben oder zur Inhalation bei entzündlichen Erkrankungen der oberen und unteren Atemwege mit Verschleimung und Husten	Reizerscheinungen an Schleimhäuten und Haut möglich	Nicht geeignet bei Asthma bronchiale und Keuchhusten; bei Säuglingen oder Kleinkindern nicht im Bereich des Gesichts (vor allem nicht der Nase) auftragen; Bronchoforton Salbe steht für Erwachsene zusätzlich mit Pfefferminzöl zur Verfügung
Schnupfen, Atembeschwerden	Reizerscheinungen an den Schleimhäuten, Krämpfe der Bronchien werden verstärkt	Nicht geeignet für Kinder unter 6 Jahren; nicht bei Asthma bronchiale und Keuchhusten anwenden; Emser Salz gibt es auch als reines Salz ohne Zusatz von ätherischen Ölen zur Inhalation und für Nasenspülungen
Erkältungskrankheiten der oberen Luftwege	Keine bekannt	Auch als Tropfen erhältlich; Saft und Tropfen enthalten Alkohol

Kombinationspräparate bei Atemwegserkrankungen

Handelsname	Darreichungsform	Inhaltsstoffe
Liniplant Inhalat	Lösung	Eukalyptusöl, Cajeputöl
Melrosum	Sirup	Grindeliakrauttinktur, Bibernellenwurzeltinktur, Primelwurzeltinktur, Rosenblütentinktur, Thymiantinktur
Nisita	Salbe	Natriumchlorid, Natriumhydrogencarbonat
Olbas	Tabletten, Tropfen	Destillat aus Pfefferminzöl, Cajeputöl, Eukalyptusöl, Wacholderöl, Gaultheriaöl
Pinimenthol N	Salbe	Eukalyptusöl, Kiefernnadelöl, Levomenthol
Pulmocordio mite SL	Saft	100 g Saft enthalten 0,6 g Anisöl, 0,6 g Fenchelöl, 75 g Süßholz-Fluidextrakt, 7,5 g Thymianfluidextrakt

Indikationen	(Mögliche) Nebenwirkungen	Hinweise, Kontraindikationen
Zur Inhalation bei entzündlichen Prozessen der oberen Luftwege	Reizerscheinungen an Haut und Schleimhäuten möglich	Nicht bei Asthma bronchiale und Keuchhusten anwenden; bei Säuglingen und Kleinkindern nicht im Bereich des Gesichts (vor allem nicht der Nase) auftragen; bis zu 5 Tropfen auf ein Kleidungsstück im Bereich der Atmungsorgane geben
Katarrhalische Erkrankungen	Keine bekannt	Enthält Alkohol
Austrocknung der Nasenschleimhaut	Leichtes Brennen der Nasenschleimhaut	Keine bekannt
Heiserkeit, Halsschmerzen, Verschleimung	Reizerscheinungen	Tropfen können auch inhaliert werden; nicht geeignet für Säuglinge und Kleinkinder
Zum Einreiben oder zur Inhalation bei Bronchitis, Erkältungskrankheiten	Überempfindlichkeitserscheinungen	Nicht bei Asthma bronchiale oder Keuchhusten anwenden; nicht während der Schwangerschaft anwenden; nicht geeignet für Säuglinge und Kleinkinder
Auswurffördernd bei Atemwegserkrankungen der oberen Luftwege mit zähflüssigem Sekret	Selten allergische Reaktionen; bei lang andauernder Anwendung und hoher Dosierung können kortikoidähnliche Nebenwirkungen (Süßholzextrakt!) wie Wasseransammlung und Störungen im Elektrolytstoffwechsel auftreten	Nicht geeignet für Säuglinge und Kleinkinder; nicht bei Lebererkrankungen, hohem Blutdruck, Nierenschwäche anwenden; nicht während der Schwangerschaft und Stillzeit anwenden

Kombinationspräparate bei Atemwegserkrankungen		
Handelsname	**Darreichungsform**	**Inhaltsstoffe**
Schneckensirup, Original bayer.	Sirup	Schneckenflüssigextrakt, Thymianflüssigextrakt
Sinupret	Dragees, Lösung	Pulverisierte Pflanzenbestandteile von Enzianwurzel, Schlüsselblumen, Ampferkraut, Holunderblüten, Eisenkraut
Transpulmin Balsam E	Creme	100 mg Cineol, 50 mg Levomenthol, 25 mg Campher
Tumarol Kinderbalsam	Balsam	Eukalyptusöl, Kiefernnadelöl
TUSSifant N	Sirup	100 ml enthalten 5,65 g Primelwurzel-Fluidextrakt (1:1), 22,58 g Thymiankraut-Fluidextrakt (1:2–2,5)
Wick Inhalierstift	Lösung	Levomenthol, Campher
Wick Vaporub	Creme	Levomenthol, Campher, Cineol, Terpentinöl

Indikationen	(Mögliche) Nebenwirkungen	Hinweise, Kontraindikationen
Erkältungserkrankungen der Bronchien	Überempfindlichkeitsreaktionen gegen Konservierungsmittel	Unverdünnt einnehmen
Akute und chronische Entzündungen der Nasennebenhöhlen und der Atemwege	Sehr selten Magenunverträglichkeit	Lösung enthält Alkohol
Zum Einreiben und zur Inhalation bei entzündlichen Bronchialerkrankungen	Überempfindlichkeitsreaktionen	Mentholhaltige Präparate sollten während der Stillzeit nicht im Bereich der Brust aufgetragen werden; nicht geeignet für Kinder unter 2 Jahren; für Säuglinge und Kleinkinder steht Transpulmin Kinderbalsam S zur Verfügung, der auch zur Inhalation geeignet ist
Zum Einreiben oder Inhalieren bei Erkältungen der Atemwege	Reizerscheinungen	Nicht bei Asthma bronchiale oder Keuchhusten anwenden; bei Säuglingen und Kleinkindern nicht im Bereich des Gesichts auftragen
Erkältungskrankheiten der oberen Luftwege, die mit zähflüssigem Sekret einhergehen	Keine bekannt	Nicht anwenden bei Fructoseunverträglichkeit; enthält Alkohol
Atemhilfe bei verstopfter Nase	Selten Hustenreiz	Nicht geeignet für Kinder unter 2 Jahren; nicht bei Asthma bronchiale oder Keuchhusten anwenden
Husten, Heiserkeit, Schnupfen	Überempfindlichkeitsreaktionen	Nicht bei Asthma bronchiale oder Keuchhusten anwenden; bei Kleinkindern unter 2 Jahren nicht im Bereich des Gesichts auftragen

Heiltees bei Atemwegserkrankungen

Handelsname	Darreichungsform	Inhaltsstoffe
Bad Heilbrunner Brust und Hustentee	Tassenfertiger Tee	100 g enthalten 13,7 g nativen Extrakt (5,6:1) aus 50 g Thymiankraut, 8,4 g Primelwurzel
Erkältungstee Kneipp	Teebeutel	100 g enthalten 40 g Lindenblüten, 30 g Holunderblüten, 30 g Thymian
Erkältungs-Tee Hevert	Offener Tee	100 g enthalten 35 g Holunderblüten, 30 g Thymiankraut, 30 g Weidenrinde, 5 g Malvenblüten
H & S Husten- und Bronchialtee	Teebeutel à 2 g	100 g enthalten 30 g Eibischwurzel, 25 g Spitzwegerichkraut, 25 g Thymian, 20 g Anis
Heumann Bronchialtee Solubifix	Pulver	1,2 g enthalten Trockenextrakt aus 65 mg Eibischwurzel (7–9:1), 120 mg Süßholzwurzel (3–4:1), 10 mg Primelwurzel (5–7:1), 3,6 mg Anisöl, 1,2 mg Thymianöl
Husten und Bronchialtee Kneipp	Offener Tee und Teebeutel	100 g enthalten 15 g Fenchelfrüchte, 15 g Schlüsselblumen, 35 g Thymiankraut, 35 g Spitzwegerichkraut
Salus Bronchial-Tee Kräutertee Nr. 8	Offener Tee	100 g enthalten 15 g Fenchelfrüchte, 11 g Isländisch Moos, 4 g Königskerze, 12 g Lindenblüten, 6 g Primelblüten, 4 g Taubnessel, 13 g Thymiankraut, 12 g Knöterich, 4 g Ringelblumen, 19 g Himbeerblätter
Sidroga Erkältungstee neu	Teebeutel à 2 g	100 g enthalten 65 g Quendelkraut, 15 g Primelwurzel, 15 g Süßholzwurzel, 5 g Hagebuttenschalen

Indikationen	(Mögliche) Nebenwirkungen	Hinweise, Kontraindikationen
Erkältungskrankheiten der oberen Luftwege	Vereinzelt Magenbeschwerden und Übelkeit	Keine bekannt
Fieberhafte Erkältung, bei der Schwitzen erwünscht ist	Keine bekannt	Für Kinder besonders geeignet
Fieberhafte Erkältung, bei der Schwitzen erwünscht ist	Keine bekannt	Keine bekannt
Bei Anzeichen einer Bronchitis sowie zur Reizlinderung bei Katarrhen der oberen Luftwege mit trockenem Husten	Keine bekannt	Nicht bei einer Allergie gegen Anis oder Anethol anwenden
Katarrhe der Atemwege, Heiserkeit	Überempfindlichkeitsreaktionen	Nicht bei Bluthochdruck und Lebererkrankungen anwenden
Zur Schleimlösung und Erleichterung der Atmung	Keine bekannt	Mehrmals täglich, möglichst heiß trinken
Zur Schleimlösung und Hustenlinderung, bei Entzündungen der Atemwege	Magenbeschwerden, Übelkeit, allergische Reaktionen	Nicht bei einer Allergie gegen Anethol anwenden
Erkältungskrankheiten der oberen Luftwege	Magenbeschwerden, Übelkeit	Keine bekannt

Bewegungsapparat – Erkrankungen

Wir bewegen uns fast ständig und benutzen unsere Gelenke, Sehnen und Muskeln wie selbstverständlich. Erst wenn Schmerzen auftreten, wenn die Bewegung beschwerlich oder gar zur Qual wird, wird uns bewusst, dass einiges gut funktionieren muss, damit wir gehen, arbeiten oder Sport treiben können. Die Bandbreite von Erkrankungen des Bewegungsapparats ist groß. Sie reicht von gut therapierbaren Krankheiten, beispielsweise dem Tennisarm, bis zur chronischen Polyarthritis, deren Heilung auch heute noch nicht möglich ist.

Synthetische Wirkstoffe bei chronischer Polyarthritis

- **Nichtsteroidale Antirheumatika wie ASS, Diclofenac, Indomethacin, Ibuprofen**
- **Glukokortikoide wie Prednisolon, Fluocortolon**
- **Basistherapeutika wie Gold, Penicillamin, Methotrexat**

»Rheuma« – das gibt es nicht

Wenn jemand über »Rheuma« klagt, ist dies wenig aussagefähig, denn diese Krankheit gibt es nicht. Früher galt der Begriff allgemein für reißende und ziehende Schmerzen im Bereich des Bewegungsapparats. Heute werden unter dem Sammelbegriff »rheumatische Erkrankungen« eine ganze Reihe von Erkrankungen des Bewegungsapparats, beispielsweise chronische Arthritis, Gicht, Weichteilrheumatismus oder Arthrose, zusammengefasst.

Chronische Polyarthritis

▶ Ursachen und Symptome

Charakteristisch für die chronische Polyarthritis sind entzündete Gelenke. Sie schmerzen, schwellen an und sind leicht gerötet und erwärmt. Anfangs sind bevorzugt kleinere Gelenke – die Zehen- oder Fingergrundgelenke – in Mitleidenschaft gezogen. Diese Gelenke sind vor allem morgens oft steif und in ihrer Beweglichkeit eingeschränkt. Schreitet die Krankheit weiter fort, werden auch größere Gelenke wie Knie, Ellbogen oder Hüften in Mitleidenschaft gezogen. Starke Verkrümmungen der Finger, Handgelenke oder Zehen deuten auf einen schweren Krankheitsverlauf hin. Die Ursache: Bei der chronischen Polyarthritis spielt das Immunsystem verrückt. Es greift nicht nur, wie es seine Aufgabe wäre, Krankheitserreger und Schadstoffe an, sondern richtet seine Abwehr gegen körpereigenes Gewebe, genauer gesagt gegen die Innenhaut der Gelenke. Die Folge: Entzündungen der Gelenkinnenhaut und eine allmähliche Zerstörung der Gelenke. Dieses »Fehlverhalten« wird als Autoimmunreaktion bezeichnet. Weshalb das Immunsystem »ausrastet«, ist unbekannt. Genetische Einflüsse werden hier genauso diskutiert wie Viren oder bestimmte Bakterien.

Eine gezielte Vorbeugung gegen die chronische Polyarthritis ist nicht möglich.

▶ Selbstbehandlung – oder doch zum Arzt?

Die Behandlung der chronischen Polyarthritis gehört in die Hand des Arztes – und zwar so schnell wie möglich. Je früher gegen die Gelenkentzündung etwas unternommen wird, desto besser lässt sich einer Zerstörung der Gelenke vorbeugen.

Wann zum Arzt?

▶ Behandlung mit Naturheilmitteln siehe Seite 72ff.

Chronische Polyarthritis – achten Sie auf die Ernährung

Viele Rheumatiker stellen fest, dass es für ihr Befinden nicht unerheblich ist, was sie essen.

- Bei Fleisch- und Wurstwaren, Fetten und Milchprodukten werden die Symptome oft schlechter, bei überwiegend pflanzlicher Kost und Vollkornprodukten besser.
- Eine Fastenkur kann ebenfalls günstig sein.
- Wahrscheinlich ist die mit der Nahrung aufgenommene Menge an Arachidonsäure, einer mehrfach ungesättigten Fettsäure, ausschlaggebend für die Verträglichkeit. Aus dieser Fettsäure bildet der Körper Substanzen, die Entzündungen auslösen. Nahrungsmittel, die viel Arachidonsäure enthalten, können deshalb den Entzündungsprozess und damit auch die Symptome wie Schmerzen und Unbeweglichkeit verstärken. Besonders reich an Arachidonsäure sind Eigelb, Schweineschmalz, Thunfisch, Kuhmilch und Kalbfleisch. Patienten mit chronischer Arthritis sollten damit deshalb eher sparsam umgehen.

Das kann bei chronischer Polyarthritis helfen: Krankengymnastik, Massagen, Hydro- oder Kältetherapie, Fango-, Moor- und Schlammpackungen, Ergotherapie, Elektrotherapie.

Arthrosen

Scheuen Sie sich nicht, einen Gehstock zu Hilfe zu nehmen, vor allem wenn Sie mit der Hüfte Probleme haben. So können Sie das Gelenk optimal entlasten – und die Schmerzen gehen zurück.

▶ Ursachen und Symptome

Arthrosen sind Gelenkerkrankungen, bei denen der Gelenkknorpel allmählich immer mehr zerstört und abgebaut wird. Typische Symptome sind Steifigkeit im Gelenk und Gelenkbeschwerden. Schmerzen treten anfangs nur bei Bewegung auf. Feuchtigkeit, Nebel und Regen begünstigen die Beschwerden. Auch Übergewicht belastet die Gelenke. Arthrosen sind deshalb bei dicken Menschen deutlich häufiger und schmerzhafter. Schreitet die Krankheit fort, nehmen auch die Schmerzen zu, und die Beweglichkeit wird immer weiter eingeschränkt. Ursache der allmählichen Gelenkzerstörung sind nicht entzündliche Prozesse, sondern schlicht und einfach Abnutzungserscheinungen. Wird der Knorpel überbeansprucht, beispielsweise durch übertriebenen Sport oder schwere körperliche Arbeit, geht das »auf die Gelenke«. Besonders groß ist das Risiko, wenn der Knorpel wegen einer Fehlstellung des Gelenks, Entzündungen oder Gicht nicht mehr so stabil ist. Arthrosen sind auch altersbedingt. Gelenkbeschwerden bei Arthrosen sind häufig witterungsabhängig.

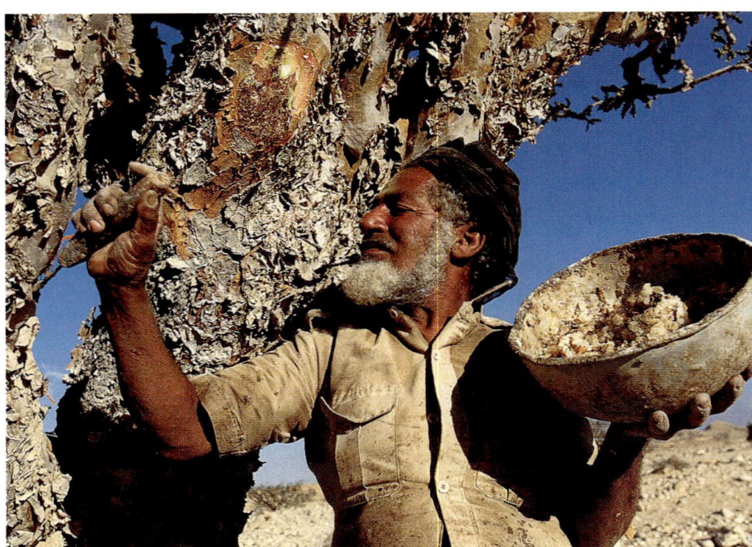

Die Boswelliasäuren des Weihrauchs hemmen die Bildung von Entzündungsstoffen im Körper. Klinische Untersuchungen haben gezeigt, dass Weihrauchpräparate bei chronischer Polyarthritis wirksam sind.

▶ Vorbeugung ist möglich

Gesunde Ernährung, Vermeidung von Übergewicht und ausreichende körperliche Bewegung sind die Basis für gesunde Gelenke. Außerdem sollten Fehlstellungen der Gelenke rechtzeitig behandelt werden. Dies gilt bereits bei Säuglingen und Kleinkindern. Wer an Gicht leidet, kann durch richtige Ernährung und Behandlung einer Knorpelschädigung vorbeugen.

▶ Selbstbehandlung – oder doch zum Arzt?

Wann zum Arzt?

Wer länger unter Gelenkbeschwerden leidet, sollte zum Arzt gehen. Nur der Arzt kann die Ursachen abklären und die richtige Therapie in die Wege leiten. So können Sie verhindern, dass die Gelenkknorpel immer weiter zerstört werden.

▶ Behandlung mit Naturheilmitteln siehe Seite 72ff.

Muskelverspannungen und -schmerzen haben ihre Ursache oft in psychisch bedingtem Stress. Entspannungsmethoden, in manchen Fällen auch eine Psychotherapie, können helfen, das Problem und damit auch die Verkrampfung zu lösen.

Weichteilrheumatismus

▶ Ursachen und Symptome

Zu den »Weichteilen« unseres Bewegungsapparats gehören Sehnen, Sehnenscheiden, Schleimbeutel und Muskeln. Bereiten sie Schmerzen, beispielsweise durch Entzündungen oder Verspannungen, spricht man von »Weichteilrheumatismus«. Am häufigsten sind die im Folgenden genannten Beschwerden.

- Sehnenentzündungen machen sich durch Schmerzen an den betroffenen Stellen bemerkbar. Am häufigsten ist der Tennisarm, für den Schmerzen an der Außen- oder Innenseite des Ellbogengelenks typisch sind.
- Schleimbeutelentzündungen sind als schmerzhafte, zum Teil gerötete Schwellungen an den Gelenken zu erkennen. Sie treten häufig in der Schulterregion, im Beckenbereich sowie in den Knie- und Fußgelenken auf.
- Muskelverspannungen führen zu Schmerzen und Verhärtungen. Nacken, Schulterregion und Rücken sind am häufigsten verspannt. Die Beschwerden sind oft abhängig vom Wetter, aber auch von körperlichen und psychischen Belastungen.

Als Ursache für Weichteilrheumatismus kommen chronische Überbeanspruchung oder Verletzungen in Betracht. Aber auch Infektionen und – bei Muskelverspannungen – nicht zuletzt eine ins Wanken geratene Psyche können derartige Beschwerden auslösen. Außerdem werden die Weichteile des Bewegungsapparats häufig in Mitleidenschaft gezogen, wenn man bereits an einer Arthritis oder Arthrose leidet.

▶ Vorbeugung ist möglich

Wer häufig an Sehnenscheidenentzündungen oder Muskelverspannungen leidet, sollte nach den Ursachen fahnden. Halten Sie den Tennisschläger falsch, oder spielen Sie nur zu oft? Haben Sie die falsche Sitzposition vor Ihrem Computer, oder verkrampfen Sie sich, weil Ihnen die Arbeit keinen Spaß macht? Je nachdem, wie Ihre Antwort ausfällt, können Sie aktiv dagegen angehen. Bei schwerer körperlicher Arbeit ist es wichtig, auf die richtigen Bewegungsabläufe zu achten.

▶ Selbstbehandlung – oder doch zum Arzt?

Wann zum Arzt?

Länger anhaltende Schmerzen sollten immer vom Arzt abgeklärt werden, spätestens wenn eigene Behandlungsversuche nicht innerhalb kurzer Zeit zum Erfolg führen.

▶ Behandlung mit Naturheilmitteln siehe Seite 72ff.

Wärme ist ein gutes Mittel gegen Rückenschmerzen. Sie haben die Wahl zwischen Wärmflasche und Wolldecke, Wohlfühlbädern, eventuell mit Wacholder-, Heublumen- oder Rosmarinzusätzen, oder Fangopackungen.

Rückenschmerzen, Hexenschuss, Ischialgie

▶ Ursachen und Symptome

Rückenschmerzen sind tückisch. Sie treten chronisch oder in Intervallen im unteren, mittleren oder oberen Rückenbereich auf und lassen das Sitzen oder Gehen – bisweilen auch das Liegen – zur Qual werden.

- Ursache der Schmerzen sind oft Abnutzungserscheinungen der Wirbelscheiben und -gelenke. Gefördert werden sie, ähnlich wie bei der Arthrose, durch schwere körperliche Arbeit und Übergewicht oder durch Fehlstellungen der Wirbelsäule. Aber auch Angst- und Spannungszustände können hinter Rückenschmerzen stecken.

- Auch die Osteoporose, der gefürchtete Knochenschwund, bei dem die Knochensubstanz immer mehr abnimmt, macht sich durch Rückenbeschwerden bemerkbar.
- Beim Hexenschuss (Lumbago) schießt der Schmerz, wie der Name bereits sagt, ganz plötzlich ein. Er ist außergewöhnlich stark und wird bei Bewegung noch schlimmer. Die Muskeln sind verspannt, die Beweglichkeit der Lendenwirbelsäule stark eingeschränkt. Fast zwangsläufig nimmt man deshalb eine Schonhaltung ein, meist leicht nach vorn gebeugt, um die Schmerzen besser zu ertragen. Meist sind es plötzliche Fehlbelastungen wie die falsche Drehung beim Putzen oder das Heben einer schweren Kiste, die die »Hexe« einschießen lassen.
- Bei Beschwerden im Bereich des Ischiasnervs, einer Ischialgie, strahlen die Schmerzen von der Lendengegend über das Gesäß das Bein entlang bis hinunter zur Fußsohle.

Zur Vorbeugung und Behandlung von Osteoporose ist eine ausreichende Kalziumzufuhr, etwa 1200 Milligramm pro Tag, wichtig. Bei älteren Menschen kann zusätzlich die Einnahme von Vitamin D sinnvoll sein.

▶ Vorbeugung ist möglich

Der beste Schutz vor Rückenschmerzen und Hexenschuss ist eine starke Rücken- und Bauchmuskulatur, die die Wirbelsäule entlastet. Entsprechend günstig ist deshalb eine regelmäßige körperliche Bewegung. In vielen Turnvereinen und Fitnessstudios wird inzwischen eine spezielle Wirbelsäulengymnastik angeboten. Wer häufig Probleme mit dem Kreuz hat, sollte eine Rückenschule besuchen. Die Rückenschule ist eine Kombination von Übungen und Verhalten im Alltag. Sie lernen also einerseits, wie Sie sich im Alltag rückenschonend bewegen können. Andererseits bekommen Sie viele Übungen mit, die ganz unterschiedliche Teile des Körpers dehnen und stärken. Rückenschulkurse werden an Volkshochschulen und anderen Institutionen angeboten. Die Kosten dafür werden teilweise von den gesetzlichen Krankenkassen übernommen. Nachfragen lohnt sich! Außerdem: Wer Übergewicht hat, belastet seine Wirbelsäule übermäßig. Deshalb ist jedes Kilogramm weniger ein Plus für Ihren Bewegungsapparat.

▶ Selbstbehandlung – oder doch zum Arzt?

Wann zum Arzt?

Länger anhaltende Rückenschmerzen sollten Sie vom Arzt abklären lassen. Bei plötzlichen, sehr starken Schmerzen ist ebenfalls der Gang zum Arzt empfehlenswert, da sich dahinter ein Bandscheibenvorfall verbergen kann.

Behandlung mit Naturheilmitteln

Naturheilmittel zur Behandlung rheumatischer Erkrankungen werden vor allem äußerlich angewendet – in Form von Salben, Einreibungen oder Bädern (siehe auch »Bädertherapie«, Seite 322ff.).

Arnika

Arnikablütensalben und -extrakte sind geeignet für die Behandlung schmerzhafter Muskel- und Gelenkbereiche bei rheumatischen Erkrankungen, aber auch bei Sportverletzungen wie Prellungen oder Verstauchungen. Die Wirksamkeit der bereits seit Jahrhunderten in der Volksmedizin verwendeten Pflanze ist auch wissenschaftlich bestätigt. Für kühlende Umschläge bietet sich die Verwendung von Tinctura Arnicae an, die es in der Apotheke zu kaufen gibt. Sie wird mit der drei- bis zehnfachen Menge an Wasser verdünnt. Sie können eine Arnikatinktur aber auch selbst zubereiten:

Bei Muskelverspannungen helfen auch Zubereitungen mit Campher (Kampfer). Um eine Wirkung zu zeitigen, müssen sie zwischen 5 und 25 Prozent Campher enthalten. Sie können Campherspiritus, der zehn Prozent Campher enthält, in der Apotheke kaufen.

- Rezeptur: 10 Gramm Arnikablüten mit 100 Gramm 70-prozentigem Alkohol übergießen, nach 2 Wochen abpressen, nach weiteren 10 Tagen filtrieren.

Wer zu Allergien neigt, sollte bei der Anwendung von Arnika vorsichtig sein. Das darin enthaltene Helenalin kann bei häufiger, längerer Anwendung allergische Reaktionen auf der Haut auslösen. Arnikablüten, die in Portugal gesammelt werden, enthalten stattdessen Dihydrohelenalin, das keine Allergien verursachen soll. Zur Herstellung von Arzneimitteln, etwa der Arnikasalbe von Kneipp, werden deshalb bevorzugt Arnikablüten portugiesischer Herkunft verwendet.

So wirkt Arnika

Ätherische Öle (Thymol und Carvacrol) sowie Sesquiterpenlactone (Helenalin) sind für die Wirkung der Arnikablüten bestimmend. Sie wirken nachweislich gegen Entzündungen und sind, so die Erfahrungen der Volksmedizin, darüber hinaus schmerzstillend und desinfizierend.

Cayennepfeffer

Salben, Linimente und Pflaster, die Cayennepfeffer enthalten, sind gut geeignet für die Behandlung schmerzhafter Muskelverspannungen im Nacken, in den Schultern und am Rücken. Neueste Untersuchungen haben nun gezeigt, dass sie auch Nervenschmerzen lindern können. Bei Diabetikern mit Polyneuropathie und Patienten mit Nervenschmerzen nach einer Herpesinfektion (postherpetische Neuralgie) erwies sich eine 0,075-prozentige Salbe als hilfreich. Der Umgang mit Cayennepfefferzubereitungen will allerdings gelernt sein. Wenn Sie diese Präparate erstmals anwenden, sollten Sie vorsichtig damit umgehen und zunächst nur geringe Mengen auftragen, denn nicht jeder verträgt die entstehende Hautwärme. Und ein Abwaschen der einmal aufgetragenen Salbe ist äußerst schwierig. Da diese Arzneimittel stark reizend wirken, gehören sie nicht auf Schleimhäute und auf verletzte oder entzündete Hautpartien. Nach dem Auftragen sollten Sie die Hände gründlich waschen, vor allem um einen versehentlichen Kontakt mit den Augen zu vermeiden. Außerdem wird empfohlen, die Anwendungsdauer auf zwei Tage zu beschränken und die Salben frühestens nach zwei Wochen wieder an der gleichen Stelle zu verwenden. Allerdings: In neueren Untersuchungen wurden auch bei längerer Anwendung keine Langzeitschäden auf der Haut beobachtet.

Ähnlich wie Capsaicinoide (die Wirkstoffe von Cayennepfeffer), allerdings weniger stark, wirkt auch Bienengift. Es ist in einigen Arzneimitteln zur äußerlichen Anwendung gegen Muskelverspannungen enthalten.

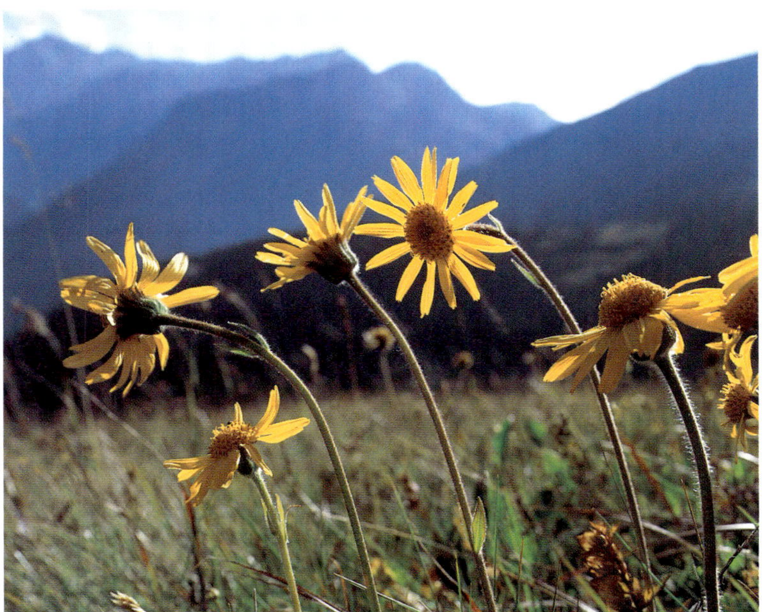

Arnika oder Bergwohlverleih steht unter Naturschutz. Da die Pflanze zur Familie der Korbblütler gehört, kann sie bei manchen Menschen auch eine Allergie auslösen.

So wirkt Cayennepfeffer

Das Scharfe im Cayennepfeffer, der übrigens zu den Nachtschattengewächsen gehört, sind die Capsaicinoide. Werden sie auf die Haut aufgetragen, kommt es anfangs zu Rötung und Erwärmung, teilweise auch zu einem Schmerzgefühl. In der zweiten Phase wirken sie entzündungshemmend und anästhesierend.

Weitere ätherische Öle, die sich zur äußerlichen Behandlung rheumatischer Beschwerden eignen, sind Nelkenöl, Zimtöl und Ledumöl.

Eukalyptus

Bei Gelenk- und Muskelschmerzen können ätherische Öle, vor allem Eukalpytusöl, lindernd wirken. Fünf bis acht Tropfen des Öls können direkt auf die Haut gerieben werden. Es stehen auch Arzneizubereitungen zur Verfügung, die Eukalyptusöl enthalten. Für Säuglinge und Kleinkinder ist Eukalyptusöl allerdings nicht geeignet – weder zum Einreiben noch zum Inhalieren bei Atemwegserkrankungen.

So wirkt Eukalyptus

Der Hauptwirkstoff von Eukalyptus ist das Cineol. Eukalyptusöl regt die Durchblutung der Haut an und kann auf diese Weise Verspannungen lösen. Außerdem scheint das Öl auch bei äußerlicher Anwendung die Bildung von bestimmten Entzündungsstoffen im Inneren des Körpers zu verhindern.

Bei der Zubereitung eines Senfmehlbreis entsteht scharf riechendes Allylsenföl. Es wirkt schmerzstillend und entzündungshemmend.

Heublumen und Senfsamen für Umschläge

Bei Arthrosen und Muskelverspannungen tut Wärme gut. Neben Fangopackungen, die es für den Hausgebrauch als Fertigpackungen gibt, können Sie auf den guten alten Heublumensack oder auf Breiumschläge aus Senfsamen zurückgreifen.

- Der Heublumensack wird auf etwa 42 °C erwärmt (Vorsicht, Verbrennungsgefahr!) und ca. 40 Minuten auf die verspannte Stelle aufgelegt. Heublumensäcke gibt es bereits fertig zu kaufen, beispielsweise die Kneipp® Heupack Herbatherm-N-Kompressen, die zur Erwärmung über dem Dampf eines Kochtopfs gehalten werden.
- Stellen Sie einen dickflüssigen Brei aus 4 Esslöffeln Senfmehl und Wasser her. Er wird 10 bis 15 Minuten, bei Kindern maximal 10 Minuten, auf die schmerzende Stelle gegeben. Breiumschläge aus Senfmehl sollten nicht allzu häufig angewendet werden, da sie die Haut und auch Nervenendigungen schädigen können. Für Nierenkranke sind sie generell nicht geeignet.

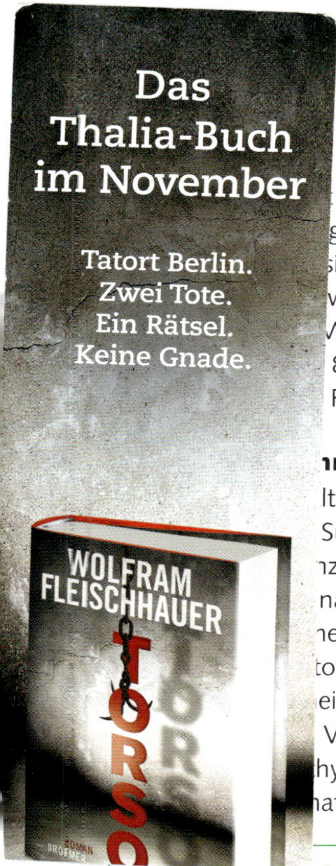

zu den wenigen Drogen, die sich auch für die in-
g bei rheumatischen Beschwerden eignen. In der
sie außerdem bei fieberhaften Erkrankungen ver-
wenn gleichzeitig Kopfschmerzen auftreten. Um
Mengen an Inhaltsstoffen zu erzielen, müssen für
8 und 15 Gramm fein geschnittener Weidenrinde
Für Schwangere ist Weidenrinde nicht geeignet.

nrinde

lt Salicin und Salicortin, die im Körper zu Salicylsäu-
Substanzen umgewandelt werden. Salicylsäure, die
nzwischen chemisch synthetisierte Acetylsalicylsäu-
nau wie diese fiebersenkend, schmerzstillend und
nend. Allerdings ist die Wirkung etwas geringer.
toff der Weidenrinde, das Salicin, gibt es inzwischen
eimittel. Die in der Weidenrinde entdeckte Salicyl-
Vorläufer der Acetylsalicylsäure (ASS). Ihre Salze,
hylsalicylat, werden in vielen Salben zur äußerlichen
natischer Beschwerden eingesetzt.

In den Regalen von Apotheken, Reformhäusern und Supermärkten werden zahlreiche Rheumatees angeboten. Lassen Sie lieber die Finger davon. Es handelt sich dabei um verschiedenste Mischungen von Pflanzen, die überwiegend entwässernd und abführend wirken. Dadurch soll der Körper entschlackt werden. Die Wirksamkeit bei rheumatischen Erkrankungen ist allerdings alles andere als gesichert.

Weihrauch – von der Kirche in die Kapsel

Die Anwendung von Weihrauch gegen rheumatische Beschwerden kommt aus der ayurvedischen Medizin. Seit wenigen Jahren kümmern sich Wissenschaftler intensiv um dieses Harz.

- Inzwischen konnten Boswelliasäuren isoliert werden, die die Bildung von Entzündungsstoffen im Körper hemmen. Erste klinische Untersuchungen bestätigen die Wirksamkeit bei Patienten mit chronischer Polyarthritis.
- Auch bei entzündlichen Darmerkrankungen, z. B. der Colitis ulcerosa, scheint der Weihrauch erfolgreich zu sein.
- In Deutschland sind Weihrauchpräparate noch nicht zugelassen. In der Schweiz ist jedoch ein Präparat unter dem Namen »H 15« im Handel.

Teufelskralle

Die Teufelskralle wird als Tee oder in Form von Tabletten zur Behandlung von Arthrosen eingesetzt. Auch Spritzen mit dem Wirkstoff Harpagosid kommen zum Einsatz. Nach den Erfahrungen in der Volksmedizin lassen sich die Arthroseschmerzen innerhalb einiger Wochen lindern. Wissenschaftlich ist die Wirksamkeit der Teufelskralle allerdings noch nicht eindeutig erbracht. In ersten Untersuchungen konnte inzwischen jedoch gezeigt werden, dass sich Rückenschmerzen bessern lassen. Offiziell verwendet werden darf die Pflanze zur unterstützenden Behandlung degenerativer (abbauender) Erkrankungen des Bewegungsapparats.

Für die Behandlung rheumatischer Beschwerden wird auch Vitamin E in hohen Dosen mit Erfolg eingesetzt.

So wirkt Teufelskralle

Harpagosid ist der Hauptinhaltsstoff in der Wurzelknolle der Teufelskralle, die ursprünglich aus dem südlichen Afrika kommt, wo sie seit langem als Heilpflanze bekannt ist. Harpagosid soll gemeinsam mit anderen Substanzen Schmerzen lindern und Entzündungen vorbeugen. Wie dies geschieht, ist bisher unbekannt.

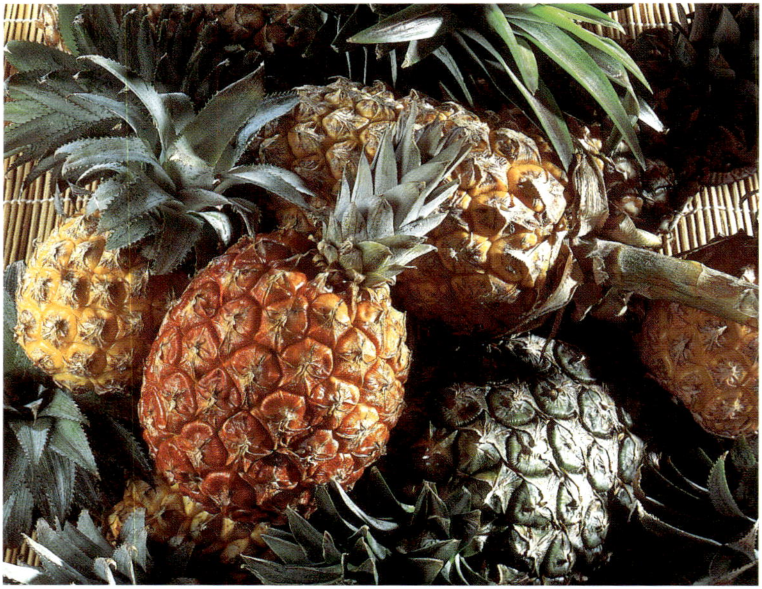

Das Bomelain der Ananas hilft bei entzündlichen Erkrankungen – von Sportverletzungen bis zu rheumatischen Beschwerden.

Stellenwert in der Therapie

Die aufgeführten Pflanzenextrakte, die für die äußerliche Behandlung rheumatischer Erkrankungen zugelassen sind, wirken entzündungshemmend, schmerzstillend, entspannend auf die Muskulatur oder besitzen einen durchblutungsfördernden Effekt. Sie gelten als geeignet für die Behandlung von Muskelverspannungen, Sehnenscheiden- und Schleimbeutelentzündungen, Arthrosen, Gicht, Schulter-Arm- und Wirbelsäulensyndrom. Entsprechend groß ist ihre Bedeutung bei diesen Erkrankungen. Bei Bedarf lassen sie sich problemlos mit synthetischen Antirheumatika kombinieren.

Die Einnahme von Pflanzenextrakten wie Weidenrinde oder Teufelskralle gegen rheumatische Beschwerden steht wissenschaftlich dagegen noch auf eher wackeligen Beinen. Beide sind allenfalls gegen leichte Beschwerden oder unterstützend empfehlenswert.

Die bisherigen Untersuchungen von Weihrauch sind viel versprechend. Vor allem die Boswelliasäuren der indischen Art dieses Balsambaumgewächses gelten als effektive Wirkstoffe. Weitere Forschungsergebnisse sind noch abzuwarten.

Werden Enzympräparate zur Behandlung chronischer entzündlicher Erkrankungen eingesetzt, können sich die Beschwerden zu Beginn der Behandlung vorübergehend verstärken. Dies wird als Anregung des Heilungsprozesses gewertet. Wichtig ist, dass die Therapie trotzdem in gleicher Weise fortgeführt wird.

Das können Sie sonst noch tun

Ananas und Papaya gegen Entzündungen und Sportverletzungen: Ananas und Papaya, genauer gesagt die darin enthaltenen Enzyme Bromelain und Papain, können bei entzündlichen Erkrankungen helfen. Bei rheumatischen Beschwerden und Venenentzündungen, insbesondere aber bei Sportverletzungen wie Prellungen, Quetschungen und Verstauchungen, haben sie sich bewährt. Angeboten werden die aus dem Press- bzw. Milchsaft isolierten Enzyme in Kombination mit Trypsin oder Chymotrypsin, die ebenfalls zu den Biokatalysatoren gehören. Enzympräparate können Immunkomplexe auflösen, die für entzündliche Erkrankungen verantwortlich gemacht werden. Außerdem wirken sie entzündungshemmend. Da nur etwa 20 Prozent der Enzyme, die nach der Einnahme im Magen landen, auch in den Blutkreislauf gelangen, müssen hohe Dosen geschluckt werden, um eine Wirkung zu erzielen. Amerikanische Sportärzte empfehlen mittlerweile sogar die vorbeugende Einnahme von Enzymen, um Verletzungsfolgen bei risikoreichen Sportarten zu verringern.

Monopräparate bei Erkrankungen des Bewegungsapparats

Handelsname	Darreichungsform	Inhaltsstoffe
arnica-loges	Gel	100 g enthalten 25 g Arnikatinktur
Arniflor	Salbe	100 g enthalten 15 g Arnikatinktur (1:10)
Arthrodynat N	Tropfen	100 g enthalten 100 g Auszug (8:10) aus Brennnesselblättern
Arthrosenex AR	Salbe	100 g enthalten 5 g öligen Auszug aus Arnikablüten (1:5)
Arthrosetten H	Kapseln	1 Kapsel enthält 200 mg Trockenextrakt (2,6–3,1:1) aus der Wurzel der Teufelskralle
Arthrotabs	Filmtabletten	1 Tablette enthält 410 mg Trockenextrakt (2:1) aus der Wurzel der Teufelskralle
Brennesseldragees Alsitan	Dragees	1 Dragee enthält 300 mg Trockenextrakt (3,5–4,5:1) aus Brennnesselkraut

Indikationen	**(Mögliche) Nebenwirkungen**	**Hinweise, Kontraindikationen**
Rheumatische Muskel- und Gelenkschmerzen, Prellungen, Blutergüsse	Ekzeme bei längerer Anwendung	Nicht auf geschädigte Haut auftragen
Rheumatische Muskel- und Gelenkschmerzen	Ekzeme bei längerer Anwendung	Nicht auf geschädigte Haut auftragen
Unterstützend bei rheumatischen Erkrankungen	Keine bekannt	Enthält Alkohol; Brennnessel wird wegen der anregenden Wirkung auf den Stoffwechsel in der Volksmedizin bei rheumatischen Beschwerden verwendet; wissenschaftlich anerkannt ist die Anwendung der Brennnessel bei gutartiger Prostatavergrößerung
Rheumatische Muskel- und Gelenkschmerzen, Verschleißerscheinungen, Muskelverspannungen	Ekzeme bei längerer Anwendung, Überempfindlichkeitsreaktionen	Nicht auf geschädigte Haut auftragen; nicht in die Augen oder auf Schleimhäute bringen
Degenerative Erkrankungen des Bewegungsapparats	Keine bekannt	Nicht bei Magen- und Zwölffingerdarmgeschwüren anwenden; Vorsicht bei Gallensteinleiden
Degenerative Erkrankungen des Bewegungsapparats	Keine bekannt	Nicht bei Magen- und Zwölffingerdarmgeschwüren anwenden; Vorsicht bei Gallensteinleiden
Rheumatische Beschwerden	Keine bekannt	Nicht bei Ödemen infolge eingeschränkter Herz- oder Nierentätigkeit anwenden; Brennnessel wird wegen der anregenden Wirkung auf den Stoffwechsel in der Volksmedizin bei rheumatischen Beschwerden verwendet; wissenschaftlich anerkannt ist die Brennnessel bei gutartiger Prostatavergrößerung

Monopräparate bei Erkrankungen des Bewegungsapparats

Handelsname	Darreichungsform	Inhaltsstoffe
China-Oel	Destillat	100 g enthalten 100 g Pfefferminzöl
Dolo-Arthrosetten H	Kapseln	1 Kapsel enthält 400 mg Trockenextrakt (2,6–3,1:1) aus der Wurzel der Teufelskralle
Fangotherm	Wärmepackung	1 Kompresse enthält natürlichen Eifelfangoschlamm
Harpagophytum Arkocaps	Kapseln	1 Kapsel enthält 500 mg Teufelskrallenwurzel
Herbadon	Kapseln	1 Kapsel enthält Trockenextrakt (4:1) aus 250 mg Teufelskrallenwurzel
Hyzum N	Tinktur	100 ml enthalten 100 ml Arnikatinktur
Kneipp Rheumasalbe	Salbe	100 g enthalten 4 g eingestellten Cayennepfefferextrakt, standardisiert auf 1,4 % Gesamt-Capsaicinoide
Kytta Plasma f	Umschlagpaste	100 g enthalten 30 g Beinwellextrakt (1:2)
Reparil 40	Dragees	1 Dragee enthält 40 mg Aescin

Indikationen	(Mögliche) Nebenwirkungen	Hinweise, Kontraindikationen
Äußerlich bei rheumatischen Beschwerden	Reizerscheinungen	Bei Kleinkindern nicht im Gesichtsbereich auftragen; nicht bei schweren Leberfunktionsstörungen sowie bei Verschluss der Gallenwege anwenden
Degenerative Erkrankungen des Bewegungsapparats	Keine bekannt	Nicht bei Magen- und Zwölffingerdarmgeschwüren anwenden; Vorsicht bei Gallensteinleiden
Rheumatische Beschwerden, Ischiasschmerzen, Gicht	Keine bekannt	Nicht bei größeren Hautverletzungen, Herzinsuffizienz, Fieber, Bluthochdruck anwenden
Degenerative Erkrankungen des Bewegungsapparats	Keine bekannt	Nicht bei Magen- und Zwölffingerdarmgeschwüren anwenden; Vorsicht bei Gallensteinleiden
Degenerative Erkrankungen des Bewegungsapparats	Keine bekannt	Nicht bei Magen- und Zwölffingerdarmgeschwüren anwenden; Vorsicht bei Gallensteinleiden
Äußerlich bei stumpfen Verletzungen, Muskel- und Gelenkschmerzen	Bei längerer Anwendung Bildung von Ekzemen	Nicht bei Überempfindlichkeit gegen Korbblütler anwenden
Muskel- und Gelenkrheumatismus, Ischiasschmerzen	Selten Überempfindlichkeitsreaktionen	Nicht auf geschädigte Haut auftragen
Prellungen, Zerrungen, Verstauchungen	Überempfindlichkeitsreaktionen	Anwendung während der Schwangerschaft nur nach Rücksprache mit dem Arzt; auch als Salbe erhältlich
Schwellungen und Sportverletzungen	Selten Magen-Darm-Beschwerden, Überempfindlichkeitsreaktionen	Vorsicht während Schwangerschaft und Stillzeit; die Wirkung gerinnungshemmender Medikamente kann verstärkt werden.

Monopräparate bei Erkrankungen des Bewegungsapparats

Handelsname	Darreichungsform	Inhaltsstoffe
Reumaless	Kapseln	1 Kapsel enthält 250 mg Brennnesselblätter-Trockenextrakt (8:1)
Rheuma-N-Hek	Kapseln	1 Kapsel enthält 335 mg Brennnesselblätter-Trockenextrakt (6,4–8:1)
Rheumakaps	Kapseln	1 Kapsel enthält 480 mg Trockenextrakt aus Weidenrinde mit 12,5 % Salicin (≙ 60 mg Salicin)
Rheuma-Sern	Kapseln	1 Kapsel enthält 400 mg Trockenextrakt (2:1) aus der Wurzel der Teufelskralle
Rheuma-Teufelskralle Kapseln HarpagoMega	Kapseln	1 Kapsel enthält 239,7 mg Trockenextrakt aus Teufelskrallenwurzel (4,4–5,0:1)
Rivoltan	Filmtabletten	1 Filmtablette enthält 480 mg Trockenextrakt aus der Wurzel der Teufelskralle (4,4 – 5,0:1)
Salix Bürger	Lösung	100 ml enthalten 100 ml gerbstofffreien Weidenrindenextrakt (1:2,2–3,3), ≙ 3 mg Gesamtsalicin, berechnet als Salicin

Indikationen	(Mögliche) Nebenwirkungen	Hinweise, Kontraindikationen
Hilfsmittel bei rheumatischen Erkrankungen	Keine bekannt	Brennnessel wird wegen der anregenden Wirkung auf den Stoffwechsel in der Volksmedizin bei rheumatischen Beschwerden verwendet; wissenschaftlich anerkannt ist die Anwendung der Brennnessel bei gutartiger Prostatavergrößerung
Hilfsmittel bei rheumatischen Erkrankungen	Keine bekannt	Brennnessel wird wegen der anregenden Wirkung auf den Stoffwechsel in der Volksmedizin bei rheumatischen Beschwerden verwendet; wissenschaftlich anerkannt ist sie bei gutartiger Prostatavergrößerung
Rheumatische Beschwerden	Selten Magen-Darm-Beschwerden, Überempfindlichkeitsreaktionen	Nicht bei Überempfindlichkeit gegen Salicylate anwenden
Degenerative Erkrankungen des Bewegungsapparats	Keine bekannt	Nicht bei Magen- und Zwölffingerdarmgeschwüren anwenden; Vorsicht bei Gallensteinleiden
Degenerative Erkrankungen des Bewegungsapparats	Keine bekannt	Nicht bei Magen- und Zwölffingerdarmgeschwüren anwenden; Vorsicht bei Gallensteinleiden; nicht geeignet für Kinder unter 12 Jahren
Unterstützende Therapie bei Verschleißerscheinungen des Bewegungsapparats	Keine bekannt	Nicht bei Magen- und Zwölffingerdarmgeschwüren anwenden; Vorsicht bei Gallensteinleiden; nicht geeignet für Kinder unter 12 Jahren
Schmerzen bei rheumatischen Erkrankungen	Keine bekannt	Wirkt auch bei Kopfschmerzen

Monopräparate bei Erkrankungen des Bewegungsapparats

Handelsname	Darreichungsform	Inhaltsstoffe
Thermo Bürger	Salbe	100 g enthalten 4 g Cayennepfefferauszug, standardisiert auf 0,04 % Capsaicinoide
traumanase / -forte	Dragees	1 Dragee enthält 20 mg / 40 mg Bromelain
Traumaplant	Salbe	100 g enthalten 10 g Beinwellextrakt (2,5:1)
Trauma Salbe Rödler 303 N	Salbe	100 g enthalten 20 g Campher
Urtica-Hevert Rheumatropfen	Flüssigkeit	1 ml enthält 1 ml Brennnesselblätter-Flüssigextrakt (1:1)

Kombinationspräparate bei Erkrankungen des Bewegungsapparats

Handelsname	Darreichungsform	Inhaltsstoffe
ABC Lokale Schmerz-Therapie	Wärmepflaster	1 Pflaster enthält 55 mg Arnikablüten-Dickextrakt, 1205 bis 1631 mg Cayennepfeffer (≙ 7,8 mg Capsaicinoide, berechnet als Capsaicin), 72 mg Cayennepfefferextrakt (≙ 3,24 mg Capsaicinoide, berechnet als Capsaicin)

Indikationen	(Mögliche) Nebenwirkungen	Hinweise, Kontraindikationen
Rheumatische Erkrankungen	Reizerscheinungen, Überempfindlichkeitsreaktionen	Nicht auf Wunden, in die Augen und auf Schleimhäute bringen; keine zusätzliche Wärmebehandlung machen; nach der Anwendung gründlich die Hände waschen
Entzündungen mit Wasseransammlungen	Gelegentlich Magenbeschwerden, allergische Reaktionen	Vorsicht während Schwangerschaft und Stillzeit
Prellungen, Verstauchungen, Muskel- und Gelenkschmerzen	Selten Hautrötung	Auch für Salbenverband geeignet
Muskelrheumatismus	Kontaktekzem	Nicht auf geschädigte Haut auftragen
Rheumatische Beschwerden	Keine bekannt	Brennnessel wird wegen der anregenden Wirkung auf den Stoffwechsel in der Volksmedizin bei rheumatischen Beschwerden verwendet; wissenschaftlich anerkannt ist sie bei gutartiger Prostatavergrößerung

Indikationen	(Mögliche) Nebenwirkungen	Hinweise, Kontraindikationen
Rheumatische Muskel- und Gelenkbeschwerden, Hexenschuss, Ischiasschmerzen, Nackensteifigkeit	Bei längerer Anwendung Ekzeme	Nicht auf geschädigte Haut auftragen; nicht bei akuten Entzündungen anwenden; nicht geeignet für Kleinkinder; nicht bei Überempfindlichkeit gegen Paprika anwenden; keine zusätzliche Wärmebehandlung machen; Behandlungsdauer maximal 2 Tage

Kombinationspräparate bei Erkrankungen des Bewegungsapparats

Handelsname	Darreichungsform	Inhaltsstoffe
Amol Heilkräutergeist	Flüssigkeit	1000 g enthalten 1 g Melissenöl, 1 g Nelkenöl, 2,4 g Zimtöl, 5,7 g Zitronenöl, 2,4 g Pfefferminzöl, 2,4 g Lavendelöl, 17,23 g Levomenthol
Arthrodynat P Salbe	Salbe	100 g enthalten 6 g Rosmarinöl, 5 g natürlichen Campher, 20 g Johanniskrautöl
Cefarheumin N	Salbe	100 g enthalten 2,5 g Rosmarinöl, 2,5 g Kiefernnadelöl, 5 g Campher
Cefawell	Salbe	100 g enthalten 1,5 g Arnikablüten-Flüssigextrakt (1:1), 2,5 g Ringelblumen-Flüssigextrakt (1:1)
China Balsam	Salbe	100 g enthalten 15 g Campher, 10 g Nelkenöl, 5 g Eukalyptusöl, 5 g Fichtennadelöl, 25 g Levomenthol
Dolexamed N Fluid	Lösung	100 ml enthalten 2,5 g Eukalyptusöl, 2,5 g Pfefferminzöl, 3 g Rosmarinöl
Forapin E	Liniment (Mittel zum Einreiben)	100 g enthalten 0,9 mg Bienengift standardisiert, 1,5 g Bornylsalicylat (synthetisch), 2 g Methylnicotinat (synthetisch)

Indikationen	(Mögliche) Nebenwirkungen	Hinweise, Kontraindikationen
Zur Einreibung bei rheumatischen Beschwerden, Ischiasschmerzen, Nervenschmerzen	Überempfindlichkeitsreaktionen	Nicht auf offene Wunden und auf geschädigte Haut auftragen; nicht auf Schleimhäute oder in die Augen bringen; nicht geeignet für Säuglinge und Kleinkinder; nicht bei Bronchialasthma anwenden; während der Stillzeit nicht im Bereich der Brust auftragen
Rheumatische Erkrankungen	Lichtempfindlichkeit möglich (Johanniskrautöl!)	Keine bekannt
Muskel-, Gelenk- und Nervenschmerzen, Nervenentzündung	Kontaktekzem, Reizerscheinungen	Nicht auf geschädigte Haut auftragen; nicht bei Bronchialasthma anwenden; bei Säuglingen und Kleinkindern nicht im Bereich des Gesichts (vor allem nicht im Bereich der Nase) auftragen
Äußerlich bei Verletzungs- und Unfallfolgen, Blutergüssen, Prellungen	Bei längerer Anwendung Überempfindlichkeitsreaktionen	Nicht bei Überempfindlichkeit gegen Konservierungsstoffe anwenden
Rheumatische Beschwerden	Kontaktekzem, Reizerscheinungen	Nicht auf geschädigte Haut auftragen; nicht bei Bronchialasthma anwenden; bei Säuglingen und Kleinkindern nicht im Bereich des Gesichts (vor allem nicht im Bereich der Nase) auftragen
Rheumatische Erkrankungen	Reizerscheinungen	Nicht geeignet für Säuglinge und Kleinkinder; nicht bei Bronchialasthma anwenden; nicht auf geschädigte Haut auftragen
Rheumatische Muskel- und Gelenkschmerzen, Ischialgie	Hautreizungen, gelegentlich übermäßige Hautrötungen	Beachten Sie die Gebrauchsanweisung genau; die Wirkung gerinnungshemmender Arzneimittel kann verstärkt werden

Kombinationspräparate bei Erkrankungen des Bewegungsapparats

Handelsname	Darreichungsform	Inhaltsstoffe
Franzbranntwein-Gel Klosterfrau	Gel	100 g enthalten 0,982 g Levomenthol, 0,205 g Campher, 51,13 g Ethanol
Kneipp Heupack Herbatherm N	Kompressen	1 Kompresse enthält 285 g geschnittenes Wiesenheu mit Blüten
Kytta-Balsam f	Salbe	100 g enthalten 35 g Beinwellwurzel-Flüssigextrakt (1:2), 1,2 g Methylnicotinat (synthetisch)
Kytta-Thermopack	Moor-Fango-Paraffin-Wärmepackung	100 g enthalten 21,89 g Schweizer Jurahochmoor, 21,89 g kieselsäurehaltigen Fango, 43,77 g Hartparaffin
Leukona-Rheumasalbe	Salbe	100 g enthalten 18 g Campher, 6 g Terpentinöl, 2,5 g Rosmarinöl
Nervencreme Fides S	Salbe	100 g enthalten 3,33 g Pfefferminzöl, 6,67 g Eukalyptusöl
Nervfluid Fides S	Mixtur zum Einreiben	100 g enthalten 0,09 g Campher, 0,6 g Eukalyptusöl, 0,8 g Latschenkiefernöl

Indikationen	(Mögliche) Nebenwirkungen	Hinweise, Kontraindikationen
Muskel- und Gelenkentzündungen, Zerrungen, Prellungen, Verstauchungen	Kontaktekzem, Überempfindlichkeitsreaktionen	Nicht geeignet für Säuglinge und Kleinkinder; nicht auf geschädigte Haut auftragen; keine Umschläge mit luftundurchlässigen Stoffen anlegen; nicht nur als Gel, sondern auch als Lösung erhältlich
Rheumatische und arthritische Beschwerden, zur Durchblutungssteigerung tieferer Hautschichten	Keine bekannt	Nicht bei offenen Verletzungen und akuten Entzündungen anwenden; nicht bei akuten rheumatischen Schüben anwenden
Schmerzhafte Muskel- und Gelenkbeschwerden, Prellungen, Zerrungen, Verstauchungen	Überempfindlichkeitsreaktionen	Nicht auf geschädigte Haut auftragen; nicht in die Augen und auf Schleimhäute bringen; zusätzliche Wärme und andere durchblutungsfördernde Mittel können zu einer übermäßigen Hautreizung führen
Wärmetherapie bei rheumatischen Erkrankungen	Selten Hautpigmentierung (geht wieder zurück)	Nicht bei offenen Verletzungen, akuten rheumatischen Schüben, Herzinsuffizienz, Bluthochdruck, Fieber anwenden
Rheumatische Beschwerden, akut entzündliche Schwellungen nach Unfällen, Frostschäden	Kontaktekzem	Bei Säuglingen und Kleinkindern nicht im Bereich des Gesichts (vor allem nicht der Nase) auftragen; nicht auf geschädigte Haut auftragen
Muskelschmerzen	Überempfindlichkeitsreaktionen, Reizerscheinungen	Nicht bei Bronchialasthma anwenden; nicht geeignet für Säuglinge und Kleinkinder
Nerven-, Muskel- und Gelenkschmerzen	Kontaktekzem	Nicht bei Bronchialasthma anwenden; nicht geeignet für Säuglinge und Kleinkinder; nicht auf offene Wunden oder Schleimhäute bringen

Kombinationspräparate bei Erkrankungen des Bewegungsapparats

Handelsname	Darreichungsform	Inhaltsstoffe
Phytodolor	Tinktur zum Einnehmen	100 ml enthalten 60 ml standardisierten alkoholischen Frischpflanzenauszug aus Zitterpappelrinde und Zitterpappelblättern, 20 ml Goldrutenkraut, 20 ml Eichenrinde
Pin-Alcol	Lösung	100 g enthalten 1,2 g Fichtennadelöl, 1 g Levomenthol
Rheumaliniment N	Flüssigkeit	Campher, Eukalyptusöl, Terpentinöl
Rheumaplast N	Pflaster	1 Pflaster enthält 423,9 bis 572,6 mg Cayennepfeffer (≙ 2,74 mg Capsaicinoide, berechnet als Capsaicin), 25,3 mg Cayennepfefferextrakt (≙ 1,13 mg Capsaicinoide, berechnet als Capsaicin)
Trauma-cyl	Salbe	100 g enthalten 0,05 g Kamillenöl, 0,1 g Salbeiöl, 1 g Arnikatinktur (1:1), 3 g Rosskastanien-Flüssigextrakt (1:1), 4 g Hamamelisblätterextrakt (5:1)
Varicylum S	Salbe	100 g enthalten 1 g Arnikaextrakt (1:1), 0,05 g Kamillenöl, 0,1 g Salbeiöl, 3 g Rosskastanien-Flüssigextrakt (1:1), 4 g Hamamelisblätterextrakt (5:1)

Indikationen	(Mögliche) Nebenwirkungen	Hinweise, Kontraindikationen
Rheumatische Erkrankungen	Selten Magen-Darm-Beschwerden, Überempfindlichkeitsreaktionen	Nicht bei Überempfindlichkeit gegen Salicylate anwenden; enthält Alkohol
Muskelrheumatismus, Ischiasschmerzen, Sehnenscheidenentzündung	Reizerscheinungen	Nicht geeignet für Säuglinge und Kleinkinder; direkte Sonnenbestrahlung und UV- Licht vermeiden; nicht bei Bronchialasthma anwenden; nicht in die Augen bringen
Muskel- und Gelenkschmerzen bei nichtentzündlichen rheumatischen Erkrankungen	Kontaktekzem, Reizungen	Nicht auf geschädigte Haut auftragen; bei Säuglingen und Kleinkindern nicht im Bereich des Gesichts (vor allem nicht im Bereich der Nase) auftragen; nicht bei Asthma bronchiale und Entzündungen der Atemwege anwenden; nicht in die Augen bringen
Rheumatische Beschwerden, Hexenschuss, Ischiasschmerzen, Verspannungen	Überempfindlichkeitsreaktionen	Nicht auf geschädigte Haut auftragen; nicht bei akuten Entzündungen anwenden; nicht geeignet für Säuglinge und Kleinkinder; nicht bei Überempfindlichkeit gegen Paprika anwenden; keine zusätzliche Wärmebehandlung machen; Behandlungsdauer maximal 2 Tage
Hautquetschungen, Blutergüsse, Verstauchungen, Sehnenscheidenentzündung	Bei längerer Anwendung Ekzeme	Nicht auf geschädigte Haut auftragen; bei Säuglingen und Kleinkindern nicht im Bereich des Gesichts (vor allem nicht im Bereich der Nase) auftragen
Blutergüsse, Hautquetschungen, Verstauchungen, Sehnenscheidenentzündung	Bei längerer Anwendung Ekzeme	Nicht auf geschädigte Haut auftragen; bei Säuglingen und Kleinkindern nicht im Bereich des Gesichts (vor allem nicht im Bereich der Nase) auftragen

Kombinationspräparate bei Erkrankungen des Bewegungsapparats

Handelsname	Darreichungsform	Inhaltsstoffe
Weleda Rheumasalbe M	Salbe	100 g enthalten 1 g Basilikumkraut, 7 g Campher, 1 g Fluorit, 5 g Kastanienknospenöl, 3,5 g Lärchenterpentin, 13,5 g Meersalz, 15 g Murmeltierfett, 3,5 g Rosmarinöl

Heiltees bei Erkrankungen des Bewegungsapparats

Handelsname	Darreichungsform	Inhaltsstoffe
H & S Gicht- und Rheumatee	Teebeutel à 2 g	100 g enthalten 51,43 g Brennnesselkraut, 25,71 g Birkenblätter, 12,86 g Weidenrinde
Kneipp Rheuma-Tee N	Offener Tee und Teebeutel	100 g enthalten 32,78 g Bittersüßstängel, 21,46 g Holunderblätter, 21,46 g Weidenrinde, 14,27 g Wacholderbeeren, 7,2 g rotes Sandelholz
Salus Rheuma-Tee Kräutertee Nr. 12	Blättertee	100 g enthalten 12 g Birkenblätter, 16 g Brennnesselblätter, 10 g Fenchelfrüchte, 20 g Löwenzahnblätter, 5 g Ringelblumenblüten, 16 g Schachtelhalmkraut, 16 g Schafgarbenblüten, 5 g Wacholderbeeren
Teufelskralle Tee	Offener Tee und Teebeutel	100 g enthalten 100 g Teufelskrallenwurzel

Indikationen	(Mögliche) Nebenwirkungen	Hinweise, Kontraindikationen
Schmerzhafte Gelenkerkrankungen, Muskelrheumatismus, Prellungen, Zerrungen	Kontaktekzem, Reizerscheinungen	Nicht auf geschädigte Haut auftragen; bei Säuglingen und Kleinkindern nicht im Bereich des Gesichts (vor allem der Nase) auftragen

Indikationen	(Mögliche) Nebenwirkungen	Hinweise, Kontraindikationen
Unterstützend bei rheumatischen Beschwerden	Keine bekannt	Nicht während der Schwangerschaft anwenden; nicht bei chronischen Magen-Darm-Beschwerden und bei Wasseransammlungen infolge eingeschränkter Herz- oder Nierentätigkeit anwenden; die Wirksamkeit von Rheumatees wird aus wissenschaftlicher Sicht kritisch betrachtet
Rheumatische Beschwerden	Keine bekannt	Die Wirksamkeit von Rheumatees wird aus wissenschaftlicher Sicht kritisch betrachtet
Rheumatische Beschwerden	Allergische Hautreaktionen, Nierenschäden bei längerer Anwendung möglich	Nicht bei entzündlichen Nierenerkrankungen und während der Schwangerschaft anwenden; die Wirksamkeit von Rheumatees wird aus wissenschaftlicher Sicht kritisch betrachtet
Rheumatische Beschwerden	Keine bekannt	Tee muss am Vortag zubereitet werden und wird am nächsten Tag kalt oder leicht erwärmt vor den Hauptmahlzeiten getrunken

Blasen- und Nierenerkrankungen

Bei Blasen- und Nierenerkrankungen hat die Phytotherapie vor allem eines zu bieten: harntreibende Pflanzenextrakte für die Durchspülung der Nieren und Blase. Dies ist bei nahezu allen Erkrankungen im Bereich von Nieren und der Blase wichtig, bei entzündlichen und infektiösen Erkrankungen genauso wie zur Vorbeugung von Steinleiden oder bei der zusätzlichen Behandlung bei Nierensteinen.

Der Weg für Keime durch die Harnröhre in die Blase ist bei Frauen relativ kurz, da ihre Harnröhre nur drei bis fünf Zentimeter lang ist. Bei Männern tun sich Bakterien etwas schwerer. Sie müssen eine Harnröhrenlänge von etwa 25 Zentimetern überwinden.

Blaseninfekte und Nierenentzündungen

▶ Ursachen und Symptome

Blasen- und Nierenentzündungen werden überwiegend von Bakterien verursacht, die vom Darmausgang über die Harnwege in die Blase eindringen. Am häufigsten werden Harnwegsinfekte von Escherichia-coli-Bakterien ausgelöst. Unbehandelt können sich diese Keime weiter ausbreiten und in Richtung Nieren wandern. Vor allem Frauen leiden häufig unter Harnwegsinfekten, da ihre Harnröhre kürzer ist als diejenige von Männern und die Erreger deshalb eher die Harnröhre emporwandern können. Nierenentzündungen, die nicht durch Keime verursacht werden, sind eher selten. Sie können durch Autoimmunprozesse, Ablagerung von Harnsäurekristallen in den Nieren oder durch eine massive Schädigung durch missbräuchlich verwendete Schmerzmittel hervorgerufen werden. Schmerzen und Brennen beim Wasserlassen und plötzlicher, quälender Harndrang deuten klar auf eine Harnwegsinfektion hin. Hin und wieder kann der Urin auch Blut oder Eiter enthalten. Auf eine Entzündung der Nieren können auch allgemeine Symptome wie Kopfschmerzen, Müdigkeit und Abgeschlagenheit hinweisen. Direktere Symptome sind ein übermäßiges Ausscheiden von Urin und eine rötliche bis bräunliche Färbung des Harns.

▶ Vorbeugung ist möglich

- Trinken, trinken, trinken – das ist die beste Vorbeugung gegen immer wiederkehrende Harnwegsinfekte und ein guter Schutz gegen Nierenentzündungen und Nierensteine. Optimal sind drei Liter Flüssigkeit pro Tag. Zwei Liter sind gerade noch akzeptabel. Weniger sollten es allerdings auf keinen Fall sein. Dabei können Sie die Flüssigkeit, die Sie mit der Nahrung zu sich nehmen, z. B. eine Suppe oder das Wasser in einer Melone, in Ihrer Berechnung mit berücksichtigen. Wenn Sie an Wasseransammlungen im Gewebe (Ödemen) leiden, sollten Sie allerdings Ihren Arzt befragen.
- Für die Hygiene gilt: Duschen ist besser als Baden.
- Unterkühlungen sollten Sie vermeiden, also nicht auf kalten Stühlen oder Flächen sitzen bzw. sich »unten herum« warm anziehen, wenn das Wetter noch kalt ist.
- Ungünstig ist das Tragen von engen Hosen oder Slips. Auch Intimsprays o. Ä. sind nicht zu empfehlen.
- Nach dem Geschlechtsverkehr sollten Sie immer die Blase entleeren.
- Salzen Sie das Essen nicht zu sehr. Zu viel Salz belastet die Nieren. Wer bereits an einer Nierenschwäche leidet, sollte salzbewusst essen, also nicht mehr als insgesamt sechs Gramm Salz täglich zu sich nehmen. Dabei müssen Sie ins Kalkül ziehen, dass Lebensmittel, insbesondere Fertiggerichte und Wurstwaren, reichlich Salz enthalten.
- Medikamente, vorwiegend Schmerzmittel, können die Nieren schädigen, vor allem wenn Missbrauch damit getrieben wird. Nehmen Sie diese Arzneimittel wirklich nur bei Bedarf und in der vorgegebenen Dosierung ein.
- Verschleppen Sie Blasen- und Nierenentzündungen nicht.

Immer wiederkehrende Harnwegsinfekte bei Frauen haben oft auch psychische Ursachen. Nicht selten stecken Beziehungsprobleme dahinter. Eine Psychotherapie kann deshalb sinnvoll sein.

Selbstbehandlung – oder doch zum Arzt?

Wann zum Arzt?

Wer erstmals die Symptome einer Harnwegsinfektion bemerkt, sollte auf jeden Fall zum Arzt gehen. Frauen, die immer wieder darunter leiden und mit dem Arzt bereits abgesprochen haben, was zu tun ist, müssen nicht zwingend die Praxis aufsuchen. Bei Blut im Urin oder wenn Sie Fieber bekommen, ist der Gang zum Mediziner jedoch immer notwendig. Mit einer Nierenentzündung ist nicht zu spaßen. Sie gehört auf jeden Fall in die Hand des Arztes. Eine Verschleppung kann hier lebensgefährlich sein.

Behandlung mit Naturheilmitteln

Pflanzen mit schwacher harntreibender Wirkung sind Brennnesselkraut, Bohnenhülsen, Spargel, Löwenzahn und Queckenwurzel.

Bei Blasen- und Nierenerkrankungen ist die Anwendung von Pflanzen vorteilhaft, die für eine Durchspülung der Nieren, der Blase und des Harntrakts sorgen. Ideal ist es, sie in Form von Tees zu sich zu nehmen, da dabei gleichzeitig die Flüssigkeitszufuhr erhöht wird. Als Maß für die Trinkmenge gilt etwa eine große Tasse Blasen- und Nierentee alle zwei Stunden. Es gibt allerdings auch Tabletten und Kapseln, die beispielsweise für eine Reise günstiger sein können.

Besonders zu empfehlen sind die »klassischen« Blasenkräuter Goldrutenkraut, Birkenblätter, Ackerschachtelhalm, Hauhechelwurzel, Bruchkraut und Orthosiphonblätter. Sie enthalten entwässernde Saponine und Flavonoide. Wissenschaftlich untersucht sind Birkenblätter, Bruchkraut und einige einzelne Flavonoide.

Auch ätherische Öle werden zur Durchspülungstherapie eingesetzt, etwa die Öle von Bibernelle und Angelikawurzel.

Bärentraubenblätter

Bärentraubenblätter wirken nur antiseptisch, wenn der Harn alkalisch ist. Eine Alkalisierung des Harns erreichen Sie durch überwiegend pflanzliche Ernährung, aber auch durch die Einnahme von sechs bis acht Gramm Natriumbicarbonat pro Tag.

Bei Infektionen der Harnwege bieten sich Pflanzenextrakte an, die im Bereich von Nieren und Blase eine antiseptische Wirkung entfalten. Den höchsten Stellenwert haben hier die Bärentraubenblätter. Das darin enthaltene Arbutin wird erst im Harn zu einer antibakteriell wirksamen Substanz verwandelt – allerdings nur, wenn der Harn alkalisch ist. Als Tagesdosis werden zehn Gramm pulverisierte oder geschnittene Droge empfohlen. In Harntees, die u. a. auch Bärentraubenblätter enthalten, ist die Konzentration meist zu gering. Besser ist es in diesem Fall, gezielt Bärentraubenblätter einzusetzen. Ganz unbedenklich ist diese Therapie allerdings nicht. Da die Droge sehr viel Gerbstoffe enthält, die bei der Teezubereitung mit extrahiert werden, können Magenreizungen und Brechreiz auftreten. Um den Gerbstoffgehalt im Tee gering zu halten, ist es besser, den Tee kalt zuzubereiten.

● Rezept: Sie übergießen 2 Teelöffel Bärentraubenblätter mit etwa 250 Milliliter Wasser und lassen diesen Ansatz 12 Stunden unter gelegentlichem Umrühren stehen. Den abgeseihten Tee können Sie vor dem Trinken leicht erwärmen.

Wer Bärentraubenblättertee auch dann nicht verträgt, kann auf Preiselbeerblätter umsteigen. Sie enthalten zwar weniger wirksames Arbutin, aber auch weniger Gerbstoffe und sind deshalb besser verträglich. Bärentraubenblätter-Extrakte gibt es auch als Fertigpräparate. Eine Monotherapie ist nur bei einem unkomplizierten Infekt oder nach Absetzen einer Antibiotikatherapie zur Nachbehandlung oder zur Vorbeugung von Rückfällen geeignet. Während der Schwangerschaft und in der Stilllzeit sollten Bärentraubenblätter nicht angewendet werden.

Wer unter immer wiederkehrenden Harnwegsinfekten leidet, kann durch eine Immuntherapie das Immunsystem in der Blase stärken und so Rückfällen vorbeugen (siehe Uro-Vaxom®, Seite 36).

Ätherische Öle

Auch Ätherisch-Öl-Drogen wie Liebstöckelwurzel, Bibernellenwurzel und Angelikawurzel werden in Kombination mit anderen Pflanzenextrakten in der Durchspülungstherapie eingesetzt. Manche Ätherisch-Öl-Drogen mit harntreibender Wirkung können wegen ihrer Nebenwirkungen nicht uneingeschränkt empfohlen werden.

Es ist nicht egal, was Sie trinken

Manch einer mag sich die Frage stellen, ob eine ausreichende Menge an Mineralwasser, Säften, Limonaden, Kaffee oder Bier nicht den gleichen Durchspülungseffekt hat wie ein Nieren-Blasen-Tee. Bei genauerer Betrachtung wird jedoch deutlich, dass dies keine Alternative ist.

- Alkoholische Getränke sind wegen des Alkohol- und des hohen Kaloriengehalts nicht zu empfehlen.
- Letzeres gilt auch für Limonaden und Säfte.
- Koffeinhaltige Getränke putschen in den notwendigen Mengen den Kreislauf allzu sehr auf.
- Bei Mineralwässern (siehe auch Seite 374ff.) kommt es auf die Zusammensetzung an. Sie können die Steinbildung fördern, wenn sie einen hohen Mineraliengehalt – Natriumgehalt über 500 Milligramm/Liter und Kalziumgehalt über 200 Milligramm/Liter – haben.
- Nieren-Blasen-Tees enthalten dagegen weder Koffein noch Alkohol und haben nicht eine Kalorie. Ihr entscheidender Vorteil gegenüber Wasser oder Erfrischungstees: Sie sorgen für eine bessere Durchspülung und wirken aufgrund der Pflanzeninhaltsstoffe gleichzeitig entzündungshemmend, krampflösend und desinfizierend.

Standardblasentee: Je 20 Gramm Birkenblätter, Queckenwurzel, Goldrutenkraut, Hauhechelwurzel und Süßholzwurzel mischen. 2 Teelöffel für 250 Milliliter Wasser nehmen.

Diabetiker müssen, falls sie Arzneitees nehmen, auf den Zuckergehalt achten.

- Wacholderöl kann das Nierengewebe reizen, wenn es in hohen Dosen über mehrere Wochen geschluckt wird. Von der Einnahme reinen Wacholderöls muss deshalb abgeraten werden. Bei den im Handel befindlichen Präparaten ist das Wacholderöl meist in fettem Öl gelöst und in Gelatinekapseln verpackt. Doch auch hier ist Zurückhaltung angesagt.
- Selleriezubereitungen können allergische Reaktionen auslösen und werden deshalb für die Therapie nicht empfohlen.
- Petersilienöl hat einen erregenden Effekt auf die Gebärmutter. Es wurde deshalb in früheren Zeiten als Mittel zum Schwangerschaftsabbruch verwendet. Von der Verwendung von Petersilienöl, aber auch von Petersilienfrüchten und deren Zubereitungen wird deshalb abgeraten. Dies gilt insbesondere für schwangere Frauen.

So wirken die Pflanzenextrakte

Die in Blasen- und Nierentees enthaltenen Drogen oder Pflanzenextrakte können für eine Durchspülung der Nieren, der Blase und der Harnleiter sorgen. Sie verbessern die Durchblutung der Nieren und fördern so die Ausscheidung von Wasser. Neben dieser harntreibenden Wirkung können sie Krämpfe lösen und Entzündungen hemmen. Manche Tees enthalten außerdem zusätzliche Pflanzen, die entzündungshemmend wirken, etwa Süßholzwurzel oder Kamillenblüten, oder aber krampflösende Drogen wie Melissenblätter.
Manchen Präparaten ist Kalium zugesetzt. Dieser Mineralstoff sorgt dafür, dass einmal in die Nieren ausgeschiedenes Wasser nicht wieder zurückgeholt wird. Es gibt allerdings auch einige harntreibende Pflanzen, die von Haus aus reich an Kalium sind, beispielsweise Orthosiphonblätter.

Stellenwert in der Therapie

Eine Durchspülungsbehandlung mit harntreibenden Pflanzenextrakten ist bei allen entzündlichen und infektiösen Nieren- und Blasenerkrankungen empfehlenswert. Um einen entsprechenden Effekt zu erreichen, müssen die Präparate allerdings eine ausreichende Konzentration an Inhaltsstoffen enthalten. Dies ist nur gewährleistet, wenn die verwendeten Pflanzen eine dem »Deutschen Arzneibuch »entsprechende Qualität besitzen und die Fertigpräparate pharmazeutisch hochwertig

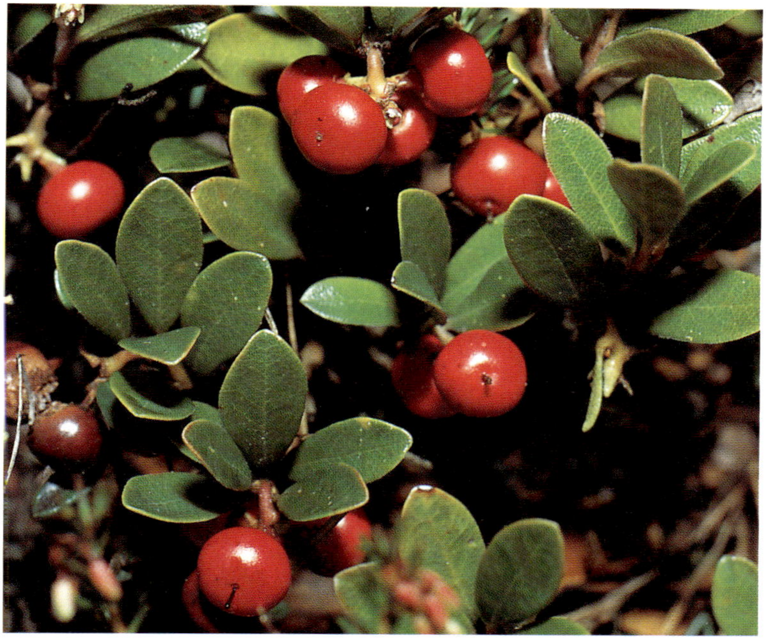

Die Bärentraube (Arctostaphylos uva-ursi) wächst in Nadelwäldern und auf Heiden. Zu Heilzwecken werden nur die getrockneten Blätter verwendet.

sind. Als Tee, aber auch in Form von Tabletten oder Dragees können diese Präparate auch problemlos mit anderen Medikameten kombiniert werden.

Bei Infekten, die eine Antibiotikatherapie notwendig machen, ist die zusätzliche Behandlung mit Blasen- und Nierentees und/oder Bärentraubenblätter-Präparaten durchaus sinnvoll. Sprechen Sie darüber mit Ihrem Arzt.

Wer häufig unter Harnwegsinfekten leidet, kann durch eine regelmäßige Durchspülungstherapie der Nieren, also durch eine Trinkkur, einer Infektion vorbeugen.

Nicht geeignet sind diese Pflanzenextrakte zur Ausschwemmung von Wasseransammlungen im Gewebe, die durch Herz-, Nieren- oder Lebererkrankungen bedingt sind. (Wobei auch bei Nierenproblemen Ödeme auftreten können, vorwiegend an den Augenlidern.) Auch bei Bluthochdruck, Niereninsuffizienz sowie bei Nieren- oder Blasentumoren können die hier aufgeführten Pflanzenextrakte nicht empfohlen werden.

Orthosiphonblätter und Hibiskusblüten sind besonders reich an Kalium. Sie eignen sich daher gut für Entwässerungskuren.

Nieren- und Blasensteine

▶ Ursachen und Symptome

Man unterscheidet zwischen organischen (dazu zählen die Harnsäuresteine) und anorganischen Steinen (dazu zählen die Kalziumoxalatsteine).

Nieren- oder Blasensteine bestehen häufig aus Kalziumoxalat oder aus Harnsäure. Sie bilden sich, wenn diese Salze in hohen Mengen im Harn vorhanden sind. So ist bei Patienten mit Gicht der Harnsäurespiegel hoch – und damit auch die Tendenz zur Steinbildung. Meist verursachen die Steine anfangs keine Beschwerden. Werden sie allerdings sehr groß oder fangen an, von der Niere in Richtung Harnwege zu wandern, können Sie starke kolikartige Schmerzen verursachen – vor allem wenn sie eingeklemmt werden. Je nachdem, wo der Stein sitzt, strahlt der Schmerz in die Flanken- oder Leistengegend aus. Gleichzeitig können sich Übelkeit, Erbrechen und Schüttelfrost einstellen.

▶ Vorbeugung

- Trinken Sie ausreichend, um die Bildung von Steinen von vornherein zu verhindern oder kleine Steine wieder aufzulösen. Patienten, die häufiger unter Nierensteinen leiden, wird empfohlen bis zu vier Liter Flüssigkeit täglich zu trinken, einen Teil davon möglichst auch nachts.
- Wenn Sie zur Steinbildung neigen, sollten Sie auf harnsäurearme bzw. oxalatarme Ernährung achten.

▶ Selbstbehandlung – oder doch zum Arzt?

Wann zum Arzt?

Blasen- und Nierensteine werden häufig erst bei einer Ultraschallroutineuntersuchung entdeckt. Manche geben sich aber auch durch eine sehr schmerzhafte Nierenkolik zu erkennen, bei der der Arzt unbedingt hinzugezogen werden sollte. Er wird dann das weitere Vorgehen mit Ihnen besprechen.

Das können Sie sonst noch tun

Alkalisierung des Harns zur Rezidivprophylaxe: Wer häufig unter Harnsäuresteinen oder Kalziumoxalatsteinen leidet, kann vorbeugen, indem er auf einen alkalischen Harn achtet. Wenn Sie sich überwiegend pflanzlich ernähren, können Sie den pH-Wert des Harns in diese Richtung verschieben. Gezielter ist es jedoch, wenn Sie bestimmte Salze einnehmen, beispielsweise Kalium-Natrium-Hydrogencitrat.

Behandlung mit Naturheilmitteln

Wer an Nieren- und Blasensteinen leidet, sollte viel trinken. Auch hier bietet sich – wie bei den Blasen- und Niereninfekten – eine Durchspülungstherapie mit harntreibenden Pflanzenextrakten an.

Durchspülungskräuter

Verwendet werden dieselben Pflanzenextrakte wie bei der Behandlung entzündlicher und infektiöser Erkrankungen, vor allem Präparate aus Riesengoldrutenkraut. Ziel dieser Therapie ist es, den Harn zu verdünnen und so der Bildung oder Vergrößerung von Steinen entgegenzuwirken und bereits gebildete Steinkeime auszuspülen. Dabei sollte man Tee den Vorzug vor Tabletten oder Tropfen geben, da mit Tees zugleich Flüssigkeit zugeführt wird.

Früher wurde auch die Färberkrappwurz zur Auflösung von Kalziumoxalat- oder Kalziumphosphatsteinen eingesetzt. Deren Inhaltsstoffe besitzen allerdings eine mutagene (zellverändernde) und leberschädigende Wirkung. Krappwurzhaltige Präparate dürfen deshalb beim Menschen nicht mehr verwendet werden.

Stellenwert in der Therapie

Die Mehrzahl der Harnsteine und die meisten Harnleitersteine können durch eine gezielte Durchspülungstherapie, möglicherweise in Kombination mit einer Alkalisierung des Harns, sowie durch krampflösende Maßnahmen zum spontanen Abgehen veranlasst werden. Die Durchspülungstherapie mit Phytopharmaka hat hier ihren festen Platz. Sind die Steine groß oder verursachen starke Beschwerden, ist oft eine Zertrümmerung notwendig, bevor ein Abgang möglich ist. Grundsätzlich sollten Sie bei einem Steinleiden die Phytotherapie nicht im Alleingang betreiben, sondern immer in Absprache mit Ihrem Arzt.

Blasenschwäche

Nicht alles, was die Werbeindustrie macht, kann gutgeheißen werden. Eines muss ihr allerdings hoch angerechnet werden. Durch die Werbung für Slipeinlagen bei Blasenschwäche ist das Thema »Harninkontinenz« gesellschaftsfähig geworden. Immerhin leidet jeder zweite der über 50-Jährigen darunter. Frauen sind, bedingt durch Schwangerschaft, Geburt und ein generell schwächeres Bindegewebe bzw. eine Schwächung des Beckenbodens, häufiger betroffen als Männer. Schätzungen besagen, dass 75 Prozent der Betroffenen weiblich sind.

▶ Ursachen und Symptome

Der Drang zu häufigem Wasserlassen und eine Harninkontinenz, bei der der Harn nicht mehr oder nur noch eingeschränkt gehalten werden kann, kann verschiedene Ursachen haben. Häufiges und schmerzhaftes Wasserlassen tritt oft bei Blasen- und Harnwegsinfektionen auf. Aber auch psychische Störungen können den Harndrang verstärken. Die Wendung »sich vor Angst in die Hosen machen« trifft hier die Situation gut. Bei älteren Menschen oder bei Frauen, die geboren haben, ist oft eine Schwäche der Blasenmuskulatur und der Verschlussmechanismen Ursache der Inkontinenz.

Unterschieden wird zwischen Dranginkontinenz (plötzlicher, oft schmerzhafter Harndrang, häufiges Wasserlassen auch nachts), Stressinkontinenz (Harnabgang bei körperlicher Bewegung oder Husten und Lachen) und Überlaufinkontinenz (Blase öffnet sich erst unter großem Druck).

▶ Vorbeugung ist möglich

Eine gestärkte Beckenbodenmuskulatur ist die beste Vorbeugung gegen Blasenschwäche. Wichtig ist dabei regelmäßiges Training. Spannen Sie mehrmals täglich Ihre Beckenbodenmuskulatur für je zehn Sekunden an (den richtigen Muskel finden Sie beim Wasserlassen, wenn Sie den Harnstrahl unterbrechen). Empfehlenswert ist dies insbesondere für Frauen, die geboren haben, da es während der Geburt häufig zu Überdehnungen der Beckenbodenmuskulatur kommt. Wenn Sie an Blasenschwäche leiden, helfen Ihnen die folgenden Tipps.

- Schränken Sie Ihre Flüssigkeitszufuhr nicht ein, sondern trinken Sie regelmäßig. Für eine ungestörte Nachtruhe ist es allerdings günstig, zwei bis drei Stunden vor dem Schlafengehen nichts mehr zu trinken.
- Wenn Sie unter Dranginkontinenz leiden, sollten Sie versuchen, aktiv die Phasen zwischen dem Wasserlassen zu verlängern.
- Besorgen Sie sich sichere Inkontinenzeinlagen. Hier gibt es inzwischen in Apotheken und Sanitätshäusern ein Riesenangebot in verschiedensten Größen und Saugstärken. Wählen Sie die für Sie optimalen Artikel aus – damit Sie sich im Umgang mit anderen Menschen sicher fühlen.
- Erfolgreich kann auch eine Psychotherapie sein, wenn der Inkontinenz ungelöste seelische Konflikte zugrunde liegen.

▶ Selbstbehandlung – oder doch zum Arzt?

Wann zum Arzt?

Bei stärkeren Beschwerden sollten Sie den Arzt, am besten den Urologen oder den Gynäkologen, aufsuchen. Mit dem Einlegen von Einlagen sollten Sie sich nicht dauerhaft zufrieden geben.

Behandlung mit Naturheilmitteln

Kürbiskernextrakte stehen für die Behandlung von Beschwerden beim Wasserlassen zur Verfügung. Sie sind sowohl als Granulat als auch als Kapseln erhältlich.

Zur Stärkung der Muskulatur des Beckenbodens eignet sich nicht nur das entsprechende Beckenbodentraining, sondern auch Vaginalkegel, die ebenfalls den relevanten Muskel, den PC-Muskel, trainieren.

Kürbiskerne

Die Wirksamkeit von Kürbiskernextrakten wird als harmonisierend beschrieben. Kürbiskerne sollen sich positiv auf die Blasenmuskulatur auswirken. Wie die Inhaltsstoffe – fette Öle, Phytosterine und einige außergewöhnliche Aminosäuren – genau wirken, ist allerdings unbekannt. Entscheidend scheinen die Sterine zu sein.

Stellenwert in der Therapie

Kürbissamenpräparate können bei leichten Blasenentleerungsstörungen verwendet werden. Bei einer Inkontinenz sind sie allerdings meist nicht mehr ausreichend. Sie können dann aber mit anderen Maßnahmen kombiniert werden. Bei einer akuten Harnverhaltung, wenn die Blase also nicht mehr entleert werden kann, sind Pflanzenextrakte nicht sinnvoll.

Gutartige Prostatavergrößerung

Die gutartige Vergrößerung der Prostata – benigne Prostatahyperplasie (BPH) – ist eine Krankheit, mit der sich die meisten Männer jenseits des 50. Lebensjahrs mehr oder weniger stark auseinander setzen müssen. Immerhin lässt sich bereits im Alter von 70 Jahren bei 70 Prozent eine BPH feststellen.

Neben Pflanzenextrakten wird zur Therapie der BPH auch der isolierte Pflanzeninhaltsstoff Beta-Sitosterin angeboten.

▶ Ursachen und Symptome

Weshalb das Prostatagewebe bei älteren Männern zu wachsen beginnt, ist noch nicht genau geklärt. Die meisten Wissenschaftler sprechen von einem multifaktoriellen Geschehen, also einem Prozess, an dem verschiedene Faktoren beteiligt sind. Sicher ist, dass hormonelle Veränderungen, die auch bei Männern im Alter auftreten, das Wachstum begünstigen. Die Beschwerden, die durch eine vergrößerte

Prostata auftreten, hängen mit deren Lage zusammen. Sie umschließt beim Gesunden unauffällig die Harnröhre. Wird sie größer, drückt sie die Harnröhre immer mehr zusammen. Die typischen Symptome sind:

- Nachlassender Harnstrahl, »Nachtröpfeln«
- Nächtlicher Harndrang, später auch tagsüber zunehmend
- Bildung von Restharn in der Blase, da sie nicht mehr vollständig entleert werden kann
- Im späteren Stadium Dauertröpfeln und Harnverhaltung

▶ Selbstbehandlung – oder doch zum Arzt?

Wann zum Arzt?

Wenn Sie Beschwerden beim Wasserlassen haben, sollten Sie die Ursachen von einem Arzt, am besten von einem Urologen, abklären lassen. Er kann auch entscheiden, ob es sich um eine gutartige oder bösartige Wucherung handelt. Einer Operation müssen sich etwa ein Fünftel der Männer mit einer gutartigen Prostatavergrößerung unterziehen.

Behandlung mit Naturheilmitteln

Lange Zeit standen zur Behandlung der gutartigen Prostatavergrößerung ausschließlich pflanzliche Medikamente zur Verfügung. Seit etwa drei Jahren gibt es auch synthetische Präparate (siehe Kasten in der Randspalte). Durch diesen Konkurrenzdruck waren die Hersteller von Phytopharmaka gezwungen, bei der Wirksamkeit ihrer Präparate nicht mehr nur auf die Erfahrungsmedizin hinzuweisen, sondern sie auch vermehrt in klinischen Studien zu überprüfen. Auf dem Gebiet der BPH-Therapie gibt es deshalb eine Reihe von Pflanzenpräparaten, die auch in großen Studien am Patienten untersucht wurden.

Synthetische Wirkstoffe bei Prostatavergrößerung

- **Terazosin, Alfuzosin (Alpha-Blocker) verbessern die Symptome**
- **Finasterid verkleinert die Prostata**

Sägepalmenfrüchte & Co.

Angeboten zur BPH-Behandlung werden Extrakte aus Sägepalmenfrüchten (Sabalfrüchten), Brennnesselwurzeln, Kürbissamen und Roggenpollen. Am besten untersucht sind Sägepalmenfrüchte und Brennnesselwurzeln. Hoch konzentrierte Extrakte, verpresst zu Tabletten, eignen sich zur Behandlung früher Stadien der BPH. Deutlich weniger aussagefähige Studien und Anwendungsbeobachtungen existieren über die Wirksamkeit von Kürbissamen und Roggenpollen.

Kürbiskerne können allerdings auf einen reichen Erfahrungsschatz in der Volksmedizin zurückblicken. Darüber hinaus gibt es auch Kombinationspräparate, die zwei verschiedene Pflanzenextrakte enthalten. Ob sie besser wirksam sind als Präparate mit nur einem Extrakt, ist eher unwahrscheinlich. Um die Einnahme zu erleichtern, gibt es inzwischen Präparate, die nur einmal täglich eingenommen werden müssen. Sie sind häufig durch den Zusatz »uno« gekennzeichnet.

Eine Wirkung dieser Pflanzen lässt sich am besten durch die Einnahme von Fertigpräparaten erreichen. In Tees ist die Wirkstoffmenge zu niedrig.

So wirken Sägepalmenfrüchte & Co.

Die wirksamen Inhaltsstoffe in den Extrakten zur Behandlung der gutartigen Prostatahyperplasie sind Sterinverbindungen und Polysaccharide. Im Gegensatz zu den synthetischen Wirkstoffen greifen sie auf verschiedenen Ebenen in den Krankheitsprozess ein: Sie beeinflussen den Hormonstoffwechsel und die Zellvermehrung, wirken aber auch entzündungshemmend und schützen vor Ödemen. Die beiden letzteren Effekte werden als besonders günstig beurteilt, da in vergrößertem Prostatagewebe häufig Entzündungen auftreten.

Stellenwert in der Therapie

Extrakte aus Sägepalmenfrüchten oder Brennnesselwurzeln eignen sich zur Behandlung der Symptome in frühen Stadien der Erkrankung. Der Harnstrahl verbessert sich, und der Harndrang lässt nach. Auf das Wachstum der Prostata haben sie, wie übrigens auch die Alpha-Blocker Terazosin oder Alfuzosin, keinen Einfluss. Ihr Vorteil gegenüber den synthetischen Wirkstoffen ist die deutlich bessere Verträglichkeit. Ihr Nachteil: Die Wirksamkeit ist nicht völlig unumstritten. Und: Die synthetischen Präparate sind an größeren Patientenzahlen untersucht. Es kann jedoch empfohlen werden, beginnende Prostatabeschwerden mit pflanzlichen Extrakten zu behandeln. Voraussetzung dafür sind regelmäßige ärztliche Kontrollen.

In der Volksmedizin wird auch das Weidenröschen bei gutartiger Prostatavergrößerung eingesetzt. Ob es tatsächlich wirkt, ist völlig unsicher.

Das können Sie sonst noch tun

Watchful waiting als Alternative: Manche Mediziner raten bei einer beginnenden BPH dazu, erst einmal abzuwarten und den weiteren Krankheitsverlauf regelmäßig zu beobachten. Erst wenn die Beschwerden zunehmen oder sich die Prostata stark vergrößert, halten sie eine medikamentöse Behandlung für notwendig.

Monopräparate bei Blasen- und Nierenerkrankungen

Handelsname	Darreichungsform	Inhaltsstoffe
Arctuvan N	Dragees	1 Dragee enthält 180 mg Extrakt aus Bärentraubenblättern, standardisiert auf 40 mg Arbutin
Azuprostat M	Kapseln	1 Kapsel enthält 65 mg Beta-Sitosterin
Bazoton N / -uno	Kapseln, Filmtabletten	1 Kapsel Bazoton N enthält 150 mg Brennnesselwurzel-Trockenextrakt (7–14:1) 1 Kapsel Bazoton uno enthält 459 mg Brennnesselwurzel-Trockenextrakt (7–14:1)
Biolavan	Kapseln	1 Kapsel enthält 225 mg Schachtelhalmkraut-Trockenextrakt (8–10:1)
Birkendragees Alsitan	Dragees	1 Dragee enthält 250 mg Birkenblätter-Trockenextrakt (5,5–6:1)
Carito mono	Kapseln	1 Kapsel enthält 278 mg Orthosiphonblätter-Trockenextrakt (5:1)
Cernilton	Kapseln	1 Kapsel enthält 23 mg Roggenpollenextrakt (2,5:1)
Cystinol akut	Dragees	1 Dragee enthält Bärentraubenblätter-Dickextrakt (≙ 70 mg Arbutin)

Indikationen	(Mögliche) Nebenwirkungen	Hinweise, Kontraindikationen
Entzündungen der ableitenden Harnwege	Übelkeit, Erbrechen	Nicht geeignet für Kinder unter 12 Jahren, nicht während Schwangerschaft und Stillzeit anwenden
Gutartige Prostatavergrößerung	Selten Magen-Darm-Beschwerden	Bei Besserung der Symptome Langzeittherapie möglich
Gutartige Prostatavergrößerung	Übelkeit, Sodbrennen, Durchfall, allergische Hautreaktionen	Bessert nur die Beschwerden, nicht die Vergrößerung der Prostata; regelmäßige ärztliche Kontrollen notwendig; Bazoton uno muss nur 1-mal täglich eingenommen werden
Zur Durchspülungstherapie bei bakteriellen und entzündlichen Erkrankungen der ableitenden Harnwege, Nierengrieß	Keine bekannt	Es empfiehlt sich, gleichzeitig viel zu trinken; nicht bei Wasseransammlungen infolge eingeschränkter Herz- oder Nierentätigkeit anwenden
Funktionsanregend für Nieren, Blase und ableitende Harnwege, zur Durchspülungstherapie	Keine bekannt	Es empfiehlt sich, gleichzeitig viel zu trinken; nicht bei Wasseransammlungen infolge eingeschränkter Herz- oder Nierentätigkeit anwenden
Zur Durchspülungstherapie bei bakteriellen und entzündlichen Erkrankungen der Harnwege	Keine bekannt	Es empfiehlt sich, gleichzeitig viel zu trinken; nicht bei Wasseransammlungen infolge eingeschränkter Herz- oder Nierentätigkeit anwenden
Entzündung der Prostata, Beschwerden bei gutartiger Prostatavergrößerung	Keine bekannt	Keine bekannt
Entzündungen der ableitenden Harnwege	Übelkeit, Erbrechen	Nicht geeignet für Kinder unter 12 Jahren; nicht während Schwangerschaft und Stillzeit anwenden

Monopräparate bei Blasen- und Nierenerkrankungen

Handelsname	Darreichungsform	Inhaltsstoffe
Cystinol long	Kapseln	1 Kapsel enthält 424,8 mg Goldrutenkraut-Trockenextrakt (5–7:1)
Cysto-Urgenin	Kapseln	1 Kapsel enthält 583 mg Kürbiskernöl
Florabio naturreiner Heilpflanzensaft Brennessel	Presssaft	100 ml enthalten 100 ml Presssaft aus frischem Brennnesselkraut
Goldruten-Tropfen	Tinktur	Goldrutenurtinktur
Granufink Kürbiskern Kapseln N	Kapseln	1 Kapsel enthält 400 mg Kürbissamen, 340 mg Kürbissamenöl
Harzol	Kapseln	1 Kapsel enthält 10 mg Beta-Sitosterin
Kneipp Birkenblätter-Pflanzensaft	Saft	100 ml enthalten 100 ml Presssaft aus frischen Birkenblättern
Kneipp Brennesselpflanzensaft Kneippianum	Presssaft	100 ml enthalten 100 ml Presssaft aus frischem Brennnesselkraut

	Indikationen	(Mögliche) Nebenwirkungen	Hinweise, Kontraindikationen
	Zur Durchspülungstherapie bei Blasen- und Nierenentzündungen	Keine bekannt	Viel trinken; nicht bei Wasseransammlungen infolge eingeschränkter Herz- oder Nierentätigkeit anwenden; nicht während Schwangerschaft und Stillzeit anwenden; nicht geeignet für Kinder unter 12 Jahren
	Reizblase	Keine bekannt	Bei positiver Wirkung kurmäßige und längerfristige Einnahme empfehlenswert
	Zur Durchspülungstherapie von Nieren und Blase	Keine bekannt	Es empfiehlt sich, gleichzeitig viel zu trinken; nicht bei Wasseransammlungen infolge eingeschränkter Herz- oder Nierentätigkeit anwenden
	Zur Unterstützung der Nieren- und Blasenfunktion, Anregung der Wasserausscheidung	Keine bekannt	Es empfiehlt sich, gleichzeitig viel zu trinken; enthält Alkohol
	Reizblase, Blasenschwäche	Keine bekannt	Bei positiver Wirkung kurmäßige und längerfristige Einnahme empfehlenswert; auch als Granulat erhältlich
	Gutartige Prostatavergrößerung	Selten Magen-Darm-Beschwerden	Bei Besserung der Symptome Langzeittherapie möglich
	Zur Durchspülungstherapie bei bakteriellen und entzündlichen Erkrankungen der ableitenden Harnwege, Nierengrieß	Keine bekannt	Es empfiehlt sich, gleichzeitig viel zu trinken; nicht geeignet für Kinder unter 12 Jahren
	Zur Durchspülungstherapie von Nieren und Blase	Keine bekannt	Viel trinken; nicht bei Wasseransammlungen infolge eingeschränkter Herz- oder Nierentätigkeit anwenden; auch in Form von Dragees erhältlich

Monopräparate bei Blasen- und Nierenerkrankungen

Handelsname	Darreichungsform	Inhaltsstoffe
Nephrisol mono	Lösung	100 g enthalten 9 g Goldruten-krautTrockenextrakt (5–6,1:1), standardisiert
Nieral 100	Tabletten	1 Tablette enthält 116,4 mg Gold-rutenkraut-Trockenextrakt (6–7,4:1)
Nomon mono	Kapseln	1 Kapsel enthält 175 mg Trocken-extrakt aus Kürbissamen (20:1)
Nomon mono	Tropfen	100 g enthalten 98,32 g alkoholischen Auszug aus Kürbissamen (1,3:1)
Prodiuret	Kapseln	1 Kapsel enthält 225 mg Trocken-extrakt aus Schachtelhalmkraut (9:1)
Prosta Fink forte	Kapseln	1 Kapsel enthält 500 mg Kürbis-samenextrakt (15–25:1)
Prostaforton	Kapseln	1 Kapsel enthält 240 mg Trocken-extrakt aus Brennnesselwurzeln (5,4–6,6:1)
Prostagutt mono / -uno	Kapseln	1 Kapsel Prostagutt mono enthält 160 mg Extrakt aus Sägepalmen-früchten (10–14,3:1) 1 Kapsel Prostagutt uno enthält 320 mg Extrakt aus Sägepalmen-früchten (10–14,3:1)
Prostess / -uno	Kapseln	1 Kapsel Prostess enthält 160 mg lipophilen Extrakt aus Sägepalmen-früchten (10:1) 1 Kapsel Prostess uno enthält 320 mg lipophilen Extrakt aus Säge-palmenfrüchten (10:1)

Indikationen	(Mögliche) Nebenwirkungen	Hinweise, Kontraindikationen
Zur Durchspülungstherapie bei Blasen- und Nierenerkrankungen	Keine bekannt	Viel trinken; nicht bei Wasseransammlungen infolge eingeschränkter Nieren- oder Herzfunktion anwenden
Zur Durchspülungstherapie bei Blasen- und Nierenerkrankungen	Keine bekannt	Viel trinken; nicht bei Wasseransammlungen infolge eingeschränkter Nieren- oder Herzfunktion anwenden
Reizblase, Beschwerden beim Wasserlassen	Keine bekannt	Nach den Mahlzeiten einnehmen
Reizblase, Beschwerden beim Wasserlassen	Keine bekannt	Nach den Mahlzeiten einnehmen; enthält Alkohol
Zur Durchspülungstherapie bei entzündlichen Erkrankungen der ableitenden Harnwege	Keine bekannt	Viel trinken; nicht bei Wasseransammlungen infolge eingeschränkter Nieren- oder Herzfunktion anwenden
Beschwerden bei gutartiger Prostatavergrößerung	Keine bekannt	Bei positiver Wirkung ist eine längerfristige Einnahme empfehlenswert
Beschwerden bei gutartiger Prostatavergrößerung	Gelegentlich leichte Magen-Darm-Beschwerden	Viel trinken
Beschwerden bei gutartiger Prostatavergrößerung	Selten Magenbeschwerden	Bessert nur die Beschwerden, nicht die Vergrößerung selbst, deshalb regelmäßige ärztliche Kontrollen nötig; Prostagutt uno muss nur 1-mal täglich eingenommen werden
Beschwerden beim Wasserlassen bei gutartiger Prostatavergrößerung	Selten Magenbeschwerden	Bessert nur die Beschwerden, nicht die Vergrößerung selbst, deshalb regelmäßige ärztliche Kontrollen nötig; Prostess uno muss nur 1-mal täglich eingenommen werden

Monopräparate bei Blasen- und Nierenerkrankungen

Handelsname	Darreichungsform	Inhaltsstoffe
Roleca Wacholder / -extra stark	Kapseln	1 Kapsel enthält 50 mg (extra stark: 100 mg) Wacholderbeeröl
Sabal 2000	Kapseln	1 Kapsel enthält 160 mg Extrakt aus Sägepalmenfrüchten (10–14:1)
Salus Zinnkraut	Tropfen	100 g enthalten 20 g alkoholischen Auszug (1:5) aus Schachtelhalmkraut
Serenoa-ratiopharm / -uno	Kapseln	1 Kapsel Serenoa-ratiopharm enthält 160 mg Extrakt aus Serenoa repens 1 Kapsel Serenoa-ratiopharm uno enthält 320 mg Extrakt aus Serenoa repens (Sägepalmenfrüchten)
Strogen S / -uno	Kapseln	1 Kapsel Strogen S enthält 160 mg Extrakt aus Sägepalmenfrüchten (10:1) 1 Kapsel Strogen S uno enthält 320 mg Extrakt aus Sägepalmenfrüchten (10:1)
Talso / -uno	Kapseln	1 Kapsel Talso enthält 160 mg lipophilen Sabalfruchtextrakt (10:1) 1 Kapsel Talso uno enthält 320 mg lipophilen Sabalfruchtextrakt (10:1)
Urodyn	Lösung	100 g enthalten 50 g Goldrutenkraut-Flüssigextrakt (1:1)

Indikationen	(Mögliche) Nebenwirkungen	Hinweise, Kontraindikationen
Diuretikum (zur Entwässerung)	Bei längerer Anwendung Nierenschäden möglich	Es empfiehlt sich, gleichzeitig viel zu trinken; nicht während der Schwangerschaft anwenden
Beschwerden beim Wasserlassen bei gutartiger Prostatavergrößerung	Selten Magenbeschwerden	Bessert nur die Beschwerden, nicht die Vergrößerung selbst, deshalb regelmäßige ärztliche Kontrollen nötig
Diuretikum (zur Entwässerung)	Keine bekannt	Es empfiehlt sich, gleichzeitig viel zu trinken; enthält Alhohol
Gutartige Prostatavergrößerung	Selten Magenbeschwerden	Bessert nur die Beschwerden, nicht die Vergrößerung selbst, deshalb regelmäßige ärztliche Kontrollen nötig; Serenoa uno muss nur 1-mal täglich eingenommen werden
Beschwerden beim Wasserlassen bei gutartiger Prostatavergrößerung	Selten Magenbeschwerden	Bessert nur die Beschwerden, nicht die Vergrößerung selbst, deshalb regelmäßige ärztliche Kontrollen nötig; Strogen S uno muss nur 1-mal täglich eingenommen werden
Beschwerden beim Wasserlassen bei gutartiger Prostatavergrößerung	Selten Magenbeschwerden	Bessert nur die Beschwerden, nicht die Vergrößerung selbst, deshalb regelmäßige ärztliche Kontrollen nötig; Talso uno muss nur 1-mal täglich eingenommen werden
Zur Durchspülungstherapie bei Blasen- und Nierenentzündungen	Keine bekannt	Es empfiehlt sich, gleichzeitig viel zu trinken; nicht bei Wasseransammlungen infolge eingeschränkter Nieren- oder Herzfunktion anwenden; nicht während Schwangerschaft und Stillzeit anwenden; Lösung enthält Alkohol

Monopräparate bei Blasen- und Nierenerkrankungen

Handelsname	Darreichungsform	Inhaltsstoffe
Urodyn	Tabletten	1 Tablette enthält 280 mg Goldrutenkraut-Trockenextrakt (5,9:1)
Urticaprostat uno	Kapseln	1 Kapsel enthält 336 mg Trockenextrakt aus Brennnesselwurzel (12–16:1)
Uvalysat Bürger	Tropfen	100 ml enthalten einen alkoholischen Auszug aus Bärentraubenblättern, standardisiert auf 2 g Arbutin pro 100 ml
Wacholderbeer-Öl Kapseln (Twardy)	Kapseln	1 Kapsel enthält 20 mg Wacholderbeeröl

Kombinationspräparate bei Blasen- und Nierenerkrankungen

Handelsname	Darreichungsform	Inhaltsstoffe
Angocin Anti-Infekt	Filmtabletten	1 Filmtablette enthält 200 mg Kapuzinerkressekraut, 80 mg Meerrettichwurzel
Asparagus-P	Tabletten	1 Tablette enthält 200 mg Spargelwurzelpulver, 200 mg Petersilienwurzelpulver

Indikationen	(Mögliche) Nebenwirkungen	Hinweise, Kontraindikationen
Zur Durchspülungstherapie bei Blasen- und Nierenentzündungen	Keine bekannt	Viel trinken; nicht bei Wasseransammlungen infolge eingeschränkter Nieren- oder Herzfunktion anwenden; nicht während Schwangerschaft und Stillzeit anwenden; nicht geeignet für Kinder unter 12 Jahren
Beschwerden beim Wasserlassen bei gutartiger Prostatavergrößerung	Selten Magenbeschwerden, allergische Hautreaktionen	Bessert nur die Beschwerden, nicht die Vergrößerung selbst, deshalb regelmäßige ärztliche Kontrollen nötig
Blasenentzündung	Übelkeit, Erbrechen	Nicht geeignet für Kinder unter 12 Jahren; nicht während Schwangerschaft und Stillzeit anwenden
Zur Entwässerung	Bei längerer Anwendung Nierenschäden möglich	Es empfiehlt sich, gleichzeitig viel zu trinken; nicht während der Schwangerschaft anwenden

Indikationen	(Mögliche) Nebenwirkungen	Hinweise, Kontraindikationen
Infektionen der Harnwege	Magen-Darm-Beschwerden	Nicht bei Magen- und Darmgeschwüren anwenden; nicht zusammen mit Alkohol einnehmen; geeignet für Kinder ab 4 Jahren
Zur Entwässerung	Allergische Hautreaktionen, Lichtempfindlichkeit, vor allem bei hellhäutigen Personen	Nicht während der Schwangerschaft anwenden; nicht bei Wasseransammlungen infolge eingeschränkter Herz- oder Nierentätigkeit bzw. bei entzündlichen Nierenerkrankungen anwenden

Kombinationspräparate bei Blasen- und Nierenerkrankungen		
Handelsname	**Darreichungsform**	**Inhaltsstoffe**
Canephron N	Dragees	1 Dragee enthält 18 mg Tausendgüldenkrautpulver, 18 mg Liebstöckelpulver, 18 mg Rosmarinpulver
Cefasabal	Tropfen	100 g enthalten einen alkoholischen Auszug (1:1) aus 1,5 g Goldrutenkraut (mindestens 15 mg Rutosid), 2,5 g Rosskastanienfrüchten (mindestens 100 mg Aescin), 0,5 g Sägepalmenfrüchten
Cystinol	Lösung	1 ml enthält Perkolat aus 0,1 ml Birkenblättern, 0,1 ml Schachtelhalmkraut, 0,1 ml Goldrutenkraut, 0,2 ml Bärentraubenblättern
Inconturina SR	Tropfen	100 g enthalten Flüssigextrakt (1:1) aus 24,89 g Goldrutenkraut, 19,56 g Gewürzsumachrinde
nephro-loges	Flüssigkeit zum Einnehmen	100 g enthalten einen Flüssigextrakt aus 20 g Schachtelhalm, 10 g Goldrute, 20 g Ononidiswurzel, 10 g Petersilienwurzel
Nephroselect M	Flüssigkeit	100 g enthalten einen Extrakt (1:5,5) aus 2 g Birkenblättern, 2 g Schachtelhalmkraut, 1 g Hauhechelwurzel, 0,2 g Sabalfrüchten, 1 g Liebstöckelwurzel, 3 g Goldrutenkraut, Presssaft aus 6,375 g Kapuzinerkresse
Nieron S	Kapseln	1 Kapsel enthält 180 mg Trockenextrakt aus Goldrutenkraut (4,1:1), 85 mg Trockenextrakt aus Löwenzahnwurzel und -kraut (4,3:1)

Indikationen	(Mögliche) Nebenwirkungen	Hinweise, Kontraindikationen
Chronische Erkrankungen der Blase und Nieren, zur Vorbeugung der Harnsteinbildung	Keine bekannt	Viel trinken; auch geeignet zur Anwendung während der Schwangerschaft; auch als Lösung (enthält Alkohol) erhältlich
Beschwerden beim Wasserlassen bei gutartiger Prostatavergrößerung	Keine bekannt	Enthält Alkohol; auch in Form von Tabletten, Injektionslösung erhältlich
Blasenentzündungen, Reizblase	Magenbeschwerden, allergische Hautreaktionen	Nicht geeignet für Kinder unter 12 Jahren; nicht während Schwangerschaft und Stillzeit anwenden; nicht zusammen mit Mitteln zur Bildung sauren Harns einnehmen
Blasenschwäche, Reizblase	Keine bekannt	Enthält Alkohol
Bakterielle und entzündliche Erkrankungen der ableitenden Harnwege	Allergische Hautreaktionen, Lichtempfindlichkeit, vor allem bei hellhäutigen Personen	Nicht während der Schwangerschaft anwenden; nicht bei entzündlichen Nierenerkrankungen anwenden
Akute und chronische Erkrankungen der Nieren und der ableitenden Harnwege	Haut- und Schleimhautreizungen, Magen-Darm-Beschwerden	Nicht bei Magen- und Darmgeschwüren anwenden; nicht zusammen mit Alkohol einnehmen; nicht während Schwangerschaft und Stillzeit anwenden
Zur Durchspülungstherapie bei entzündlichen Erkrankungen der ableitenden Harnwege	Magenbeschwerden	Nicht bei Wasseransammlungen infolge eingeschränkter Herz- oder Nierentätigkeit, bei Gallensteinen und Verschluss der Gallenwege anwenden

Kombinationspräparate bei Blasen- und Nierenerkrankungen		
Handelsname	**Darreichungsform**	**Inhaltsstoffe**
Presselin K 3 Nieren-Blasen-Tabletten	Tabletten	1 Tablette enthält 60 mg Birkenblätter, 60 mg Orthosiphonblätter, 40 mg Schachtelhalmkraut, 40 mg Goldrutenkraut, 40 mg Brennnesselblätter, 20 mg Liebstöckelwurzel, 30 mg Hauhechelwurzel
Prosta Fink N	Kapseln	1 Kapsel enthält 187,5 mg Extrakt aus Sägepalmenfrüchten (4:1), 400 mg Extrakt aus Kürbissamen, 340 mg Extrakt aus Kürbisöl
Prostagutt forte	Kapseln	1 Kapsel enthält 160 mg Extrakt aus Sägepalmenfrüchten (10–14:1), 120 mg Trockenextrakt aus Brennnesselwurzeln (8,3–12,5:1)
Prostatin F	Filmtabletten	1 Tablette enthält 350 mg Trockenextrakt aus Bärentraubenblättern (standardisiert auf 20 % Arbutin), 150 mg Trockenextrakt aus Brennnesselwurzeln
Solidagoren N	Tropfen	100 ml enthalten 50 ml Fluidextrakt aus Goldrute (standardisiert auf 50 mg Quercitrin), 17 ml Fluidextrakt aus Gänsefingerkraut, 12 ml Fluidextrakt aus Schachtelhalmkraut
Urodil phyto	Dragees	1 Dragee enthält 70 mg Trockenextrakt (4,3–7,7:1) aus Birkenblättern, 80 mg Trockenextrakt (4,3–7,7:1) aus Goldrutenkraut, 80 mg Trockenextrakt (4,3–7,7:1) aus Orthosiphonblättern

Indikationen	(Mögliche) Nebenwirkungen	Hinweise, Kontraindikationen
Unterstützend bei Erkrankungen der Nieren und der ableitenden Harnwege	Keine bekannt	Viel trinken; nicht bei Wasseransammlungen infolge eingeschränkter Herz- oder Nierentätigkeit anwenden; nicht bei entzündlichen Nierenerkrankungen anwenden
Beschwerden beim Wasserlassen bei gutartiger Prostatavergrößerung	Selten Magenbeschwerden	Bei positiver Wirkung ist die regelmäßige und längerfristige Einnahme empfehlenswert
Beschwerden beim Wasserlassen bei gutartiger Prostatavergrößerung	Selten Magenbeschwerden	Auch als Tropfen (enthalten Alkohol) erhältlich
Beschwerden beim Wasserlassen bei gutartiger Prostatavergrößerung	Übelkeit, Erbrechen, allergische Reaktionen	Nicht während Schwangerschaft und Stillzeit anwenden; nicht gleichzeitig mit Mitteln zur Bildung sauren Harns einnehmen; nicht geeignet für Kinder unter 12 Jahren; nicht länger als jeweils 1 Woche und höchstens 5-mal jährlich einnehmen
Nierenentzündung	Keine bekannt	Enthält Alkohol
Zur Durchspülungstherapie bei entzündlichen Erkrankungen der ableitenden Harnwege, Vorbeugung bei Nierengrieß	Keine bekannt	Viel trinken; nicht bei Wasseransammlungen infolge eingeschränkter Herz- oder Nierentätigkeit anwenden

Kombinationspräparate bei Blasen- und Nierenerkrankungen

Handelsname	Darreichungsform	Inhaltsstoffe
Uvirgan N	Lösung	100 ml enthalten 34,5 g Perkolat aus Brennnesselwurzeln, 0,575 g Perkolat aus Kürbissamen, 1,15 g Perkolat aus Hauhechelwurzeln

Heiltees bei Blasen- und Nierenerkrankungen

Handelsname	Darreichungsform	Inhaltsstoffe
Bad Heilbrunner Harntee 450	Pulver	100 g enthalten 21,4 nativen Extrakt (5,8:1) aus 50 g Birkenblättern, 37,5 g Orthosiphonblättern, 37,5 g Goldrutenkraut
Harntee 400	Teegranulat	100 g enthalten 510 mg Birkenblätter-Dickextrakt (standardisiert auf 12 mg Flavonoide), 235 mg Ringelblumen-Dickextrakt (10:1), 470 mg Schachtelhalm-Dickextrakt (7:1), 210 mg Fencheldickextrakt (7:1), 470 mg Queckenwurzel-Dickextrakt (7:1), 515 mg Wacholderfrüchte-Dickextrakt (3:1), 470 mg Süßholzwurzel-Dickextrakt (standardisiert auf 10 mg Glyzyrrhizinsäure), 425 mg Hauhechelwurzel-Dickextrakt (8:1), 375 mg Orthosiphonblätter-Dickextrakt (6:1), 425 mg Bohnenhülsen-Dickextrakt (8:1), 510 mg Goldrutenkraut-Dickextrakt (standardisiert auf 12 mg Flavonoide), 605 mg Bärentraubenblätter-Dickextrakt (standardisiert auf 30 mg Arbutin)

Indikationen	(Mögliche) Nebenwirkungen	Hinweise, Kontraindikationen
Reizblase	Magen-Darm-Beschwerden, allergische Reaktionen	Es empfiehlt sich, viel zu trinken; enthält Alkohol

Indikationen	(Mögliche) Nebenwirkungen	Hinweise, Kontraindikationen
Zur Durchspülung der Harnwege bei Entzündungen, Vorbeugung von Nierengrieß	Keine bekannt	Tee ist tassenfertig; nicht bei Wasseransammlungen infolge eingeschränkter Herz- oder Nierentätigkeit anwenden
Infektionen der Nieren und der ableitenden Harnwege	Allergische Reaktionen der Haut	Tee ist tassenfertig; enthält viel Zucker; nicht bei Wasseransammlungen infolge eingeschränkter Herz- oder Nierentätigkeit anwenden

Heiltees bei Blasen- und Nierenerkrankungen

Handelsname	Darreichungsform	Inhaltsstoffe
Harntee-Steiner	Teegranulat	1,2 g enthalten 230 mg Birkenblätter-Trockenextrakt (4–7:1), 150 mg Goldrutenkraut-Trockenextrakt (5–7:1), 150 mg Orthosiphonblätter-Trockenextrakt (5–7:1)
Heumann Blasen- und Nierentee Solubitrat N	Pulver	1,2 g enthalten 80 mg Birkenblätter-Trockenextrakt (4,5–6,5:1), 40 mg Orthosiphonblätter-Trockenextrakt (7–11:1), 60 mg Goldrutenkraut-Trockenextrakt (4–6:1), 4 mg Fenchelöl-Trockenextrakt
Hevert-Blasen- und Nieren-Tee	Offener Tee und Teebeutel	100 g enthalten 8 g Orthosiphonblätter, 15 g Bärentraubenblätter, 20 g Bohnenhülsen, 15 g Birkenblätter, 15 g Schachtelhalmkraut, 10 g Hauhechelwurzel, 10 g Queckenwurzel, 5,5 g Lindenblüten, 1,5 g Kornblumenblüten (als »Schönungsdroge« eingesetzt)
Kneipp Blasen- und Nieren-Tee	Teebeutel	100 g enthalten 30 g Schachtelhalmkraut, 25 g Riesengoldrutenkraut, 20 g Birkenblätter, 10 g Hauhechelwurzel
Nierentee 2000	Pulver	1,2 g enthalten 130 mg Birkenblätter-Trockenextrakt (5:1), 70 mg Orthosiphonblätter-Trockenextrakt (7,5:1), 4 mg Wacholderbeeröl-Trockenextrakt, 6 mg Fenchelöl-Trockenextrakt

Indikationen	(Mögliche) Nebenwirkungen	Hinweise, Kontraindikationen
Zur Durchspülungstherapie bei entzündlichen Erkrankungen der ableitenden Harnwege	Keine bekannt	Tee ist tassenfertig; nicht bei Wasseransammlungen infolge eingeschränkter Herz- oder Nierentätigkeit anwenden; enthält Phenylalanin
Zur Durchspülungstherapie bei Nieren- und Nierenbeckenentzündungen, Harnröhren- und Harnblasenentzündung, Nierengrieß	Allergische Reaktionen der Haut	Tee ist tassenfertig; nicht während der Schwangerschaft anwenden; nicht bei Wasseransammlungen infolge eingeschränkter Herz- oder Nierentätigkeit anwenden
Akute und chronische Harnwegsentzündungen	Übelkeit, Erbrechen	Nicht geeignet für Kinder unter 12 Jahren, nicht während Schwangerschaft und Stillzeit anwenden; nicht gleichzeitig mit Mitteln zur Bildung sauren Harns einnehmen
Zur Erhöhung der Harnmenge bei Katarrhen im Bereich der Nieren und Blase, Vorbeugung von Harngrieß und Harnsteinen	Keine bekannt	Nicht bei Wasseransammlungen infolge eingeschränkter Herz- oder Nierentätigkeit und bei chronischen Nierenerkrankungen anwenden
Zur Durchspülungstherapie bei Katarrhen im Bereich der Nieren und Blase	Allergische Reaktionen der Haut, bei lang andauernder Anwendung oder Überdosierung auch Nierenschädigung möglich	Tee ist tassenfertig; nicht während der Schwangerschaft anwenden; nicht geeignet für Säuglinge und Kleinkinder; Tee ist glutenfrei

Heiltees bei Blasen- und Nierenerkrankungen

Handelsname	Darreichungsform	Inhaltsstoffe
Nieron Tee N	Pulver	1 Teelöffel (875 mg) enthält 83,3 mg Birkenblätter-Trockenextrakt (5,4:1), 50 mg Schachtelhalmkraut-Trockenextrakt (4,6:1), 66,7 mg Löwenzahnwurzel- mit Löwenzahnkraut-Trockenextrakt (3,5:1), 25 mg Hauhechelwurzel-Trockenextrakt (7,5:1)
Nieroxin N	Pulver	100 g enthalten 20 mg Mateblätter-Trockenextrakt (3,8:1), 18 g Goldrutenkraut-Trockenextrakt (6,5:1), 0,2 g Wacholderbeeröl-Trockenextrakt
Orthosiphonblätter Indischer Nierentee Fides	Offener Tee	75 g enthalten 75 g Orthosiphonblätter
Salus Nieren-Blasen-Tee Nr. 23	Offener Tee	100 g enthalten 22 g Bärentraubenblätter, 24 g Birkenblätter, 13 g Goldrutenkraut, 2 g Kornblumen, 1 g Orthosiphonblätter, 4 g Ringelblumen, 13 g Schachtelhalmkraut, 11 g Wacholderbeeren
Sidroga Blutreinigungstee S	Teebeutel à 2 g	100 g enthalten 25 g Birkenblätter, 25 g Brennnesselblätter, 15 g Hauhechelwurzel, 15 g Bohnenhülsen, 5 g Bitteren Fenchel, 5 g Klatschmohnblüten, 5 g Sandelholz, 5 g Brombeerblätter
Sidroga Nieren- und Blasentee neu	Teebeutel à 2 g	100 g enthalten 35 g Bärentraubenblätter, 30 g Orthosiphonblätter, 15 g Birkenblätter, 15 g Schachtelhalmkraut, 5 g Pfefferminzblätter

Indikationen	(Mögliche) Nebenwirkungen	Hinweise, Kontraindikationen
Zur Durchspülungstherapie der Harnwege bei Entzündungen von Nieren, Blase und Harnröhre	Magenbeschwerden bei empfindlichen Personen möglich	Tee ist tassenfertig; nicht bei Gallensteinerkrankungen sowie bei Wasseransammlungen infolge eingeschränkter Nieren- oder Herztätigkeit anwenden
Zur Durchspülungstherapie der Harnwege bei Entzündungen von Nieren, Blase und Harnröhre	Allergische Hautreaktionen, bei lang andauernder Anwendung oder Überdosierung Nierenschädigung möglich	Nicht während der Schwangerschaft anwenden; nicht geeignet für Säuglinge und Kleinkinder; Tee ist tassenfertig
Erhöhung der Harnmenge bei Katarrhen im Bereich der Nieren und Blase	Keine bekannt	Nicht bei Wasseransammlungen infolge eingeschränkter Nieren- oder Herztätigkeit anwenden
Zur Anregung der Nierentätigkeit	Übelkeit, Erbrechen, bei längerer Anwendung Nierenschäden möglich	Nicht während Schwangerschaft und Stillzeit anwenden; nicht geeignet für Kinder unter 12 Jahren; nicht gleichzeitig mit Mitteln zur Bildung sauren Harns anwenden
Zur Erhöhung der Harnmenge, Vorbeugung von Harngrieß und Harnsteinbildung	Keine bekannt	Nicht bei Wasseransammlungen infolge eingeschränkter Nieren- oder Herztätigkeit anwenden; Vorsicht bei chronischen Nierenerkrankungen
Zur Durchspülungstherapie bei Erkrankungen der ableitenden Harnwege und bei Nierengrieß	Übelkeit, Erbrechen	Nicht bei Wasseransammlungen infolge eingeschränkter Nieren- oder Herztätigkeit anwenden; Vorsicht bei chronischen Nierenerkrankungen

Frauenleiden

Das Gesundheitsbewusstsein der Frauen spiegelt sich in der Statistik wider: 52 Prozent der weiblichen Bevölkerung sagen, sie würden stark oder sehr stark auf ihre Gesundheit achten.

Frauen haben ein intensiveres Verhältnis zu ihrem Körper als Männer. Erste Menstruation, Schwangerschaft und Geburt, letzte Menstruation und Wechseljahre sind persönliche Wendepunkte, die eng mit dem weiblichen Körper zusammenhängen. Die meisten Frauen gehen deshalb besonders sorgfältig mit ihm um. Da sie möglichst wenig Einfluss auf die natürlichen Zyklen in ihrem Körper nehmen wollen, befürworten sie zu Recht sanfte Behandlungsmethoden, wenn Beschwerden auftreten.

Die Naturheilkunde hat hier eine ganze Palette von Maßnahmen anzubieten, die oft zum Erfolg führen. Trotzdem sollte nicht vergessen werden, dass bei schwer wiegenden gynäkologischen Erkrankungen, etwa gravierenden Infekten, Endometriose (»Versprengung« der Gebärmutterschleimhaut) oder Gebärmutterhalskrebs, die Naturheilkunde allenfalls unterstützend wirken kann. Auch wer glaubt, Brustkrebs mit Leinsamenumschlägen heilen oder zum Stillstand bringen zu können, ist auf dem Holzweg. Diese Erkrankungen müssen rechtzeitig erkannt und entsprechend behandelt werden.

Frauen haben einen Hang zur Naturheilkunde: Mindestens jede Zweite hat sich bereits mit einer Methode aus der natürlichen Medizin behandeln lassen – aber noch nicht einmal jeder dritte Mann.

Die regelmäßige, halbjährliche oder jährliche Vorsorgeuntersuchung sollte für Frauen deshalb ein absolutes Muss sein. Dies sollte auch oder gerade für Frauen gelten, die der Naturheilkunde einen hohen Stellenwert einräumen.

Typische »Frauenkräuter«

Es gibt einige Pflanzen, die bei unterschiedlichen Frauenleiden eingesetzt werden – entweder weil ihre Wirksamkeit wissenschaftlich besonders gut belegt ist oder weil sie in der Naturheilkunde oder auch in der Volksmedizin zu großer Bedeutung gelangt sind. Sie werden deshalb hier in einem Überblick vorab vorgestellt. Unter den einzelnen Beschwerdebildern – von PMS bis Scheideninfektionen – finden Sie dann entsprechende Hinweise auf diese Pflanzen sowie zusätzliche naturheilkundliche Maßnahmen.

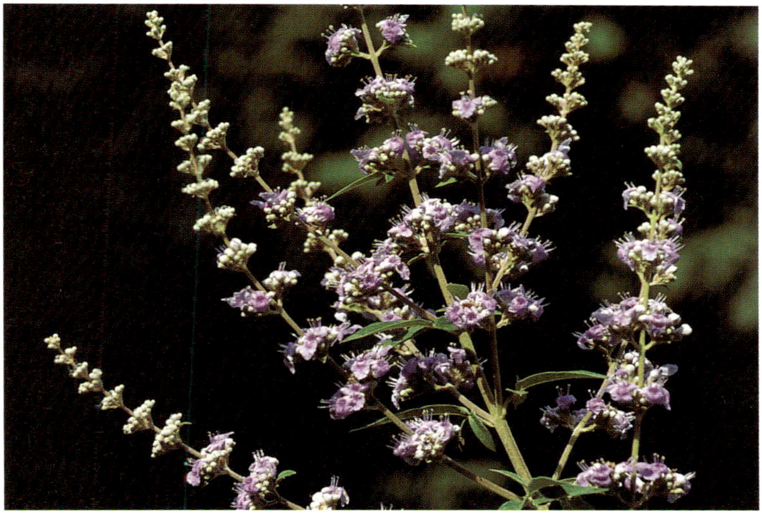

Mönchspfeffer oder Keuschlamm – das bekannteste »Frauenkraut«. Bei Mönchspfefferfrüchten sollten Sie auf Fertigpräparate zurückgreifen; die Früchte eignen sich nicht als Tee.

Mönchspfeffer oder Keuschlamm

Bereits in der Antike griffen Frauen zu Mönchspfefferfrüchten – zum Auslösen oder Verstärken der Menstruation sowie bei Erkrankungen der Gebärmutter. Heute werden Extrakte aus Mönchspfefferfrüchten bei allen Erkrankungen eingesetzt, die mit einem erhöhten Östrogenspiegel oder einer Gelbkörperschwäche einhergehen. Dazu gehören Zyklusstörungen und prämenstruelles Syndrom (PMS), aber auch Unfruchtbarkeit ohne organische Ursachen (funktionelle Sterilität). Empfehlenswert sind die Extrakte auch bei zyklusabhängigen Schmerzen und gutartigen Veränderungen der Brust (Mastodynie und Mastopathie). Da auch die Akne mit einer Veränderung im Hormonhaushalt einhergehen kann, können Mönchspfefferfrüchte das Hautbild positiv verändern.

Mönchspfeffer galt im Altertum übrigens auch als Aphrodisiakum. Ob's stimmt? Probieren Sie es aus!

So wirkt Mönchspfeffer

Die Inhaltsstoffe der Mönchspfefferfrüchte sind im Detail noch nicht aufgeklärt. Besser Bescheid weiß man über deren Wirkung: Sie ist dem Hormon Progesteron ähnlich, allerdings in abgeschwächter Form. Deshalb greifen die Früchte im Gegensatz zu synthetischen Hormonen sehr sanft in den Hormonhaushalt der Frau ein.

Extrakte aus Mönchspfeffer und Traubensilberkerze sind unter den pflanzlichen Präparaten am besten untersucht und genießen bei der Behandlung von Frauenleiden die höchste wissenschaftliche Anerkennung.

Stellenwert in der Therapie

Extrakte aus Mönchspfefferfrüchten sind in der Behandlung von Zyklusstörungen und funktioneller Sterilität von großer Bedeutung. Bevor synthetische Medikamente zum Einsatz kommen, sollten Sie einen Versuch mit diesem pflanzlichen Extrakt starten. Mönchspfefferextrakte müssen aber, wie viele pflanzliche Arzneimittel, langfristig eingenommen werden – auch während der Menstruation. Eine Wirkung spüren Sie erst etwa sechs Wochen nach Beginn der Therapie.

Traubensilberkerze oder Cimicifuga

Ursprünglich in Nordamerika gegen Schlangenbisse und zur Geburtshilfe verwendet, gehört der Wurzelstock der Traubensilberkerze (Cimicifuga racemosa) inzwischen zu den meist verwendeten Pflanzen in der Frauenheilkunde. Da der Extrakt auch psychische Beschwerden, z. B. depressive Verstimmungen oder Schlafstörungen, im Rahmen hormoneller Störungen positiv beeinflusst, wirkt die Traubensilberkerze vor allem in den Wechseljahren harmonisierend. Auch Regelverschiebungen bei jüngeren Mädchen sprechen gut auf eine Behandlung an. Ein weiteres Anwendungsgebiet sind depressive Verstimmungen die regelmäßig vor Menstruationsbeginn auftreten. Allerdings gilt auch hier: Die Wirksamkeit setzt erst nach einigen Behandlungswochen ein.

So wirkt Traubensilberkerze

Bekannt sind bestimmte Saponine sowie das Isoflavon Farmononetin im Wurzelstock der Traubensilberkerze. Sie sollen eine schwache östrogenähnliche Wirkung besitzen. Die Heilpflanze hat auch schmerzstillende und entzündungshemmende Eigenschaften.

Extrakte aus der Wurzel der Traubensilberkerze werden ähnlich wie die Mönchspfefferfrüchte nicht als Tee, sondern in Form von Fertigpräparaten eingesetzt.

Stellenwert in der Therapie

Vor allem bei Beschwerden des Klimakteriums (Wechseljahre) bieten Extrakte aus dem Wurzelstock der Traubensilberkerze eine gute Alternative zu einer Hormontherapie. Besonders geeignet sind sie deshalb für Frauen, bei denen keine Östrogene verabreicht werden können, beispielsweise bei Brustkrebs, oder die eine Hormontherapie ablehnen. Im Gegensatz zu synthetischen Östrogenen ist jedoch kein positiver Effekt in Bezug auf das Risiko für Herz-Kreislauf-Erkrankungen und Knochenschwund (Osteoporose) zu erwarten.

Hirtentäschelkraut

Als blutstillendes Mittel bei Gebärmutterblutungen und starken Menstruationsblutungen hat das Hirtentäschelkraut in der Volksmedizin die Spitze der »Frauenkräuter« erklommen. Inzwischen wird der Pflanze auch wissenschaftlich eine leicht blutstillende Wirkung bescheinigt.

Hirtentäschelkraut ist häufig von einem weißen Pilz befallen. Die blutstillende Wirkung wurde deshalb lange Zeit eher dem Pilz als der Pflanze selbst zugeschrieben.

So wirkt Hirtentäschelkraut

In der Pflanze sind Flavonoide und Mineralien enthalten. Entscheidend für die blutstillenden Eigenschaften scheint jedoch eine Eiweißverbindung zu sein, die noch nicht näher bekannt ist.

Stellenwert in der Therapie

Die Wirkung von Hirtentäschelkraut ist nur schwach, seine Bedeutung in der Behandlung von Blutungen gering. Insbesondere bei starken Blutungen, z. B. während einer Geburt, hat die Pflanze keinen Platz. Erschwerend kommt hinzu, dass die Zusammensetzung der Inhaltsstoffe jahreszeitlich stark schwankt und es keine Tinkturen oder Extrakte mit einer konstanten Zusammensetzung der Inhaltsstoffe gibt. Als Tee (zwei Teelöffel Kraut auf 250 Milliliter Wasser) lässt es sich bei sehr starker und schmerzhafter Menstruation verwenden.

Frauenmantel und Schafgarbe – »Frauenkräuter« der Volksmedizin

- Der Anwendung von Frauenmantel bei Frauenbeschwerden stehen die Wissenschaftler skeptisch gegenüber. In der Volksmedizin wird die Pflanze jedoch als Tee (zwei Teelöffel auf 250 Milliliter kochendes Wasser) bei vielen Frauenleiden verwendet: gegen Wechseljahrebeschwerden, zu starken Menstruationsblutungen sowie nach der Entbindung.
- Schafgarbenkraut wird wegen seines ätherischen Öls und seiner Bitterstoffe bei Magenbeschwerden empfohlen. Die Volksmedizin verwendet das Kraut auch bei krampfartigen Unterleibsbeschwerden und schmerzhaften Regelblutungen. Empfehlenswert sind Voll- oder Teilbäder mit Schafgarbe bei Entzündungen an den Geschlechtsorganen.

Frauenmantelkraut ist wegen seiner adstringierenden (zusammenziehenden) Wirkung als Mittel bei Magen-Darm-Störungen und Durchfallerkrankungen anerkannt.

Prämenstruelles Syndrom

Ein einziges Symptom gibt es bei PMS nicht. Vielmehr fallen unter diesen Begriff verschiedenste Beschwerden, die bei jeder Frau einzeln oder in Kombination mehr oder weniger stark auftreten können.

Etwa die Hälfte aller Frauen im gebärfähigen Alter leiden allmonatlich unter Beschwerden, die unter dem Begriff »prämenstruelles Syndrom« (PMS) zusammengefasst werden.

▶ Ursachen und Symptome

Bei den Ursachen von PMS forschen die Wissenschaftler noch im Halbdunkeln. Ein Ungleichgewicht zwischen den weiblichen Hormonen Östrogen und Progesteron mit einem Östrogenüberschuss gilt als wahrscheinlich. Aber auch ein Überschuss oder Mangel anderer Botenstoffe, z. B. der Prostaglandine, kann typische Beschwerden auslösen. Falsche Ernährung und Bewegungsmangel können PMS fördern. Die häufigsten körperlichen und psychischen Beschwerden, die etwa sieben bis zehn Tage vor der Menstruation auftreten und mit deren Beginn verschwinden, sind:

- Vermehrte Wassereinlagerung mit Schwellung, Spannung und Schweregefühl in Brüsten, Bauch und Waden sowie Gewichtszunahme
- Kopfschmerzen und Migräne
- Hautveränderungen
- Blähungen und Verstopfung
- Reizbarkeit und Aggressivität
- Müdigkeit und depressive Verstimmung

Entspannen Sie sich bei PMS durch autogenes Training, Meditation oder Atemübungen. Vor allem Luna-Yoga ist gut geeignet.

▶ Vorbeugung ist möglich

Wer zu PMS tendiert, kann mit den folgenden Maßnahmen vorbeugen bzw. die Beschwerden lindern.

- Bewegen Sie sich ausreichend. Mindestens dreimal pro Woche sollte ihr Puls über 120 Schläge pro Minute liegen – mindestens 20 Minuten lang.
- Verzichten Sie in den Tagen vor den Tagen auf fette und blähende Speisen, legen Sie den Schwerpunkt auf kohlenhydrat- und ballaststoffreiche Kost, und trinken Sie ausreichend.

▶ Selbstbehandlung – oder doch zum Arzt?

Wann zum Arzt?

PMS können Sie selbst behandeln. Bei ausgeprägten psychischen Problemen sollten Sie mit Arzt oder Ärztin darüber sprechen.

Behandlung mit Naturheilmitteln

Harntreibende Tees

Wer während der Tage vor den Tagen unter Wassereinlagerungen leidet, kann durch harntreibende Tees Spannungen in den Brüsten und übermäßiger Gewichtszunahme entgegenwirken. Entwässernd wirken Schachtelhalm, Birkenblätter oder Hauhechelwurzel (siehe Seite 96ff.). Diese Tees gibt es als fertige Mischungen. Sie können sich aber auch Ihre spezielle Mischung in der Apotheke zusammenstellen lassen.

- Teemischung zum Entwässern: je 25 Gramm Birkenblätter, Schachtelhalmkraut, Goldrutenkraut und Orthosiphonblätter

Nachtkerzen- und Borretschsamenöl

Die Zufuhr der ungesättigten Fettsäure Gamma-Linolensäure im Öl von Nachtkerzensamen soll die Symptome bei PMS ebenfalls lindern können. Wissenschaftlich ließ sich dieser Effekt – im Gegensatz zur Anwendung bei Neurodermitis – bislang allerdings nicht bestätigen. Ähnlich ist die Wirkung von Borretschsamenöl zu beurteilen. Es enthält einen hohen Anteil an ungesättigten Fettsäuren, die die PMS-Symptome beeinflussen sollen. Die Wirksamkeit dieses Nahrungsergänzungsmittels wurde bislang lediglich in einer Studie belegt.

Vitamin B6 (Pyridoxin) kann PMS möglicherweise günstig beeinflussen. Es sollte in einer Dosis von zweimal 100 Milligramm täglich, etwa ab Mitte des Zyklus bis zur Menstruation, eingenommen werden.

Menstruationsbeschwerden

▶ Ursachen und Symptome

Fast jede Frau kennt die Beschwerden: mehr oder weniger starke Schmerzen und/oder Krämpfe im Unterbauch, aber auch im Rücken vor allem während der ersten beiden Tage. Die Krämpfe während der Regel haben eine natürliche Ursache. Die Gebärmutter zieht sich zusammen und stößt die Schleimhaut ab. Bei Myomen, Endometriose, Entzündungen oder nach Operationen können die Krämpfe verstärkt auftreten. Auch die Psyche scheint die Schmerzstärke zu beeinflussen. Häufig leiden junge Mädchen stärker unter Regelschmerzen als ältere Frauen. Prostaglandine werden als Übeltäter gehandelt. Diese hormonähnlichen Stoffe, die sich auch im Menstruationsblut finden, können zu schmerzhaften Verkrampfungen der Gebärmutter führen.

▶ Vorbeugung ist möglich

Wer unter Regelschmerzen leidet, kann durch rechtzeitiges Eingreifen die Beschwerden zumindest lindern. Wohltuend sind:

- Wärme (Wärmflasche, heiße Dusche)
- Kälte (Eisbeutel) im Bauch- oder Rückenbereich
- Massagen im Rückenbereich

▶ Selbstbehandlung – oder doch zum Arzt?

Wann zum Arzt?

Wenn Sie regelmäßig alle sechs oder zwölf Monate zur gynäkologischen Untersuchung gehen und wissen, dass hinter Ihren Regelschmerzen keine ernste Krankheit steckt, können Sie sie selbst behandeln. Bei extremen Schmerzen sollten Sie Ihren Arzt aufsuchen.

Behandlung mit Naturheilmitteln

Tees und andere Maßnahmen

> **Synthetische Wirkstoffe**
> - **Ibuprofen**
> - **Butylscopolamin**

Frauenmantel-, Schafgarben- und Gänsefingerkraut wirken krampflösend und blutstillend. Sie können deshalb als regelmäßig getrunkener Tee bei schmerzhafter Regelblutung helfen. Empfehlenswert ist es, mehrere Pflanzen zu kombinieren.

- Probieren Sie doch einmal diese Mischung, die gleichzeitig eine beruhigende Wirkung besitzt: einfach Gänsefingerkraut, Frauenmantel, Hopfen und Baldrian zu gleichen Teilen mischen.
- Entspannend sind auch Sitz- oder Vollbäder mit Schafgarbe. Sie können sie fertig kaufen, aber auch selbst zubereiten. So bereiten Sie ein Vollbad: 75 Gramm Schafgarbenkraut mit 1 Liter kochendem Wasser übergießen und das Ganze 20 Minuten ziehen lassen, dann ins Badewasser geben.

Eine 1 : 1-Mischung aus Eukalyptus- und Melissenöl kann Krämpfe während der Periode lindern. Massieren Sie mehrmals täglich 20 Tropfen auf dem Unterbauch ein.

Stellenwert in der Therapie

Die Anwendung von Gänsefingerkraut, Frauenmantelkraut und Schafgarbenkraut bei Menstruationsbeschwerden beruht überwiegend auf volksmedizinischer Erfahrung. Wissenschaftliche Untersuchungen gibt es kaum. Dies mag der Grund dafür sein, dass es keine Fertigpräparate gibt. Die offene Droge können Sie jedoch in der Apotheke oder im Reformhaus kaufen.

Zyklusstörungen

▶ Ursachen und Symptome

Schwankungen im Zyklus sind innerhalb eines gewissen Rahmens normal. Sind die Zeiträume zwischen den Menstruationsblutungen über einen längeren Zeitraum hinweg kürzer als 24 bzw. länger als 32 Tage oder treten Zwischenblutungen auf, spricht man von Zyklusstörungen. Auch sehr starke oder sehr schwache Blutungen werden zu den Zyklusstörungen gerechnet. Eine einzige Ursache für Zyklusstörungen gibt es nicht. Zu lange oder zu kurze Zyklen haben oft psychische Ursachen. Bei Schmierblutungen produziert der Körper häufig nicht genügend Progesteron in der zweiten Zyklushälfte. Sehr schwache Blutungen sind meist harmlos. Dagegen können regelmäßige, aber extrem starke Blutungen auf eine Endometriose (»Versprengungen« der Gebärmutterschleimhaut in andere Körperbereiche) hindeuten.

Nicht schwanger und trotzdem keine Menstruation? Dahinter können die folgenden Gründe stecken: extremer Leistungssport, Untergewicht, eine gestörte Beziehung zum eigenen Körper, bei Mädchen in der Pubertät auch eine Magersucht.

▶ Vorbeugung ist möglich

Ist die gestresste Seele Auslöser von Zyklusstörungen, lässt sich vorbeugen durch:

- Stressabbau durch Entspannungsübungen und Yoga (auch Luna-Yoga, das speziell auf den weiblichen Körper abgestimmt ist)
- Regelmäßigen Schlaf
- Regelmäßige körperliche Bewegung
- Ausgewogene Ernährung
- Verzicht aufs Rauchen
- Psychotherapie (z. B. bei Magersucht)

▶ Selbstbehandlung – oder doch zum Arzt?

Wann zum Arzt?

Treten erstmals Zyklusstörungen auf, sollten Sie einen Frauenarzt aufsuchen. Außerdem sollten Sie grundsätzlich zum Arzt gehen, wenn während einer Schwangerschaft Blutungen auftreten.

Behandlung mit Naturheilmitteln

Zur natürlichen Behandlung von Zyklusstörungen bieten sich Extrakte aus Mönchspfefferfrüchten an (siehe Seite 127f.).

Wechseljahrebeschwerden

Ungefähr ein Drittel aller Frauen hat kaum bzw. keinerlei Beschwerden während des Wechsels. Die Umstellungsphase ist zwar einerseits hormonell bedingt, andererseits aber auch stark psychisch beeinflusst. Frauen, die sich fit halten und ein ausgefülltes Leben führen, haben weniger Probleme.

Die Wechseljahre, auch als Klimakterium bezeichnet, gehören zu den schwierigsten Zeiten im Leben jeder Frau. Die hormonelle Umstellung geht einher mit gravierenden körperlichen Veränderungen, oft auch mit Änderungen der äußeren Lebensumstände, z. B. wenn die Kinder aus dem Haus gehen. Häufig spielt auch die Psyche etwas verrückt. Versuchen Sie, trotz aller Beschwerden das Beste aus dieser Umbruchszeit zu machen, und lassen Sie sich ärztlich helfen und unterstützen, wann immer es geht.

▶ Ursachen und Symptome

Die Wechseljahre beginnen mit dem Ausbleiben der Regelblutung – so die frühere Meinung. Inzwischen weiß man, dass bereits vor den eigentlichen Wechseljahren Beschwerden auftreten können. In diesem Vorstadium sind Frauen häufig auch reizbar und legen an Gewicht zu. Ausgelöst werden die Beschwerden durch die Umstellung im Hormonhaushalt der Frau. Zunächst wird die Produktion von Progesteron weitgehend eingestellt. In dieser Phase kommt es noch zu mehr oder weniger regelmäßigen Blutungen. Nach der letzten Regelblutung stellt sich auch ein Östrogenmangel ein. Als Beschwerden der Wechseljahre können auftreten:

- Hitzewallungen, Schwindel, Herzklopfen
- Kopfschmerzen
- Depressive Verstimmungen, Angstzustände, Schlaflosigkeit, Nervosität, Gereiztheit
- Trockene Scheide oder Juckreiz in der Scheide beim Geschlechtsverkehr sowie trockene Haut
- Gelenkschmerzen
- Gewichtszunahme
- Blasenschwäche

▶ Selbstbehandlung – oder doch zum Arzt?

Wann zum Arzt?

Oft lassen sich die Beschwerden in den Wechseljahren mit »Hausmitteln« allein nicht in den Griff bekommen. Scheuen Sie sich deshalb nicht, einen Frauenarzt bzw. eine Frauenärztin aufzusuchen, und lassen Sie sich optimal – entsprechend Ihren Bedürfnissen – unterstützen.

Behandlung mit Naturheilmitteln

Traubensilberkerze

Extrakte der Traubensilberkerze bieten sich bei klimakterischen Beschwerden als Alternative zu einer konventionellen Östrogenbehandlung an. Obwohl die Präparate gut verträglich sind, sollte zumindest die erstmalige Einnahme mit dem Arzt abgesprochen werden.

Synthetische Wirkstoffe bei Wechseljahrebeschwerden
- **Natürliche Östrogene meist in Kombination mit Gestagen**
- **Raloxifen**

Johanniskraut und Kava-Kava-Wurzel

Bei psychischen Beschwerden haben sich Naturheilmittel bewährt, die auch bei psychisch-nervösen Problemen gute Dienste leisten.

- Gegen nervöse Unruhe, Angstzustände und depressive Verstimmungen hat sich Johanniskraut in vielen Studien als erfolgreich gezeigt, wenn es ausreichend hoch dosiert ist (siehe auch Seite 264f.).
- Insbesondere gegen Angstzustände kann der Kava-Kava-Wurzelstock helfen (siehe auch Seite 266). Er ist auch ein gutes Mittel gegen Kopfschmerzen, Schlafstörungen und Hitzewallungen in der Zeit des Klimakteriums.

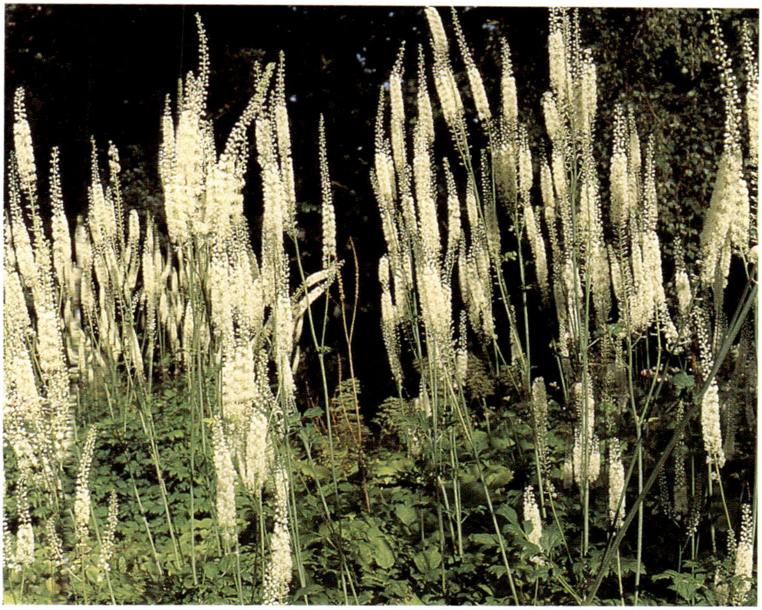

Die Traubensilberkerze (Cimicifuga racemosa) wächst wild in Nordamerika. Sie enthält natürliche Östrogene und dient während der Wechseljahre als »Östrogenersatz«.

Scheideninfektionen

▶ Ursachen und Symptome

Eine Scheideninfektion lässt sich am Ausfluss erkennen. Er ist normalerweise schwach, fast geruchlos und leicht gelblich. Bei einer Infektion tritt er verstärkt auf, hat einen unangenehmen Geruch und ist grünlich gelb. Hinzu kommen Rötungen, Juckreiz und ein brennendes Gefühl im Bereich der äußeren Geschlechtsorgane. Diese Scheideninfektionen werden durch verschiedene Krankheitserreger ausgelöst. Am häufigsten sind Pilze die Übeltäter. Aber auch Bakterien, Trichomonaden und Chlamydien kommen als Verursacher infrage. Sie haben vor allem eine Chance, wenn das Immunsystem geschwächt ist, z. B. bei Erkältungskrankheiten, Stress oder Schlafmangel. Auch die Einnahme von Antibiotika kann Pilzinfektionen fördern.

Synthetische Wirkstoffe bei Scheideninfektionen
- **Clotrimazol, Econazol, Miconazol**
- **Metronidazol**
- **Policresulen, Povidon-Jod**

▶ Vorbeugung ist möglich

Infektionen werden am häufigsten beim Geschlechtsverkehr übertragen. Den besten Schutz bieten deshalb Kondome. Die Übertragung in der Sauna oder auf der Toilette ist dagegen eher selten. Viel größer ist die Gefahr, dass Sie sich selbst mit Darmkeimen infizieren oder das Scheidenmilieu schädigen und damit angreifbar für Krankheitserreger machen. Deshalb sollten Sie auf Folgendes achten.

- Tragen Sie Unterwäsche aus kochbaren Materialien.
- Verwenden Sie keine Waschlappen.
- Waschen Sie sich im Genitalbereich nur mit Wasser, allenfalls mit einer milden, pH-neutralen oder leicht sauren Waschlotion.
- Nach dem Stuhlgang sollten Sie sich immer von vorn nach hinten reinigen – nicht umgekehrt.
- Wer häufig an Pilzinfektionen leidet, sollte seinen Zuckerkonsum, das wichtigste Nahrungsmittel für Pilze, einschränken.

▶ Selbstbehandlung – oder doch zum Arzt?

Wann zum Arzt?

Wer öfter Pilzinfektionen hat und das Krankheitsbild kennt, kann sie selbst behandeln. Tritt eine Scheideninfektion erstmals auf, sollten Sie auf jeden Fall zum Arzt gehen. Der Gang in die Praxis ist außerdem fällig, wenn der Ausfluss blutig oder bräunlich ist. Dahinter kann sich eine schwer wiegende Krankheit verbergen.

Behandlung mit Naturheilmitteln

Pflanzenextrakte werden zur Behandlung von Scheideninfektionen nicht eingesetzt. Es gibt jedoch eine ganze Reihe von natürlichen Methoden, die Sie ausprobieren können.

- Ein mit Naturjoghurt getränkter Tampon, der in die Scheide eingeführt wird, kann die Regenerationsfähigkeit der Scheidenflora unterstützen. Er muss in regelmäßigen Abständen (mindestens alle vier Stunden) ausgetauscht werden. Ähnlich wie Joghurt wirken Vaginalzäpfchen, die Milchsäurebakterien enthalten. Sie sind auch geeignet, um die natürliche Bakterienbesiedelung in der Vagina nach einer Infektion oder einer Antibiotikatherapie wieder auf Vordermann zu bringen.
- Sitzbäder mit Essigwasser unterstützen ebenfalls die Wiederherstellung des physiologischen (natürlichen) Scheidenmilieus.
- Knoblauch wirkt entzündungshemmend und antibakteriell. Eine Knoblauchzehe kann deshalb in der Scheide möglicherweise Bakterien und Pilzen den Garaus machen. Wickeln Sie die Zehe aber vor dem Einführen in Gaze, damit Sie sie problemlos wieder entfernen können.

Die Wirksamkeit dieser Methoden ist wissenschaftlich nicht bestätigt. Sie eignen sich deshalb als Erstmaßnahme vor allem bei leichtem Ausfluss. Wirken diese Maßnahmen nicht oder ist der Ausfluss sehr stark und mit schwerem Juckreiz und Entzündungen verbunden, sollten Sie auf synthetische Medikamente in Form von Vaginalzäpfchen zurückgreifen.

Vaginalzäpfchen, die Milchsäurebakterien enthalten, müssen im Kühlschrank aufbewahrt werden.

Anstelle eines Sitzbads mit Essigwasser können Sie auch ein Sitzbad mit australischem Teebaumöl ausprobieren (10 Tropfen Teebaumöl ins Wasser geben).

So wirken Kräuter gegen Frauenleiden

- Mönchspfefferfrüchte modulieren (verändern) den Hormonhaushalt (gelbkörperhormonähnliche Wirkung).
- Traubensilberkerze moduliert den Hormonhaushalt (östrogenartige Wirkung).
- Gänsefingerkraut wirkt schwach adstringierend (zusammenziehend) und blutstillend.
- Schafgarbe wirkt krampflösend, adstringierend und antibakteriell.
- Frauenmantel wirkt krampflösend und adstringierend.
- Hirtentäschelkraut wirkt blutstillend.

Monopräparate bei Frauenleiden

Handelsname	Darreichungsform	Inhaltsstoffe
Agnolyt	Kapseln	1 Kapsel enthält 3,5 bis 4,2 mg Trockenextrakt (9,58–11,5:1) aus Früchten des Mönchspfeffers (≙ 40 mg Droge)
Agnucaston	Filmtabletten	1 Filmtablette enthält 3,2 bis 4,8 mg Trockenextrakt (8,3–12,5:1) aus Früchten des Mönchspfeffers
Borretschöl von Aurica	Kapseln	1 Kapsel enthält 210 mg Cis-Linolsäure, 120 mg Gamma-Linolensäure
Cefadian	Filmtabletten	1 Tablette enthält 200 mg Trockenextrakt aus Gänsefingerkraut
Cefakliman mono	Kapseln	1 Kapsel enthält 5 mg Trockenextrakt (4:1) aus dem Wurzelstock der Traubensilberkerze
Döderlein Med	Vaginalkapseln	Milchsäurebakterien
Femicur	Kapseln	1 Kapsel enthält 1,6 bis 3,0 mg Trockenextrakt (6,7–12,5:1) aus Früchten des Mönchspfeffers (≙ 20 mg Droge)
Kytta-Femin	Kapseln	1 Kapsel enthält 1,2 mg Trockenextrakt (15–18,5:1) aus Früchten des Mönchspfeffers

Indikationen	(Mögliche) Nebenwirkungen	Hinweise, Kontraindikationen
PMS, Störungen der Regelblutung, Schwellung der Brust	Juckende Hautreaktionen	Nicht während Schwangerschaft und Stillzeit anwenden; auch als Tropfen (enthalten Alkohol) erhältlich; Unregelmäßigkeiten der Regelblutung und Schwellung der Brust vorher vom Arzt abklären lassen
PMS, Störungen der Regelblutung, Schwellung der Brust	Juckende Hautreaktionen	Nicht während Schwangerschaft und Stillzeit anwenden; auch als Tropfen (enthalten Alkohol) erhältlich; Regelunregelmäßigkeiten und Brustschwellung vorher vom Arzt abklären lassen
PMS	Keine bekannt	Nahrungsergänzungsmittel für die zusätzliche Zufuhr essenzieller Fettsäuren, vor allem Gamma-Linolensäure
Leicht schmerzhafte Regelblutung	Keine bekannt	Keine bekannt
Wechseljahrebeschwerden, Beschwerden vor und während der Regel	Magenbeschwerden	Auch als Tropfen (enthalten Alkohol) erhältlich
Störungen des natürlichen Scheidenmilieus, Ausfluss	Keine bekannt	Im Kühlschrank aufbewahren
PMS	Juckende Hautreaktionen (bei Lactoseunverträglichkeit Durchfall)	Nicht während Schwangerschaft und Stillzeit anwenden; auch als Tropfen (enthalten Alkohol) erhältlich; Regelunregelmäßigkeiten und Brustschwellung vorher vom Arzt abklären lassen
PMS, Störungen der Regelblutung, Schwellung der Brust	Juckende Hautreaktionen, Verstärkung der Regelblutung	Nicht während Schwangerschaft und Stillzeit anwenden; auch als Tropfen (enthalten Alkohol) erhältlich; Regelunregelmäßigkeiten und Brustschwellung vorher vom Arzt abklären lassen

Monopräparate bei Frauenleiden

Handelsname	Darreichungsform	Inhaltsstoffe
Natudolor	Dragees	1 Dragee enthält 300 mg Trockenextrakt aus Gänsefingerkraut
Phytoestrol N	Dragees	1 Dragee enthält 4 mg Trockenextrakt aus Rhapontikrhabarberwurzel (16:1), standardisiert auf 2,4 bis 2,8 mg Rhaponticosid
Remifemin	Tabletten	1 Tablette enthält 0,018 bis 0,026 ml Flüssigextrakt (0,78–1,14:1) aus dem Wurzelstock der Traubensilberkerze
Strotan	Filmtabletten	1 Tablette enthält 3 mg Trockenextrakt (10–16:1) aus Früchten des Mönchspfeffers
Styptysat Bürger	Dragees	1 Dragee enthält 200 mg Trockenextrakt (4,1:1) aus Hirtentäschelkraut
Vagiflor	Vaginalzäpfchen	Milchsäurebakterien

Kombinationspräparate bei Frauenleiden

Handelsname	Darreichungsform	Inhaltsstoffe
Remifemin plus	Dragees	1 Dragee enthält Johanniskraut-Trockenextrakt (standardisiert auf 0,25 mg Gesamthypericin), Traubensilberkerzenwurzelstock-Trockenextrakt (standardisiert auf 1 mg Triterpenglykoside)

Indikationen	(Mögliche) Nebenwirkungen	Hinweise, Kontraindikationen
Leicht schmerzhafte Regelblutung	Bei Reizmagen stärkere Beschwerden	Nicht bei Störungen der Regelblutung anwenden
Wechseljahrebeschwerden, schmerzhafte Regelblutung	Keine bekannt	Nicht in der Schwangerschaft und bei Endometriose anwenden; in der Stillzeit nur nach Rücksprache mit dem Arzt anwenden
Wechseljahrebeschwerden, schmerzhafte Regelblutung	Magenbeschwerden	Auch als Tropfen (enthalten Alkohol) erhältlich; Unregelmäßigkeiten der Regelblutung und Schwellung der Brust vorher vom Arzt abklären lassen
PMS, Störungen der Regelblutung, Schwellung der Brust	Juckende Hautreaktionen	Nicht während Schwangerschaft und Stillzeit anwenden; auch als Tropfen (enthalten Alkohol) erhältlich, Unregelmäßigkeiten der Regelblutung und Schwellung der Brust vorher vom Arzt abklären lassen
Starke Regelblutung	Keine bekannt	Auch als Lösung erhältlich; Zwischenblutungen und außergewöhnlich starke Regelblutungen müssen vom Arzt abgeklärt werden
Vaginalflorastörungen	Keine bekannt	Im Kühlschrank aufbewahren

Indikationen	(Mögliche) Nebenwirkungen	Hinweise, Kontraindikationen
Wechseljahrebeschwerden (vor allem psychische Beschwerden), PMS	Lichtempfindlichkeit der Haut	Keine bekannt

Hauterkrankungen und Wunden

Die Haut erfüllt zwei wesentliche Aufgaben: Sie grenzt den Körper von der Umwelt ab und schützt ihn vor schädlichen Einflüssen. Außerdem gilt die Haut als Spiegel der Seele. Fühlen wir uns in unserem Körper wohl, ist auch die Haut gesund. Geht es uns schlecht, spielt die Haut oft verrückt. Viele Hauterkrankungen, darunter die schwere Akne und die Psoriasis (Schuppenflechte), können ihre Ursachen auch in tief greifenden psychischen Problemen haben. Umgekehrt können Hauterkrankungen, insbesondere wenn sie chronisch sind, zu seelischen Belastungen führen. Wenn Ihre Haut Ihnen immer wieder zu schaffen macht, sollten Sie sich mit Ihrer persönlichen Situation auseinander setzen. Vielleicht stellen Sie fest, dass das größte Organ Ihres Körpers auf ganz bestimmte Situationen »fehlreagiert«. Überlegen Sie, ob sich diese Situationen möglicherweise ändern lassen.

An der Haut lässt sich die momentane Stimmungslage oft recht deutlich ablesen. Manche Menschen erröten, wenn Sie plötzlich im Mittelpunkt stehen, auch wenn sie nach außen ganz gelassen wirken. Andere werden vor Schreck kreidebleich.

Was tun bei trockener Haut?

Mit zunehmendem Alter wird die Haut immer trockener. Bereits ab dem 30. Lebensjahr haben mehr Menschen trockene Haut als fettige Haut – Tendenz steigend. Wenn der Haut Feuchtigkeit fehlt, wird sie nicht nur trocken und wirkt weniger frisch und attraktiv. Sie wird auch rissig und spröde, beginnt zu jucken und wird anfälliger für Infektionen. Nicht nur unter kosmetischen Aspekten ist es deshalb sinnvoll, trockene Haut sorgfältig zu pflegen. Trockene Haut tritt auch im Zusammenhang mit chronischen Hauterkrankungen, wie z. B. dem atopischen Ekzem (Neurodermitis), auf (siehe Seite 144ff.). Auch hier ist eine intensive Pflege, vor allem in den symptomfreien Intervallen, wichtig. Es gibt einiges, was Sie bei trockener Haut tun können.

- Verwenden Sie keine Cremes, sondern Salben oder Wasser-in-Öl-Emulsionen. Allzu fette Salben können auch trockene Haut reizen. Wenn Sie eine Salbe erstmals ausprobieren, sollten Sie deshalb zunächst immer nur eine kleine Packung kaufen, auch wenn die größere Packung kostengünstiger ist.

- Verwenden Sie harnstoffhaltige Salben. Harnstoff, der auch natürlicherweise in der Haut zu finden ist, hat eine herausragende Eigenschaft: Er kann die Verdunstung von Wasser an der Hautoberfläche verhindern. Außerdem stärkt er die Epidermis. Aber: So gut Harnstoff für Erwachsene ist – Kinderhaut reagiert darauf oft mit Reizungen. Zumindest bis zum dritten Lebensjahr sollte deshalb auf harnstoffhaltige Salben verzichtet werden.
- Verwenden Sie alkalifreie Syndets anstelle von Seifen. Sie greifen den Säuremantel der Haut nicht an.
- Als Regel gilt: Ölbäder statt Schaumbäder. Geeignet sind Bäder, die Sojabohnenöl oder Erdnussöl enthalten.

Hinter dem Begriff »natural moisturizing factors« (NMF), mit dem in der Kosmetikindustrie so viel Werbung gemacht wird, steckt häufig nichts anderes als Harnstoff.

Was tun bei Wunden?

Kleine Wunden können Sie selbst versorgen. Das Wichtigste ist dabei die sterile Abdeckung, z. B. mit einem Pflaster oder mit sterilen Kompressen. Offene Wunden können Sie auch mit einem Desinfektionsmittel in Form einer Lösung behandeln. Salben haben dagegen in diesem Stadium der Wundversorgung noch nichts verloren, denn die Infektionsgefahr, aber auch das Risiko einer allergischen Reaktion ist zu groß. Ist der Wundprozess fortgeschritten und hat sich die Wunde bereits geschlossen, können Sie mit Wund- und Heilsalben die Heilung fördern.

- Unter den pflanzlichen Präparaten haben Sie die Wahl zwischen Salben, die Extrakte aus Kamille oder Hamamelis (Zaubernuss) enthalten.
- Ebenfalls empfehlenswert sind Salben mit dem B-Vitamin Dexpanthenol.

Zweierlei Emulsionen

Zwei Formen von Emulsionen – Gemische von Wasser und fetten Ölen – lassen sich unterscheiden.

- Wasser-in-Öl-Emulsionen eignen sich für trockene Haut, da die äußere Phase fettig ist.
- Öl-in-Wasser-Emulsionen eignen sich für fettige Haut, da die äußere Phase wässrig ist. Emulgatoren sorgen dafür, dass sich Wasser und Öl nicht trennen, sondern eine homogene Flüssigkeit bilden.

Kontaktekzem und Neurodermitis

▶ Ursachen und Symptome

Ekzeme sind entzündliche Veränderungen der Haut, die häufig von Juckreiz begleitet sind. Ursache des Ekzems ist eine allergische Reaktion des Körpers. Das Immunsystem reagiert über, wenn es mit bestimmten Stoffen in Berührung kommt.

Die Neurodermitis beginnt bereits in früher Kindheit. Bei Säuglingen treten die Hauterscheinungen auf dem Kopf oder den Wangen als Milchschorf in Erscheinung. Bei Kindern sind die Ekzeme meist in den Gelenkbeugen und am Gesäß, bei Erwachsenen auf Gesicht, Hals, Nacken, Brust und Schultern lokalisiert.

- Ein Kontaktekzem tritt an einer bestimmten Körperstelle – gleich nach oder mit gewisser Verzögerung – nach dem direkten Hautkontakt mit einem Allergen auf. Kontaktekzeme sind meist klein und tauchen nur an der Berührungsstelle auf.
- Bei einer Neurodermitis (atopisches Ekzem) breitet sich das Ekzem chronisch oder in Schüben über größere Körperpartien aus oder tritt an verschiedenen Stellen auf. Voraussetzung für eine Neurodermitis ist die erbliche Veranlagung. Bestimmte Faktoren, etwa Umweltgifte, klimatische Verhältnisse, Zigarettenrauch, Tierhaare, Hausstaub oder hautreizende Substanzen der Kleidung, unterstützen den Ausbruch der Krankheit ebenso wie starke psychische Belastungen. Was die Haut überreagieren lässt, ist individuell verschieden. Wichtigste Kennzeichen der Neurodermitis sind ein unerträglicher Juckreiz und eine extrem trockene, zu Entzündungen neigende Haut. Es entstehen immer wieder Rötungen, Bläschen, Pusteln, Entzündungen und Risse.

▶ Vorbeugung ist möglich

Die Strategie bei einer Kontaktallergie ist klar: Allergenkarenz ist angesagt. Konkret bedeutet dies: Wechseln Sie Ihr Parfüm, tragen Sie Metallknöpfe nicht auf nackter Haut, oder verzichten Sie darauf, Ihr Haar zu färben. Reagieren Sie auf Substanzen, mit denen Sie im Beruf viel Kontakt haben, beispielsweise Dauerwellflüssigkeiten bei Friseurinnen, sollten Sie einen Berufswechsel ins Auge fassen. Das häufigste Kontaktallergen ist übrigens Nickel (in Modeschmuck und Jeansknöpfen).
Bei einer Neurodermitis ist die Situation schwieriger. Es lohnt sich jedoch, auf die Suche nach dem auslösenden Faktor zu gehen – auch wenn diese Suche oft problematisch ist. Besonders wichtig ist eine ausgewogene psychische Situation der Betroffenen.

▶ Selbstbehandlung – oder doch zum Arzt?

Wann zum Arzt?

Die Neurodermitis gehört in die Hand eines Hautarztes oder Allergologen. Wenn Sie häufiger an einem Kontaktekzem leiden und die Ursache nicht genau kennen, sollten Sie versuchen, das Allergen mit Hilfe von Allergietests ausfindig zu machen. Kennen Sie die Ursachen, können Sie bei kleineren Ekzemen selbst aktiv werden.

Behandlung mit Naturheilmitteln

Bei Ekzemen, insbesondere bei Neurodermitis, ist es besonders wichtig, dass die Haut regelmäßig gepflegt wird. Dadurch lassen sich Häufigkeit und Schweregrad der Schübe positiv beeinflussen. Zur speziellen Behandlung von Ekzemen bieten sich Naturheilmittel für äußerliche und innerliche Anwendungen an.

Wenn Sie bei Sonnenlicht über ungemähte Wiesen spazieren, können sich allergische Ekzeme an den Waden bilden. Schuld daran ist das Zusammenspiel von UV-Licht und so genannten Furanocumarinen, die in den Wiesenpflanzen enthalten sind. Sie erhöhen die Lichtsensibilität der Haut.

Kamille

Kamillenblüten sind für die äußerliche Behandlung von Hautentzündungen aller Art, z. B. auch Sonnenbrand, geeignet. Sie können als Salbe, aber auch in Form von Umschlägen und Bädern wohltuend sein. Doch Vorsicht: Sehr selten treten nach Anwendung von Kamillenzubereitungen allergische Hautreaktionen auf. Ursache kann die verwendete Salbengrundlage sein, aber auch eine Kamillenverfälschung, meist Hundskamille anstelle der Echten Kamille. Also Vorsicht, wenn Sie Kamillenblüten selbst sammeln. Ein weiterer Grund: Die Kamille ist ein Korbblütler; manche Menschen reagieren darauf allergisch.

So wirkt Kamille

Die Inhaltsstoffe der Kamille – Chamazulen, Bisabolole, Flavonoide – wirken entzündungshemmend.

Neurodermitikerbad

Ein wohltuender und beruhigender Badezusatz besteht aus einer Grundmischung von 2 Esslöffeln Sahne und 2 Esslöffeln Olivenöl. In dieser Grundmischung verrühren Sie eines der folgenden ätherischen Öle.

- 3 Tropfen Lavendelöl
- 5 Tropfen Orangenöl
- 3 Tropfen Sandelholzöl
- 2 Tropfen Teebaumöl

Stellenwert in der Therapie

Kamillenblütenextrakte eignen sich zur äußerlichen Anwendung bei Ekzemen und bei anderen entzündlichen Hauterkrankungen. Je nach Schweregrad der Erkrankung ist eine zusätzliche Behandlung, z. B. mit Kortikoiden (Kortisonpräparaten), notwendig. In diesem Fall sind Kamillenextrakte zur Nachbehandlung oder in den Intervallphasen gut geeignet.

Wegen des allergenen Potenzials dürfen Kamillenextrakte nicht an den Augen angewendet werden.

Bittersüßer Nachtschatten

Der Bittersüße Nachtschatten (Solanum dulcamara) gehört zu den so genannten Umstimmungsmitteln in der Naturheilkunde. Die Stängel sind heilkräftig und sollen die Selbstheilungskräfte des Körpers aktivieren. Präparate werden innerlich und äußerlich bei Ekzemen und Neurodermitis eingesetzt.

So wirkt Bittersüßer Nachtschatten

Die Stängel des Bittersüßen Nachtschattens enthalten Steroide, u. a. Solasodin. Sie sollen, ähnlich wie Glukokortikoide, juckreizstillend und entzündungshemmend wirken.

Stellenwert in der Therapie

Bittersüßer Nachtschatten eignet sich zur zusätzlichen Behandlung von Ekzemen und Neurodermitis. Wie gut die Wirksamkeit ist, lässt sich schwer beurteilen. Bislang existiert lediglich eine klinische Prüfung, die die Wirksamkeit belegt.

Der Extrakt aus den Stängeln des Bittersüßen Nachtschattens kann auch für Umschläge verwendet werden.

Vorsicht bei Steinkohlenteer

Steinkohlenteer, der zur Behandlung von Neurodermitis eingesetzt wird, steht in Verdacht, die Entstehung von Hautkrebs voranzutreiben, wenn er übermäßig und über einen sehr langen Zeitraum unkontrolliert eingesetzt wird.

- Verwenden Sie entsprechende Präparate, wenn überhaupt, nicht länger als vier Wochen.
- Verzichten Sie auf eine Anwendung an empfindlichen Körperstellen (Achselhöhle, Leisten und Genitalbereich).

Nachtkerze

Das Öl der Nachtkerze ist reich an Linolsäure und enthält zusätzlich bis zu zehn Prozent Gamma-Linolensäure – eine ungesättigte Fettsäure, die bislang nur in sehr wenigen Pflanzen entdeckt wurde. Das Öl wird in Kapselform zur Behandlung der Neurodermitis angeboten.

Das Öl der Nachtkerze wird auch bei Frauenbeschwerden (PMS und Menstruationsproblemen) eingesetzt. In der Volksmedizin dient es auch als Diätetikum.

So wirkt Nachtkerze

Die gelben Blüten der Nachtkerzen entwickeln sich zu einer vierkantigen Frucht, die die Samen enthält. Wie Nachtkerzensamenöl wirkt, ist noch nicht vollständig bekannt. Nachgewiesen werden konnte bislang zweierlei

- Durch die Anwendung von Nachtkerzenöl wird das gestörte Verhältnis von ungesättigten und gesättigten Fettsäuren in Blut und Gewebe normalisiert.
- Es werden auch vermehrt entzündungshemmende Substanzen im Körper gebildet, die das Entzündungsgeschehen positiv beeinflussen können.

Stellenwert in der Therapie

Nachtkerzensamenöl eignet sich auch bei Kindern als zusätzliche Therapie bei Neurodermitis. Es kann, wenn es langfristig eingenommen wird, die Zeiträume zwischen den Schüben verlängern und das Ausmaß der akuten Entzündungen mildern. Neben klinischen Studien, die die Wirksamkeit des Öls belegen, stehen allerdings auch einige Untersuchungen, die dem Pflanzenöl keinen Vorteil bescheinigen. Da die Verträglichkeit gut ist, steht zumindest einem Behandlungsversuch nichts entgegen.

Die Behandlung mit Nachtkerzensamenöl ist eine Dauertherapie. Verbessert sich das Krankheitsbild über einen längeren Zeitraum deutlich, kann die Behandlung versuchsweise abgesetzt werden.

Bei Säuglingsekzemen und Milchschorf können Sie einen Aufguss aus Stiefmütterchen in Form von Umschlägen anwenden. Sprechen Sie vorher mit dem Kinderarzt.

Das können Sie sonst noch tun

Gerbstoffe bei nässenden Ausschlägen: Zur Behandlung nässender Ausschläge – nicht bei Neurodermitis – bieten sich auch Salben und Lösungen mit Gerbstoffen an. Verwendet werden vor allem Hamamelis- und Eichenrinde. Es gibt auch synthetisch hergestellte Gerbstoffe, die in Salben und Lösungen eingesetzt werden.

Akne

▶ Ursachen und Symptome

Mitesser, die sich zu entzündeten Pusteln, Papeln und Knoten bis hin zu Abszessen auswachsen können, sind das Kennzeichen der Akne. Sie machen sich überwiegend im Gesicht, auf dem Dekolletee, den Schultern und dem Rücken breit. Je nach Schweregrad der Erkrankung lassen sich drei Formen der Akne unterscheiden.

● Die leichteste Form ist charakterisiert durch offene und geschlossene Mitesser, die an einem weißen bzw. schwarzen Köpfchen erkennbar sind. Entzündungen treten in diesem Stadium noch nicht auf.

● Bei der mittelschweren Form der Akne kommen zu den Mitessern entzündete Pickel hinzu.

● Bei der schweren Form bilden sich zusätzlich entzündliche Knoten und Abszesse. Sie hinterlassen nach dem Abheilen oft Narben.

Die Neigung zu einer Akne kann vererbt werden. Damit sie sich aber tatsächlich entwickelt, müssen mehrere Faktoren zusammenspielen: Die Talgdrüsen produzieren, angeregt durch das männliche Hormon Testosteron, vermehrt Talg. Verhornen die Follikel, über die der Talg nach außen transportiert wird, kommt es zu einem Talgstau, der als Mitesser sichtbar wird. Er bietet den Aknebakterien einen idealen Nährboden. Die Keime können sich ungehindert vermehren und lösen eine Entzündung der Follikel aus.

Salben mit Sonnenhutextrakt (Echinacea) wirken entzündungshemmend und können auch bei Entzündungen aufgrund von Akne verwendet werden.

▶ Vorbeugung ist möglich

Dafür zu sorgen, dass eine Akne nicht auftritt, ist nicht möglich. Sie können aber einiges dafür tun, dass sie sich nicht verschlimmert.

● Waschen Sie das Gesicht mit lauwarmem Wasser und, falls Sie mögen, mit einer sanften Waschlotion mit saurem pH-Wert. Die Verwendung spezieller Waschsyndets ist nicht notwendig.

● Verwenden Sie keine Waschlappen, und trocknen Sie Ihr Gesicht mit Papiertüchern ab.

● Drücken Sie Mitesser und Pickel nicht selbst aus.

● Bei Akne in fortgeschrittenen Stadien kann es sinnvoll sein, die Mitesser von einer medizinischen Fachkosmetikerin entfernen zu lassen. Allerdings: Die Entfernung der Mitesser beschleunigt die Abheilung der Akne nicht. Sie verbessert lediglich das »Outfit« Ihres Gesichts.

- Verwenden Sie zum kosmetischen Abdecken der Pickel möglichst kein kosmetisches Make-up, sondern getönte Aknemittel, die Sie in der Apotheke kaufen können.
- Frische Luft und Sonne tun Ihrer Haut immer gut! Gehen Sie also möglichst oft vor die Tür. Schützen Sie sich allerdings mit einer Sonnenschutzcreme vor zu viel UV-Strahlung.
- Falsche Ernährung, z. B. Schokolade oder Pommes frites, beeinflusst nach medizinischen Erkenntnissen Entstehung und Verlauf der Akne nicht. Manche Betroffene haben allerdings bei einer Ernährungsumstellung eine Verbesserung Ihres Hautzustands beobachtet.

▶ Selbstbehandlung – oder doch zum Arzt?

Wann zum Arzt?

Leichte Formen der Akne können Sie selbst behandeln. Verbessern sich die Symptome allerdings nicht oder treten zusätzlich Entzündungen auf, ist es sinnvoll, einen Hautarzt zurate zu ziehen. Zum Arzt sollte im Übrigen jeder gehen, der psychisch stark unter seinen Hautunreinheiten leidet – auch wenn sie objektiv betrachtet eher harmlos sind.

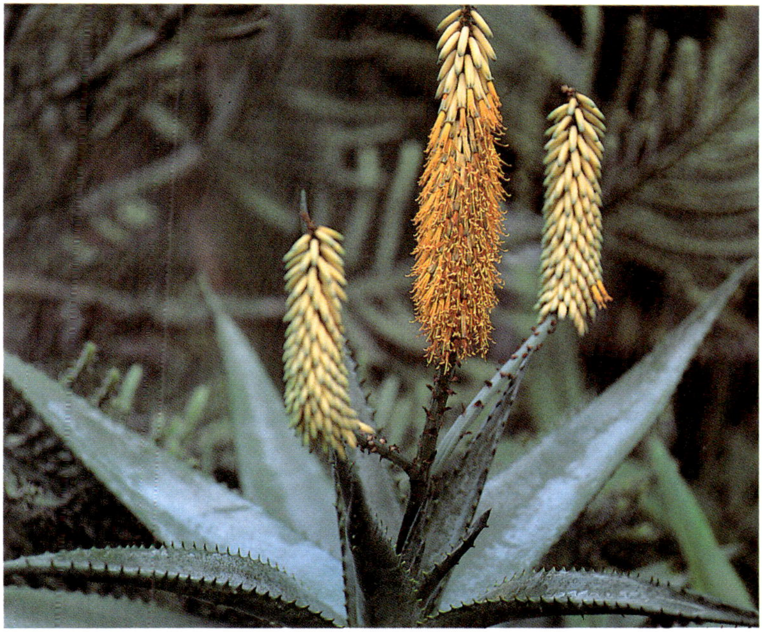

Heilsames Liliengewächs aus der Wüste: Der Milchsaft der Aloe vera wird bei Akne direkt auf die Haut gegeben.

Behandlung mit Naturheilmitteln

Einige Wund- und Heilsalben gegen Entzündungen enthalten Perubalsam. Da hier die Gefahr einer allergischen Reaktion besonders groß ist, sind sie nicht empfehlenswert.

Zwar kommt eine ganze Reihe von Wirkstoffen, die bei der Akne eingesetzt werden, aus der Natur, beispielsweise die Vitamin-A-Säure-Derivate oder die Salicylsäure. Der Phytotherapie im eigentlichen Sinn spielt bei der Akne jedoch nur eine untergeordnete Rolle. Deshalb hier nur einige Tipps aus der Erfahrungsmedizin, deren Wirksamkeit wissenschaftlich jedoch nicht belegt ist.

- Aloesaft wirkt sich bei Akne günstig aus. Der gelbe Milchsaft der Aloeblätter wird dabei direkt auf die Haut gegeben.
- Entzündungshemmend soll eine Gänseblümchentinktur (Bellis-perennis-Tinktur) wirken: Setzen Sie 100 Gramm Gänseblümchenblüten in 40-prozentigem Alkohol an, und lassen Sie den Ansatz 3 bis 4 Wochen stehen. Nach dem Abseihen kann die Lösung ohne weitere Verdünnung aufgetragen werden.
- Die folgende Teemischung gilt als empfehlenswert: Mischen Sie je 25 Gramm Schachtelhalmkraut, Hauhechelwurzel, Schöllkraut und Erdrauchkraut. Für 1 Tasse Tee (125 Milliliter) nehmen Sie 1 bis 2 Teelöffel der Mischung.
- Bei unreiner Haut werden häufig »Blutreinigungstees« empfohlen. Sie sollen dafür sorgen, dass Abfallprodukte, die entzündungsfördernd sind, aus dem Stoffwechsel vermehrt ausgeschieden werden. Die Teemischungen wirken zwar harntreibend und leicht abführend und damit auch entschlackend – eine entzündungshemmende Wirkung konnte bislang allerdings nicht eindeutig belegt werden.

Das können Sie sonst noch tun

Salbei gegen Schwitzen: Schwitzen ist unangenehm – für den, der schwitzt, aber auch für seine Mitmenschen. Der unangenehme Geruch entsteht, weil Bakterien den Schweiß zu übelriechenden Geruchsstoffen abbauen. Deodorants können diesen Geruch nur zeitweise überdecken. Manche Menschen schwitzen so stark, dass es sinnvoll oder sogar notwendig ist, die Schweißsekretion einzudämmen. Eine antihidrotische (schweißdämmende) Wirkung haben bestimmte Metallverbindungen, aber auch Salbei. Salbei wird als Tee getrunken oder in Form von Tabletten eingenommen. Worauf die Wirkung des Salbeis beruht, ist noch unbekannt.

Der Rummel um Teebaumöl – was steckt dahinter?

Für viel Aufsehen – vor allem in der Publikumspresse – hat in letzter Zeit das australische Teebaumöl gesorgt. Innerlich und äußerlich angewendet, soll es gegen Arthritis, Zahnschmerzen, Blasenentzündung, Fußpilz und Herpes helfen. Tatsache ist, dass Teebaumöl antiseptische Eigenschaften besitzt und, äußerlich angewendet, bei bakteriellen Hauterkrankungen wirksam sein kann. Gesicherte Aussagen lassen die bisherigen Untersuchungen noch nicht zu. Bislang gibt es auch keine Zubereitung von Teebaumöl, die als Arzneimittel zugelassen wäre. Es ist ausschließlich als Kosmetikum im Handel. Die wichtigsten Inhaltsstoffe des Teebaumöls, d. h. des ätherischen Öls des australischen Teebaums Melaleuca alternifolia, sind Terpinen-4-ol, Terpinen und Cineol (der Wirkstoff, der auch in Eukalyptus enthalten ist).

- Als Erfolg versprechend gilt die äußerliche Anwendung von Teebaumöl bei leichter Akne, da es dem typischen Aknebakterium (Propionibacterium acnes) den Garaus macht.
- Auch bei Pilzbefall der Zehennägel und Füße zeigt Teebaumöl Wirkung.
- Dagegen ist noch unklar, ob das Öl auch gegen Herpesviren oder bei Erkältungskrankheiten erfolgreich ist.
- Vorsicht: Teebaumöl ist nicht ohne Nebenwirkungen. Es kann – äußerlich angewendet – Kontaktekzeme hervorrufen. Bei Neurodermitispatienten, Säuglingen und Kindern sollte besser auf die Anwendung verzichtet werden. Bei einer Einnahme müssen Durchfälle und Übelkeit befürchtet werden. Die innerliche Anwendung ist aus diesem Grund nicht empfehlenswert.

Teebaumöl hat inzwischen allerdings das Interesse der Wissenschaftler geweckt. In den nächsten Jahren ist deshalb vermutlich mit aussagefähigen Ergebnissen über die Wirkungen und Risiken von Teebaumöl zu rechnen, die konkrete Empfehlungen für die Anwendung möglich machen.

Empfehlenswert ist reines australisches Teebaumöl, das aus dem Teebaum Melaleuca alternifolia gewonnen wird. Hochwertiges Teebaumöl muss 48 Inhaltsstoffe aufweisen; der Terpinen-4-ol-Anteil darf nicht unter 30 Prozent liegen; der Cineolanteil sollte fünf Prozent nicht übersteigen.

Monopräparate bei Hauterkrankungen und Wunden

Handelsname	Darreichungsform	Inhaltsstoffe
Azulon Kamillen-Puder	Puder	1 g enthält 10 mg Trockenextrakt aus Kamillenblüten (4,8–6,3:1)
Azulon Kamillen Creme	Creme	1 g enthält 20 mg ethanolischen Auszug aus Kamillenblüten (2,75:1) (standardisiert auf mindestens 0,2 mg ätherisches Öl, davon mindestens 0,07 mg Levomenol)
Basodexan	Creme	1 g enthält 100 mg Harnstoff
Berniter Kopfhaut-Gel	Gel	1 g enthält 5 mg Steinkohlenteer
Branolind N	Salbenkompressen	1 Kompresse enthält 100 mg Perubalsam in 2 g Salbengrundlage
Buchol Salbeikapseln	Kapseln	1 Kapsel enthält 100 mg Salbeiöl
Carbamid Widmer	Creme	100 g enthalten 12 g Harnstoff
Cefabene	Filmtabletten	1 Filmtablette enthält 200 mg Trockenextrakt (5:1) aus Stängeln des Bittersüßen Nachtschattens
Cefabene	Salbe	100 g enthalten 10 g alkoholischen Auszug aus Stängeln des Bittersüßen Nachtschattens (1:5)

Indikationen	(Mögliche) Nebenwirkungen	Hinweise, Kontraindikationen
Hautentzündungen, Sonnenbrand	Lokale Überempfindlichkeitsreaktionen	Keine bekannt
Hautentzündungen, Neurodermitis, Risswunden	Überempfindlichkeitsreaktionen auf Konservierungsstoffe	Keine bekannt
Trockene, raue, schuppende Haut	Hautreizungen	Während der Anwendung sollten keine zusätzlichen Arzneimittel und Kosmetika aufgetragen werden
Trockene, raue, schuppende Kopfhaut (Seborrhö)	Lichtempfindlichkeit, Kontaktallergien, mögliche Krebs erzeugende Wirkung bei langfristiger Anwendung	Nicht während Schwangerschaft und Stillzeit anwenden; nicht geeignet für Kinder unter 12 Jahren; zum Abwaschen teerhaltiger Arzneimittel keine Syndets verwenden; nicht länger als 4 Wochen anwenden
Unterschenkelgeschwüre, Furunkel, Verbrennungen	Allergische Hautreaktionen	Salbenkompressen bei jedem Verbandswechsel erneuern
Vermehrte Schweißabsonderung	Bei einer sehr langen Einnahmezeit Krampfanfälle möglich	Nicht geeignet für Kinder; nicht während der Schwangerschaft anwenden
Fischschuppenkrankheit, trockene, spröde Haut	Hautreizungen	Während der Anwendung sollten keine zusätzlichen Arzneimittel und Kosmetika aufgetragen werden
Chronisches Ekzem (unterstützend)	Keine bekannt	Auch als Tropfen (enthalten Alkohol) erhältlich
Chronisches Ekzem (unterstützend)	Rötung und Brennen bei vorgeschädigter Haut (Alkohol)	Keine bekannt

Monopräparate bei Hauterkrankungen und Wunden

Handelsname	Darreichungsform	Inhaltsstoffe
Chamo S Bürger	Puder	100 g enthalten 620 bis 880 mg Nativextrakt aus Kamillenblüten (≙ 30 mg Alpigeninglykosid und 20 mg ätherischem Kamillenblauöl)
Chamo S Bürger	Salbe	100 g enthalten 102,5 bis 147,5 mg Nativextrakt aus Kamillenblüten (≙ 5 mg Alpigeninglykosid und 5 mg ätherischem Kamillenblauöl)
Dolexaderm H	Salbe	100 g enthalten 3,5 g Extrakt aus Stängeln des Bittersüßen Nachtschattens
Echinacin Madaus	Salbe	100 g enthalten 16 g Presssaft aus Purpursonnenhutkraut
Elacutan	Creme	100 g enthalten 10 g Harnstoff
Epogam / -1000	Kapseln	1 Kapsel Epogam enthält 466 bis 536 mg Nachtkerzensamenöl, standardisiert auf 40 mg Gamma-Linolensäure 1 Kapsel Epogam 1000 enthält 932 bis 1073 mg Nachtkerzensamenöl, standardisiert auf 80 mg Gamma-Linolensäure
Gammacur	Kapseln	1 Kapsel enthält 500 mg Nachtkerzensamenöl

Indikationen	(Mögliche) Nebenwirkungen	Hinweise, Kontraindikationen
Leichte Entzündungen der Haut, Säuglingspflege	Keine bekannt	Keine bekannt
Leichte Entzündungen der Haut, Säuglingspflege	Überempfindlichkeitsreaktionen auf Konservierungsstoffe	Keine bekannt
Chronisches Ekzem	Keine bekannt	Keine bekannt
Schlecht heilende, oberflächliche Wunden	Überempfindlichkeitsreaktionen auf Konservierungsstoffe, Juckreiz	Nicht bei Überempfindlichkeit gegen Korbblütler anwenden
Fischschuppenkrankheit, trockene, spröde Haut	Hautreizungen	Während der Anwendung sollten keine zusätzlichen Arzneimittel und Kosmetika aufgetragen werden
Neurodermitis	Gelegentlich Übelkeit, Verdauungsstörungen, Kopfschmerzen	Nicht geeignet für Kinder unter 1 Jahr; Anwendung während Schwangerschaft und Stillzeit nur nach Befragung des Arztes; für Kinder, die die Kapseln nicht schlucken können, können sie aufgeschnitten und ausgedrückt werden; das Öl kann dann allein oder in Milch bzw. im sonstigen Essen eingenommen werden
Neurodermitis	Gelegentlich Übelkeit, Verdauungsstörungen, Kopfschmerzen	Nicht geeignet für Kinder unter 1 Jahr; Anwendung während Schwangerschaft und Stillzeit nur nach Befragung des Arztes

Monopräparate bei Hauterkrankungen und Wunden

Handelsname	Darreichungsform	Inhaltsstoffe
Hametum	Salbe	100 g enthalten 6,25 g Destillat aus frischen Blättern und Zweigen der Zaubernuss (1:1,6), standardisiert auf 0,75 mg Hamameliskestone
Hametum Extrakt	Flüssigkeit	100 g enthalten 25 g Destillat aus Zaubernuss (1:1,6), standardisiert auf 3 mg Hamameliskestone
Ilon Abszeß	Salbe	1 g enthält 54 mg Lärchenterpentin, 72 mg gereinigtes Terpentinöl
Kamillencreme-ratio-pharm	Creme	100 g enthalten 2 g Kamillenextrakt (mit 1 % ätherischen Ölen)
Kamillen-Salbe-Robugen	Salbe	100 g enthalten 1 g Kamillenextrakt (50–55:1), standardisiert auf mindestens 30 mg Levomenol
Kamillosan Creme	Creme	1 g enthält 20 mg ethanolischen Extrakt aus Kamillenblüten (2,75:1), standardisiert auf mindestens 0,2 mg ätherisches Öl, davon mindestens 0,07 Levomenol
Laceran Salbe 10 % Urea	Salbe	100 g enthalten 1 g Harnstoff
Linola-Fett 2000	Creme	100 g enthalten 2000 mg Linolsäure

Indikationen	(Mögliche) Nebenwirkungen	Hinweise, Kontraindikationen
Oberflächliche Hautverletzungen, leichte Verbrennungen und Verbrühungen, Sonnenbrand, Wundsein bei Säuglingen, Hämorrhoidalleiden	Keine bekannt	Auch als Creme erhältlich
Oberflächliche Hautverletzungen, Hautentzündungen, Nasen- und Zahnfleischbluten	Keine bekannt	Enthält Alkohol
Furunkel, Karbunkel, Abszesse	Keine bekannt	Nicht bei Überempfindlichkeit gegen ätherische Öle anwenden
Geschwüre, schlecht heilende Wunden, Schnitt- und Schürfwunden	Keine bekannt	Keine bekannt
Geschwüre, schlecht heilende Wunden, Schnitt- und Schürfwunden	Keine bekannt	Keine bekannt
Zur Nachbehandlung einer Kortikoidtherapie, bei entzündlichen Hauterkrankungen	Überempfindlichkeitsreaktionen auf Konservierungsstoffe	Auch als Salbe für die fettarme Haut erhältlich
Trockene, spröde Haut	Hautreizungen	Während der Anwendung sollten keine zusätzlichen Arzneimittel und Kosmetika aufgetragen werden; nicht geeignet für Kinder; nicht in die Augen und auf Schleimhäute bringen
Hauterkrankungen auf trockener Haut	Keine bekannt	Enthält keine Konservierungsstoffe

Monopräparate bei Hauterkrankungen und Wunden

Handelsname	Darreichungsform	Inhaltsstoffe
Lomaherpan	Creme	5 g enthalten 0,05 g Trockenextrakt aus Melissenblättern (70:1)
Neobonsen	Kapseln	1 Kapsel enthält 500 mg Nachtkerzensamenöl, standardisiert auf 40 mg Gamma-Linolensäure
Salvysat Bürger	Dragees	1 Dragee enthält 100 mg Trockenextrakt (4–6,7:1) aus Salbeiblättern
Sweatosan N	Dragees	1 Dragee enthält 80 mg Trockenextrakt (4–6,7:1) aus Salbeiblättern
Teebaumöl von Aurica	Öl, Lutschtabletten	Teebaumöl mit 33 % Terpinen-4-ol
Teer-Linola-Fett N	Creme	100 g enthalten 2 g Steinkohlenteerdestillat
Unigamol	Kapseln	1 Kapsel enthält 382 bis 518 mg Nachtkerzensamenöl, standardisiert auf 40 mg Gamma-Linolensäure

Indikationen	(Mögliche) Nebenwirkungen	Hinweise, Kontraindikationen
Herpes simplex, Infektionen der Haut und Schleimhaut	Keine bekannt	Sollte sofort bei beginnendem Juckreiz aufgetragen werden
Neurodermitis	Gelegentlich Übelkeit, Verdauungsstörungen, Kopfschmerzen	Nicht geeignet für Kinder unter 1 Jahr; Anwendung während Schwangerschaft und Stillzeit nur nach Befragung des Arztes
Vermehrte Schweißabsonderung	Keine bekannt	Auch als Lösung (enthält Alkohol) erhältlich
Vermehrte Schweißabsonderung	Keine bekannt	Auch als Lösung (enthält Alkohol) erhältlich
Äußerlich unterstützend für die Behandlung von Akne, Kosmetikum für die Hautpflege Lutschtabletten zur Pflege des Mund- und Rachenraums	Allergische Reaktionen vor allem bei Neurodermitikern möglich	Entspricht inhaltlich den Vorgaben der australischen Gesundheitsbehörde; kühl und dunkel lagern; nicht in die Augen bringen; Öl nur zur äußerlichen Anwendung geeignet
Chronische Ekzeme, Neurodermitis	Lichtempfindlichkeit, Kontaktallergien, mögliche Krebs erzeugende Wirkung	Nicht während Schwangerschaft und Stillzeit anwenden; nicht geeignet für Kleinkinder; zum Abwaschen teerhaltiger Arzneimittel keine Syndets verwenden; nicht länger als 4 Wochen anwenden
Neurodermitis	Gelegentlich Übelkeit, Verdauungsstörungen, Kopfschmerzen	Nicht geeignet für Kinder unter 1 Jahr; Anwendung während Schwangerschaft und Stillzeit nur nach Befragung des Arztes **Achtung:** Das Auftreten bisher nicht erkannter epileptischer Anfälle ist möglich!

Kombinationspräparate bei Hauterkrankungen und Wunden		
Handelsname	**Darreichungsform**	**Inhaltsstoffe**
Arnikamill	Salbe	100 g enthalten 1,6 g Wasserdampfauszug (1:4) aus Arnikablüten (8,4 g), 40 g Wasserdampfauszug (1:4) aus Kamillenblüten
Befelka-Oel	Öl	100 g enthalten 10 g Johanniskrautöl, 5 g Ringelblumenöl, 3 g fettes Kamillenöl, 3 g Olivenöl, 3 g Stiefmütterchenöl, 76 g dünnflüssiges Paraffin
derma-loges N	Wund- und Heilsalbe	100 g enthalten 1 g Perubalsam, 4 g Hamamelisrindenwasser, 2 g Arnikatinktur, 4 g Kamillenfluidextrakt, 10 g Sonnenblumenöl
Dermatodoron	Salbe	10 g enthalten 1 g Glycerolauszug aus Stängeln des Bittersüßen Nachtschattens, 1 g Glycerolauszug aus Pfennigkraut
Polytar	Lösung	100 g enthalten 0,3 g Wacholderteer, 0,3 g Holzteer, 0,07 g Steinkohlenteer
Retterspitz Heilsalbe	Salbe	100 g enthalten 1,2 g Latschenkiefernöl, 1,2 g Kiefernöl, 0,3 g Thymol, 0,4 g Allantoin
Wobenzym N Salbe	Salbe	1 g enthält 4,5 mg Bromelaine, 2,4 mg Trypsin

Indikationen	(Mögliche) Nebenwirkungen	Hinweise, Kontraindikationen
Schnitt-, Riss- und Brandwunden, entzündliche Hautreizungen	Bei längerer Anwendung Ekzeme möglich	Keine bekannt
Hautjucken, Wundsein, Flechten und Ekzeme	Lichtempfindlichkeit möglich	Keine bekannt
Schürf-, Schnitt- und Brandwunden, Sonnenbrand	Bei längerer Anwendung allergische Hautreaktionen möglich	Keine bekannt
Ekzeme	Keine bekannt	Keine bekannt
Schuppenflechte, fettige und juckende Kopfhaut	Lichtempfindlichkeit, Kontaktallergien, mögliche Krebs erzeugende Wirkung	Nicht während Schwangerschaft und Stillzeit anwenden; nicht geeignet für Kleinkinder; zum Abwaschen teerhaltiger Arzneimittel keine Syndets verwenden; nicht länger als 4 Wochen anwenden
Wunden, Windeldermatitis	Keine bekannt	Dünn auftragen
Verletzungen, Entzündungen, schlecht heilende Wunden	Gelegentlich allergische Reaktionen	Nicht auf Schleimhäuten auftragen; kleine Blutungen im Bereich des Wundbetts sind möglich, werden aber als günstig für den Heilungsprozess angesehen; Anwendung während Schwangerschaft und Stillzeit nur nach Rücksprache mit dem Arzt

Herz-Kreislauf-Erkrankungen

Tipps für die Ernährung: Essen Sie natriumarm. Meiden Sie blähendes Obst und Hülsenfrüchte. Außerdem gilt: Trinken Sie nicht zu viel (2 bis 2,5 Liter pro Tag).

Anders als bei Erkrankungen der Atemwege oder der Blase spielen pflanzliche Präparate bei Herz-Kreislauf-Erkrankungen eine eher untergeordnete Rolle. Geeignet sind sie, richtig angewendet, bei beginnenden Beschwerden und zur Vorbeugung.

Herzschwäche

▶ Ursachen und Symptome

In den meisten Fällen entsteht eine Herzschwäche (Herzinsuffizienz), wenn das Herz chronisch überlastet ist. Bluthochdruck »stresst« das Herz dabei am meisten. Herzklappenfehler und chronische Lungenerkrankungen begünstigen eine Herzschwäche ebenfalls. Ein Ausfall von Herzmuskelnfasern, beispielsweise durch Brustbeklemmung (Angina pectoris) oder durch einen Herzinfarkt, wirken sich auf die Leistung des Herzes negativ aus.

Wenn das Herz schwach wird, kann es sich nicht mehr ausreichend zusammenziehen und daher nicht mehr genügend Blut in den Kreislauf pumpen. Die Sauerstoffversorgung von Organen und Gewebe wird knapp. Die Folgen dieser Mangelversorgung sind:

- Schnelle Ermüdbarkeit, Schwächezustände
- Atemnot und erhöhter Pulsschlag, anfangs vor allem bei körperlicher Belastung
- Bildung von Ödemen (Wasseransammlungen), meist in den Beinen
- Häufiger Harndrang, vor allem nachts
- Vergrößerung des Herzmuskels (bei Röntgenaufnahme sichtbar)

▶ Vorbeugung ist möglich

Ein hoher Blutdruck ist die häufigste Ursache einer schwer wiegenden Herzschwäche. Deshalb ist es notwendig, den Blutdruck regelmäßig zu kontrollieren und bei Bedarf optimal zu behandeln.

▶ Selbstbehandlung – oder doch zum Arzt?

Das Herz-Kreislauf-System ist der Motor unseres Körpers. Ohne unser Herz geht nichts. Die Ursache von Herzbeschwerden, auch wenn sie harmlos sind, sollten Sie deshalb immer vom Arzt abklären lassen. Stecken dahinter nur nervöse Beschwerden oder ein leichtes Altersherz – umso besser. In diesen Fällen können Sie einiges selbst tun. Die Vermeidung von Risikofaktoren (Rauchen, Bluthochdruck, hohe Blutfettwerte), eine vernünftige Ernährung und regelmäßige Bewegung sind unabdingbar bei beginnenden Herzproblemen.

Wann zum Arzt?

Behandlung mit Naturheilmitteln

Weißdorn

Zur Behandlung der Herzschwäche eignen sich aus dem Bereich der pflanzlichen Präparate vor allem Weißdornextrakte. Sie werden aus Weißdornblättern und Weißdornblüten, aber auch aus den roten, reifen Früchten gewonnen. Wirksam sind die darin enthaltenen Flavonoide, vor allem aber die oligomeren Procyanidine. Der Weißdorn gehört zu den gut untersuchten Pflanzen. Auch in einer Reihe von Studien am Menschen konnte die Wirksamkeit nachgewiesen werden.

Gegen nervöse Herzbeschwerden soll, so die Erfahrungsmedizin, auch Herzgespann helfen. Es senkt den Pulsschlag, wirkt leicht blutdrucksenkend und beruhigend.

Herzglykoside sind keine Phytopharmaka

Überwiegend aus dem Fingerhut (Digitalis), aber auch aus der Meerzwiebel, dem Adonisröschen oder dem Maiglöckchen werden Herzglykoside, beispielsweise Digitoxin oder Digoxin, gewonnen. Diese hochwirksamen Verbindungen werden als Einzelsubstanzen eingesetzt und gehören nicht zu den Phytopharmaka. Ihre Bedeutung ist in den letzten Jahren mit der Entwicklung sehr effektiver chemischer Wirkstoffe gegen Herzinsuffizienz stark zurückgegangen – und das aus gutem Grund: Herzglykoside haben eine sehr geringe therapeutische Breite, d. h., sie können bereits bei geringer Überdosierung schwere Nebenwirkungen hervorrufen.

Wenn Ihr Arzt Ihnen ein Digitalispräparat verordnet hat, sollten Sie sich genau an die Einnahmevorschriften halten!

Synthetische Wirkstoffe bei Herzschwäche
- **Diuretika (Hydrochlorothiazid, Amilorid, Spironolacton)**
- **ACE-Hemmer (Captopril, Enalapril, Lisinopril)**

So wirkt Weißdorn

Weißdornextrakte haben vielfältige Wirkungen am Herzmuskel. Sie können die Kontraktionskraft des Herzes verbessern. Das Herz kann sich dann besser zusammenziehen und auf diese Weise auch mehr Blut pumpen. Mit anderen Worten: Die Herzleistung wird gesteigert. Außerdem erweitert Weißdorn die Herzkranzgefäße und verbessert die Durchblutung des Herzes. Weißdornextrakte können auch gegen Druck- und Beklemmungsgefühle helfen.

Stellenwert in der Therapie

Die ausschließliche Behandlung mit Weißdornextrakten ist nur bei beginnendem Leistungsabfall des Herzes im Alter (Altersherz), bei leichten Angina-pectoris-Beschwerden und im Anfangsstadium einer Herzschwäche geeignet. Empfehlenswert sind auch hier standardisierte Präparate. Die meisten Weißdornextrakte sind auf oligomere Procyanidine eingestellt.

Treten die Symptome allerdings nicht nur bei schwerer körperlicher Arbeit auf, sondern bereits bei leichten Tätigkeiten oder gar im Ruhezustand, muss unbedingt mit synthetischen Wirkstoffen behandelt werden. Bevor Sie in eigener Regie eine Selbstmedikation mit Weißdorn beginnen, sollten Sie in jedem Fall von einem Arzt die Ursache ihrer Herzbeschwerden abklären lassen.

Weißdornextrakte können auch dann hilfreich sein, wenn die Herzbeschwerden nicht organisch, sondern nervös bedingt sind. Reagieren Sie auf extremen Stress mit Herzbeschwerden oder leiden Sie unter einer Herzneurose, können Sie einen Versuch mit Weißdornpräparaten starten. Weißdornextrakte werden für dieses Anwendungsgebiet häufig mit beruhigenden Pflanzenextrakten kombiniert, beispielsweise mit Baldrian oder Melisse.

Weißdorn enthält Herzglykoside, Flavonoide und Procyanidine. Seine Inhaltsstoffe können auch leicht blutdruckregulierend wirken.

Das können Sie sonst noch tun

Tee gegen nervöse Herzbeschwerden: 40 Gramm Weißdornblätter und -blüten, 15 Gramm Johanniskraut, 15 Gramm Mistelkraut, 12 Gramm Herzgespannkraut und 8 Gramm Melissenblätter mischen. 1 bis 2 Teelöffel der Mischung mit 125 Milliliter kochend heißem Wasser überbrühen und 10 Minuten ziehen lassen. 2 Tassen Tee pro Tag trinken.

Bluthochdruck

▶ Ursachen und Symptome

Ein hoher Blutdruck (Hypertonie) tut nicht weh. Bleibt er unbehandelt, richtet er jedoch an Herz und Gefäßen große Schäden an. Vage Hinweise darauf, dass der Blutdruck zu hoch sein könnte, sind Kopfschmerzen, Nervosität, Herzklopfen und Schwindelgefühl; ebenso Sehstörungen, Ohrensausen und häufiges Nasenbluten. Bei den meisten Menschen stecken keine organischen Ursachen hinter der Blutdruckerhöhung. Man spricht dann von einer essenziellen Hypertonie. Die Veranlagung kann erblich sein. Ob Sie tatsächlich einen zu hohen Blutdruck entwickeln, hängt allerdings maßgeblich von Faktoren ab, die Sie beeinflussen können: Nikotin, Stress, Alkohol, Übergewicht und Bewegungsmangel treiben den Druck in den Gefäßen in die Höhe. Seltener steckt eine organische Erkrankung der Nieren oder eine Schilddrüsenüberfunktion dahinter.

Bei manchen Frauen steigt der Blutdruck während der Schwangerschaft an, insbesondere wenn in der Familie die Veranlagung zu einem hohen Blutdruck besteht. Nach der Geburt des Kindes geht er in der Regel wieder auf normale Werte zurück.

Natriumarmes Mineralwasser ist für Hypertoniker ein ideales Getränk. Außerdem sind gestattet: bis zu 30 Gramm Alkohol (ungefähr ein Glas Wein) täglich sowie Kaffee und schwarzer Tee in normalem Maß. Achten Sie aber bei den Getränken darauf, wie Ihr Blutdruck reagiert.

Blutdruckkontrolle ist wichtig

Ein hoher Blutdruck begünstigt Herzinfarkt, Herzschwäche, Durchblutungsstörungen und die Entstehung einer Schrumpfniere – und er ist das größte Risiko für einen Schlaganfall. Kontrollieren Sie Ihren Blutdruck deshalb halbjährlich. Ist er erhöht, sollte täglich gemessen werden. Die Messwerte werden in mmHg (Millimeter Quecksilbersäule) angegeben. Der niedrigere Wert ist der so genannte diastolische Wert, der höhere der systolische Wert. Nach den Richtlinien der Weltgesundheitsorganisation (WHO) liegt der ideale Blutdruckwert bei Erwachsenen bei 120/80 mmHg. Für Kinder und ältere Menschen gelten andere Werte. Um Bluthochdruck zu erkennen, gibt es mehrere Grenzwerte für systolischen und diastolischen Blutdruck:

- Leicht erhöhter systolischer Blutdruck: 140 bis 160 mmHg
- Erhöhter systolischer Blutdruck: über 160 mmHg
- Leicht erhöhter diastolischer Blutdruck: 90 bis 95 mmHg
- Erhöhter diastolischer Blutdruck: über 95 mmHg

▶ Vorbeugung ist möglich

Wenn Sie die folgenden Tipps beherzigen, können Sie nicht nur Bluthochdruck, sondern auch einer Arteriosklerose (»Arterienverkalkung«) vorbeugen – also zwei Fliegen mit einer Klappe schlagen.

- Hören Sie auf zu rauchen.
- Trinken Sie wenig Alkohol.
- Bauen Sie bestehendes Übergewicht ab.
- Treiben Sie regelmäßig Ausdauersport (z. B. Schwimmen, Laufen, Radfahren).
- Machen Sie regelmäßig Entspannungsübungen.
- Vermeiden Sie Ärger und Stress, wann immer es geht.

▶ Selbstbehandlung – oder doch zum Arzt?

Wann zum Arzt?

Bestehender Bluthochdruck sollte vom Arzt regelmäßig überprüft werden, auch wenn er noch nicht medikamentös behandelt werden muss. Wichtig ist, dass ein Anstieg bzw. vor allem eine dauerhafte Erhöhung rechtzeitig erkannt wird. Wenn Sie eine (familiäre) Veranlagung für Bluthochdruck haben, kann es sinnvoll sein, sich ein Blutdruckmessgerät anzuschaffen und damit selbst den Blutdruck zu messen. Bisweilen ist der Blutdruck beim Arzt höher (»Weißkittelhochdruck«), als wenn Sie sich in aller Ruhe zu Hause den Blutdruck messen. Vor allem ist wichtig, dass Sie den Blutdruck zu verschiedenen Tageszeiten messen. Automatische bzw. halbautomatische Blutdruckmessgeräte gibt es in der Apotheke zu kaufen.

Wenn Sie selbst zur Blutdruckmessung schreiten, sollten Sie die Werte eine Zeit lang als Kurve aufschreiben. Den meisten Blutdruckmessgeräten liegen Vordrucke bei, die Sie sich ein paar Mal kopieren können. Auf diese Weise haben Sie die optimale Übersicht.

Behandlung mit Naturheilmitteln

Mistel, Knoblauch & Co.

Eine blutdrucksenkende Wirkung wird vor allem der Mistel nachgesagt. In geringerem Maß gilt dies auch für Knoblauch und Bärlauch. Weißdorn kann ebenfalls eine leichte blutdruckregulierende Wirkung haben. Für Mistelextrakte konnte bislang allerdings von Seiten der Wissenschaft keine blutdrucksenkende Wirkung gezeigt werden. Auch Knoblauchextrakte haben allenfalls einen geringen Einfluss auf den Blutdruck. Sie scheinen sich besser zur Senkung der Blutfette zu eignen (siehe Seite 172ff.).

Ein Tee aus Mistelkraut muss kalt angesetzt werden, da das Kraut sehr hart und zäh ist, aber auch, weil wichtige Inhaltsstoffe beim Aufbrühen mit heißem Wasser zugrunde gehen würden.

- Teerezept: 2 Teelöffel Mistelkraut in 1 Tasse (125 Milliliter) kaltes Wasser geben und den Ansatz etwa 8 Stunden lang stehen lassen. Vor dem Trinken den Tee leicht erwärmen.

Die Wirksamkeit der Mistel gegen bestimmte Tumoren soll auch damit zusammenhängen, auf welcher Art Baum sie »schmarotzt«. Wissenschaftlich gesichert ist dies jedoch nicht.

So wirken Mistel, Knoblauch & Co.

Die schwefelhaltigen Inhaltsstoffe des Knoblauchs, die auch für den intensiven Geruch verantwortlich sind, können den Blutdruck möglicherweise senken, indem sie die Gefäße erweitern. Dagegen scheint das enthaltene Adenosin keinen Einfluss auf den Druck in den Gefäßen zu besitzen, wie lange vermutet wurde. Für die Mistel lassen sich noch keine Aussagen über den Wirkungsmechanismus machen.

Stellenwert in der Therapie

Die Bedeutung pflanzlicher Präparate zur Blutdrucksenkung ist minimal. Bevor Sie Unmengen an Knoblauchkapseln schlucken, sollten Sie besser die Tipps zur Umstellung der Lebensführung beherzigen. Damit haben Sie mit Sicherheit mehr Erfolg.

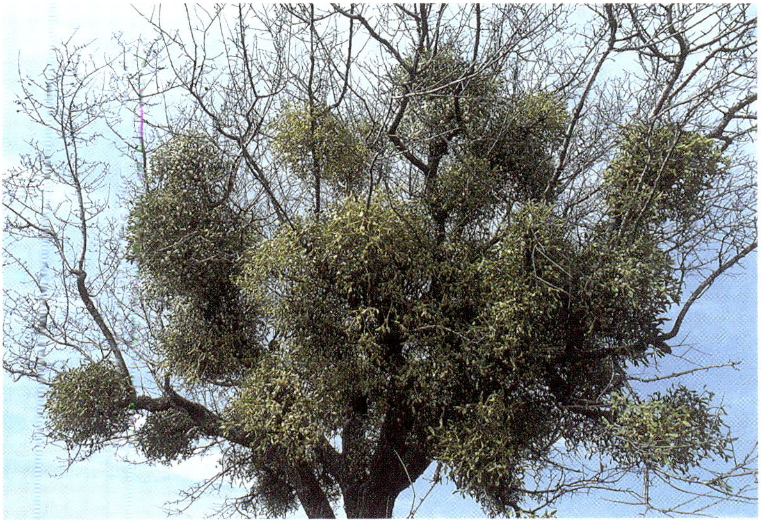

Die Mistel ist ein Halbschmarotzer, ein kugeliger immergrüner Busch, der auf Nadelhölzern und vor allem auf Laubbäumen wächst. Ihre Verwendung als Heilmittel geht bis in die Antike zurück.

Niedriger Blutdruck

Ein niedriger Blutdruck (Hypotonie) ist eigentlich keine Krankheit. Man könnte sogar sagen: Seien Sie froh, wenn Sie niedrige Blutdruckwerte haben, denn die Gefahr von Gefäßveränderungen ist wesentlich geringer. Dennoch: Ein niedriger Blutdruck kann Beschwerden verursachen, die unangenehm sind. Doch hier lässt sich durch einfache Maßnahmen Abhilfe schaffen.

Blutdrucksteigernde Medikamente sollten grundsätzlich nur bei einer schweren Hypotonie eingenommen werden. Wenn Sie schwanger sind, verzichten Sie besser völlig darauf.

- Als niedrig gilt der Blutdruck, wenn im Ruhezustand der systolische Wert unter 110 mmHg (bei Männern) bzw. 100 mmHg (bei Frauen) fällt und der diastolische Wert unter 60 mmHg liegt.

▶ Ursachen und Symptome

Bei Hypotonikern wird zu wenig Blut vom Herz in das Kreislaufsystem gepumpt. Dadurch sinkt der Druck in den Arterien. Ist die Ursache, wie bei den meisten Betroffenen, ungeklärt, spricht man von einer essenziellen Hypotonie. Ein niedriger Blutdruck kann aber auch im Rahmen anderer Erkrankungen auftreten oder durch Medikamente wie Antidepressiva verursacht werden. Ob Sie unter einer Hypotonie leiden, merken Sie vor allem in den frühen Morgenstunden. Typisch sind

- Schwindelgefühl beim Aufstehen
- Schwarzwerden vor den Augen
- Morgendliche Antriebsschwäche
- Müdigkeit, obwohl die Schlafdauer ausreichend war
- Kalte Hände und Füße
- Hautblässe

▶ Vorbeugung ist möglich

Anregende Bäder sollten Sie morgens nehmen. Abends können sie das Einschlafen verhindern.

Bringen Sie Ihren Kreislauf auf Trab – so lautet das Motto, mit dem Sie einem niedrigen Blutdruck begegnen sollten. Hilfreich sind:

- Gymnastik, Wechselduschen (mit kaltem Wasser aufhören) und Bürstenmassage nach dem Aufstehen
- Wasseranwendungen nach Kneipp wie Wassertreten, ansteigende Fußbäder, Kaltwaschungen (siehe auch »Bädertherapie«, Seite 322ff.)
- Viel Trinken, beispielsweise natriumreiches Mineralwasser
- Regelmäßiger Ausdauersport
- Sauna (einmal wöchentlich sollte es sein)

▶ Selbstbehandlung – oder doch zum Arzt?

Ist erst einmal abgeklärt, dass hinter der Hypotonie keine ernsthafte Erkrankung, z. B. ein Herzklappenfehler, steht, können Sie dem niedrigen Blutdruck selbst zu Leibe rücken.

Wann zum Arzt?

Behandlung mit Naturheilmitteln

Medikamente haben in der Hypotoniebehandlung ihren Platz grundsätzlich erst dann, wenn die Beschwerden gravierend sind und mit anderen Maßnahmen nicht befriedigend behandelt werden können. Empfehlenswert sind Rosmarinblätter zur äußerlichen Anwendung sowie koffeinhaltige Getränke.

Rosmarin und Lavendel

Rosmarinblätter bzw. Rosmarinöl können Sie äußerlich in Form von Einreibungen, Waschungen oder nicht zu heißen Bädern anwenden, um Kreislaufstörungen zu beheben oder zu lindern. Auch Lavendelblüten haben einen günstigen Einfluss auf die Durchblutung.

- Rezept: Gießen Sie 50 Gramm Rosmarinblätter mit 1 Liter heißem Wasser auf. Seihen Sie den Sud nach 30 Minuten ab, und geben Sie ihn ins Vollbad.

So wirken Rosmarin und Lavendel

Die in Rosmarinblättern und Lavendelblüten enthaltenen ätherischen Öle regen Herz und Kreislauf an und fördern auch die Durchblutung.

Koffein

Koffeinhaltige Getränke können die Beschwerden bei einer Hypotonie lindern. Allerdings: Koffein erhöht den Blutdruck nur leicht und für kurze Zeit. Dafür sind ca. 100 Milligramm Koffein notwendig. Eine Tasse Kaffee enthält, je nach Art der Zubereitung, zwischen 50 und 135 Milligramm des Psychostimulans. Damit lässt sich der Blutdruck in den folgenden ein bis drei Stunden um etwa 10 mmHg erhöhen. Das Problem: Wer viel Kaffee trinkt, gewöhnt sich daran und verspürt keine anregende Wirkung mehr. Deshalb profitieren von diesem Energieschub vor allem Personen, die sonst wenig Kaffee trinken.

Koffein ist enthalten in Kaffeebohnen (ein bis zwei Prozent), schwarzem Tee (drei bis fünf Prozent), Matetee (1,6 Prozent), Kolanuss (0,6 bis 3,0 Prozent) und in geringen Mengen auch in Kakaobohnen (0,05 bis 0,36 Prozent). Paradoxerweise kann Koffein auch das Einschlafen fördern – vor allem bei älteren Menschen und kreislaufschwachen Personen. Probieren Sie es aus.

So wirkt Koffein

Koffein steigert nicht nur den Blutdruck, es erhöht auch den Herzschlag, fördert die Sekretion der Magensäure und die Beweglichkeit des Magens – und kann deshalb durchaus hungrig machen. Außerdem besitzt es einen harntreibenden Effekt: Wer viel Kaffee trinkt, muss deshalb häufiger zur Toilette gehen.
Koffein hat aber auch einen positiven Einfluss auf die Wahrnehmung. Es kann die Lern- und Aufnahmefähigkeit steigern und unterdrückt Müdigkeit. Doch Vorsicht: Während Koffein in geringen Dosen die Wahrnehmung verbessert, können hohe Dosen zu Unruhe und Konzentrationsverlust führen. Hohe Koffeinmengen zwischen drei und zehn Gramm können sogar tödlich sein.

Synthetische Wirkstoffe bei niedrigem Blutdruck
- **Etilefrin, Norfenefrin, Oxilefrin**
- **Mutterkorn-alkaloide (Dihydro-ergotamin)**

Stellenwert in der Therapie

Da die Hypotonie keine bedrohliche Erkrankung ist, ist die äußerliche Anwendung von Rosmarin- und Lavendelextrakten zur Anregung des Kreislaufs synthetischen Medikamenten vorzuziehen. Ein besonders guter Erfolg lässt sich erreichen, wenn gleichzeitig die genannten Vorbeugungsmaßnahmen befolgt werden. Die dauerhafte Wirksamkeit von Koffein auf den Blutdruck ist dagegen begrenzt.

Arteriosklerose

Seit einiger Zeit werden auch Bakterien, vor allem Chlamydien, als Verursacher von Arteriosklerose diskutiert. Ob sich künftig Arteriosklerose mit Antibiotika behandeln lässt, ist allerdings völlig ungeklärt.

In den Arterien wird sauerstoffreiches Blut in alle Bereiche des Körpers transportiert. Bei einer Arteriosklerose, im Volksmund auch Arterienverkalkung genannt, sind die Arterien an einer oder an mehreren Stellen verengt oder verschlossen.

▶ Ursachen und Symptome

Engpässe in den Arterien entstehen, wenn sich Blutfette, Blutzellen und Blutgerinnsel auf der Innenwand eines oder mehrerer Gefäße festsetzen. Je enger der Durchmesser der Gefäße wird, umso mehr wird der Blutfluss gestört. Im schlimmsten Fall wird eine Arterie komplett verschlossen, so dass kein Blut und damit auch kein Sauerstoff und keine Nährstoffe mehr transportiert werden können. Die Folgen der Arteriosklerose sind davon abhängig, welche Gefäße verengt sind.

- Bei einer Arteriosklerose der Herzkranzgefäße (Koronararterien) kommt es zu Brustbeklemmungen (Angina pectoris); ein Verschluss dieser Arterien führt zu einem Herzinfarkt.
- Bei einer Arteriosklerose der Gefäße im Gehirn (zerebrale Gefäße) treten Durchblutungsstörungen auf, die mit nachlassender Merk- und Gedächtnisfähigkeit, Schwindelgefühl und Ohrgeräuschen einhergehen können. Ein Gefäßverschluss im Gehirn führt zum Schlaganfall.
- Bei einer Arteriosklerose der Beinarterien kommt es zu peripheren arteriellen Durchblutungsstörungen (PAVK). Zunehmende Schmerzen in den Beinen, zuerst nur beim Gehen, später auch in Ruhe, sind die ersten Symptome. Im weiteren Verlauf stirbt das umliegende Gewebe allmählich ab, da es nicht mehr ausreichend mit Sauerstoff und Nährstoffen versorgt wird. Durchblutungsstörungen in den Beinen werden auch als Claudicatio intermittens (intermittierendes Hinken) bezeichnet: Die Patienten pausieren während des Laufens in regelmäßigen Abständen, da immer wieder Schmerzen auftreten. Nach einigen Minuten funktioniert die Durchblutung wieder, die Schmerzen sind vorbei, und schmerzfreies Gehen ist wieder möglich.

Die Arteriosklerose ist kein unausweichlicher Schicksalsschlag. Die Faktoren, die ihre Entstehung begünstigen, sind weitgehend bekannt. Besonders gefährlich wird es, wenn mehrere Faktoren zusammenkommen. Bei den Risikofaktoren handelt es sich um:

- Übergewicht und Bewegungsmangel
- Rauchen
- Bluthochdruck
- Fettstoffwechselstörungen (erhöhte Blutfette)
- Diabetes mellitus

Schaufenster sind für Patienten mit peripheren arteriellen Durchblutungsstörungen ein beliebter, weil unauffälliger Haltepunkt. Man spricht deshalb im Volksmund auch von der Schaufensterkrankheit.

Vorbeugung ist möglich

Wenn Sie einen Blick auf die Ursachen der Arteriosklerose werfen, werden Sie die notwendigen Strategien zur Vorbeugung sofort erkennen:

- Abbau von Übergewicht
- Reduktion des Nikotinkonsums bzw. Verzicht aufs Rauchen
- Regelmäßige Bewegung
- Gesunde, fettarme Ernährung
- Regelmäßige Kontrolle von Blutdruck und Blutfetten und gegebenenfalls ärztliche Behandlung

▶ Selbstbehandlung – oder doch zum Arzt?

Wann zum Arzt?

Ab dem 40. Lebensjahr sollten Sie Ihren Blutdruck halbjährlich, die Blutfette einmal jährlich überprüfen lassen, um eine notwendige Therapie so früh wie möglich einleiten zu können. Wer unter Beschwerden leidet, sollte in jedem Fall den Arzt aufsuchen und die Ursachen abklären lassen. Patienten mit einer Arteriosklerose benötigen eine regelmäßige ärztliche Kontrolle. Jede Art der Selbstmedikation sollten Sie Ihrem Arzt mitteilen.

Behandlung mit Naturheilmitteln

Die Behandlung von Arteriosklerose mit Naturheilmitteln ist nicht möglich. Es gibt allerdings pflanzliche Extrakte, aber auch die Vitamine Tocopherol (Vitamin E) und Folsäure, die das Risiko einer Arteriosklerose verringern oder den weiteren Verlauf günstig beeinflussen können.

Knoblauch

Knoblauch, die Knolle mit dem intensiven Geruch, wurde in den letzten Jahren am intensivsten erforscht. Ihre Inhaltsstoffe wirken sich günstig auf den Fettstoffwechsel aus: Das »schlechte« LDL-Cholesterin (low density lipoproteine) und die Triglyzeride werden leicht gesenkt, das »gute« HDL-Cholesterin (high-density-lipoproteine) dagegen erhöht. Knoblauch fördert außerdem den Blutfluss und wirkt einer Verklumpung der Blutplättchen entgegen. Nebenwirkungen werden bei Knoblauchpräparaten nur selten beobachtet. Am häufigsten sind Verdauungsbeschwerden und unangenehmer Geruch.

Ob die Knoblauchknolle Ihre Blutfette senkt, können Sie erst nach einigen Wochen feststellen. So lange brauchen die Inhaltsstoffe, um ihre Wirksamkeit zu entfalten.

Das können Sie gegen Knoblauchgeruch tun

Sicherlich ist es Ihnen schon aufgefallen, dass der typische Knoblauchgeruch erst entsteht, wenn Sie die Knoblauchzehe pressen oder schneiden. Erst dann bilden sich nämlich aus dem geruchlosen Alliin die geruchsintensiven Abbauprodukte Allicin, Ajoen und die Vinyldithiine. Wer seiner Umwelt nicht mit »Knoblauchparfüm« auf die Geruchsnerven gehen, auf Knoblauch aber nicht verzichten will, sollte zu Knoblauchtrockenpulver greifen. Es enthält das geruchlose Alliin. Erst im Körper werden die typischen Aromastoffe gebildet. Der Geruch ist dadurch deutlich geringer.

Da Knoblauch die Blutungszeit verlängert, sollten Knoblauchpräparate vor größeren chirurgischen Eingriffen und Zahnextraktionen abgesetzt werden. Bei kleineren Verletzungen besteht dagegen keine Gefahr. Neigen Sie grundsätzlich zu starken Blutungen, sollten Sie vor der Anwendung von Knoblauchpräparaten mit Ihrem Arzt sprechen.

Die wichtigen Inhaltsstoffe im Knoblauch sind leicht flüchtig. Geben Sie die zerpressten Zehen beim Kochen zu früh in die Sauce, »verduften« die Geschmacksstoffe im wahrsten Sinn des Wortes. Ein Tipp: Geben Sie den Knoblauch erst kurz vor dem Servieren in die Sauce, oder dünsten Sie ihn direkt in dem Olivenöl, das Sie zum Anbraten verwenden. In der fettigen Grundlage können sich die Geschmacksstoffe lösen und bleiben erhalten.

So wirkt Knoblauch

Entscheidender Inhaltsstoff im Knoblauch ist das Alliin. Es wird beim Zerstören der Knoblauchzehe durch Schneiden oder Pressen in Allicin und weiter in verschiedenste schwefelhaltige Verbindungen umgewandelt. Diese Substanzen sind für die lipidsenkende und gerinnungshemmende Wirkung des Knoblauchs verantwortlich. Darüber hinaus sind möglicherweise auch noch andere Inhaltsstoffe beteiligt. Trotz intensiver Forschungen konnten die genauen Wirkmechanismen noch nicht genau geklärt werden. Sicher ist nur, dass Knoblauch an verschiedenen Stellen im Körper angreift.

Knoblauchpräparate unter der Lupe

Um eine Wirkung zu erreichen, wird die Einnahme von täglich vier Gramm frischem Knoblauch (enthält ein Prozent bzw. 40 Milligramm Alliin) empfohlen. Wer seiner Umwelt zuliebe lieber zu einem Knoblauchextrakt greift, hat die Wahl zwischen drei verschiedenen Arten von Knoblauchpräparaten.

- Knoblauchtrockenpulver wird durch Pulverisierung der getrockneten Knoblauchknolle gewonnen. Es enthält deshalb alle Substanzen, die sich auch in frischem Knoblauch finden, darunter auch das wichtige Alliin. Erst im Körper entstehen aus dieser Vorstufe die wirksamen

Bärlauch – mit Knoblauch verwandt

Bärlauch ist ein enger Verwandter des Knoblauchs. Er enthält ganz ähnliche Substanzen – allerdings in deutlich geringerer Menge. Bärlauchextrakt müsste etwa dreimal so hoch dosiert werden wie Knoblauchextrakt, um dessen Wirkung zu erreichen. Bärlauchpräparate sind, möglicherweise aus diesem Grund, noch nicht auf dem Markt.

Haferkleie kann – im Gegensatz zu Weizenkleie – den Cholesterinspiegel ebenfalls reduzieren. 100 Gramm pro Tag senken einer Studie zufolge die LDL-Spiegel innerhalb von drei Wochen um mindestens zehn Prozent. Wie Haferkleie wirkt, ist noch ungeklärt.

Verbindungen. Der Vorteil dieser Präparate: Sie sind auf einen bestimmten Alliin- bzw. Allicingehalt standardisiert. Sie enthalten also immer die gleiche Menge an Wirkstoffen. Der pro Tag empfohlenen Menge von vier Gramm Frischknoblauch entsprechen etwa 600 bis 1200 Milligramm Knoblauchpulver. Die meisten Untersuchungen wurden mit Tagesdosen von 800 oder 900 Milligramm durchgeführt.

- Knoblauchölmazerate werden durch Mazeration (Auszug) zerkleinerter Knoblauchzwiebeln mit Öl (Sojaöl, Weizenkeimöl oder Rüböl) hergestellt. Sie enthalten die fettlöslichen Knoblauchinhaltsstoffe, darunter auch die Abbauprodukte des Ausgangsstoffs Alliin. Diese Präparate sind nicht standardisiert. Ihre chemische Zusammensetzung ist deshalb sehr unterschiedlich und nur schwer vergleichbar.
- Knoblauchöl wird durch Wasserdampfdestillation gewonnen. Es enthält alle wasserdampfflüchtigen Bestandteile des Knoblauchs, darunter auch die Abbauprodukte von Alliin.

Welches der Knoblauchpräparate die beste Wirkung besitzt, ist schwer zu beurteilen. Grundsätzlich gilt, dass standardisierte Zubereitungen wie die verschiedenen Knoblauchpulver aufgrund des gleich bleibenden Wirkstoffgehalts besser zu vergleichen sind. Außerdem wurden die meisten Untersuchungen, die die Wirksamkeit von Knoblauch belegen, mit solchen standardisierten Knoblauchpulverpräparaten durchgeführt.

Die Kombination von Knoblauchextrakten mit anderen Pflanzenextrakten, beispielsweise Baldrian, Hopfen, Johanniskraut oder Weißdorn, ist wenig sinnvoll. Hinzu kommt, dass die enthaltenen Mengen an Knoblauch meist zu gering sind, um eine Wirkung zu erzielen.

Synthetische Wirkstoffe (Lipidsenker)
- **Statine (Simvastatin, Pravastatin)**
- **Fibrate (Bezafibrat, Clofibrat)**

Stellenwert in der Therapie

Knoblauchpräparate können bei gesunden Menschen die Gefahr einer Arterioskleroseentstehung senken. Grundsätzlich gilt jedoch, dass sie eine notwendige Veränderung der Ernährungsgewohnheiten nicht ersetzen können. Knoblauchpräparate und fettes Essen passen auf Dauer nicht zusammen. Wenn Sie erhöhte Blutfette haben, gilt es in erster Linie, die Ernährung umzustellen, am besten auf eine fettmodifizierte Vollwertkost (Informationen erhalten Sie in zahlreichen Büchern zur »Low-fat-Ernährung« bzw. bei der Deutschen Gesellschaft für Ernährung). Bleiben die Blutspiegel trotzdem leicht erhöht, bieten sich

Knoblauchpräparate als unterstützende Maßnahme an. Ausschlaggebend für oder gegen die Therapie ist dabei immer, ob sich Cholesterin- und Triglyzeridwerte im Blut ausreichend senken lassen. Manchmal ist dies nur mit synthetischen Lipidsenkern möglich. Dies gilt insbesondere bei Personen, die bereits einen Herzinfarkt oder Schlaganfall erlitten haben oder an peripheren arteriellen Durchblutungsstörungen leiden. Um einer erneuten Erkrankung vorzubeugen, werden hier inzwischen sehr niedrige Blutfettwerte angestrebt.
Eine Kombination von pflanzlichen und synthetischen Lipidsenkern ist möglich und kann durchaus günstig sein, da Knoblauch nicht nur die Blutfette senkt, sondern auch die Fließeigenschaften des Bluts positiv beeinflusst.

Periphere arterielle Durchblutungsstörungen: Gegen Durchblutungsstörungen in den Beinen helfen auch Waschungen mit Rosmarinextrakten. Außerdem empfehlenswert: Wechselfußbäder und Wechselduschen.

Beta-Sitosterin

Beta-Sitosterin ist eine Substanz, die in großen Mengen aus Soja- oder Maismehl hergestellt werden kann. Drei bis sechs Gramm pro Tag können den Cholesterinspiegel senken und die Gefahr einer Arteriosklerose verringern.

Fisch und Omega-3-Fettsäuren

Arteriosklerose ist bei Eskimos äußerst selten. Zurückgeführt wird dies auf deren hohen Fischkonsum, insbesondere auf die in Seefisch enthaltenen Omega-3-Fettsäuren, die unser Körper nicht selbst herstellen kann. Eine aktuelle Untersuchung hat nun gezeigt, dass diese mehrfach ungesättigten Fettsäuren das Risiko eines plötzlichen Herztods geringfügig senken können, wobei die Wirkung weitaus besser ist, wenn statt isolierter Fettsäuren (etwa in Kapselform) der ganze Fisch gegessen wird. Die Wissenschaftler gehen mittlerweile davon aus, dass noch andere Fischbestandteile bei der Wirkung auf den Fettstoffwechsel und die Blutgerinnung mitmischen. Es scheint deshalb günstiger zu sein, öfter Fisch zu essen, als gezielt Omega-3-Fettsäuren einzunehmen. Ein positiver Nebeneffekt: Der hohe Jodgehalt von Seefischen tut auch der Schilddrüse gut.

So wirkt Beta-Sitosterin

Beta-Sitosterin könnte aufgrund seiner chemischen Struktur auch als das pflanzliche Cholesterin bezeichnet werden. Aufgrund dieser Ähnlichkeit kann Beta-Sitosterin die Aufnahmestellen von Cholesterin im Darm blockieren. Insgesamt gelangt dadurch weniger Cholesterin in den Blutkreislauf.

Sojaprodukte – Miso, Tempeh, Tofu und Sojamilch – sind gesund. Ihre lipidsenkende Wirkung wird im asiatischen Raum schon lange genutzt. Wenn Sie vorbeugend weniger tierische Fette essen und stattdessen mehr Sojaprodukte in Ihren Speiseplan aufnehmen, werden es Ihnen Ihre Adern danken.

Stellenwert in der Therapie

Beta-Sitosterin eignet sich zur Behandlung leicht erhöhter Cholesterinwerte, wenn eine Änderung der Ernährungsgewohnheiten auch langfristig nicht den nötigen Erfolg zeigt. Im Gegensatz zum Knoblauch hat die Substanz allerdings keinen Einfluss auf die Triglyzeride oder auf die Blutgerinnung.

Ginkgo

Die Blätter von Ginkgo biloba werden zur Behandlung von Durchblutungsstörungen in den Beinen und im Gehirn eingesetzt. Sie gehören ähnlich wie auch der Knoblauch zu denjenigen Pflanzen, die in den letzten Jahren einer besonders genauen wissenschaftlichen Überprüfung unterzogen wurden. Die Hauptanwendungsgebiete von Ginkgo biloba sind:

- Hirnleistungsstörungen wie Gedächtnisstörungen, Konzentrationsschwäche, Schwindel, Ohrensausen, Kopfschmerzen
- Verbesserung der schmerzfreien Gehstrecke bei der peripheren arteriellen Verschlusskrankheit
- Schwindel und Tinnitus (Ohrgeräusche)

So wirkt Ginkgo

Die Hauptinhaltsstoffe der Ginkgoblätter sind die Ginkgolide und bestimmte Flavonoide, darunter das Bilobalid. Spezialextrakte dieser Blätter, die auf einen bestimmten Gehalt an Inhaltsstoffen standardisiert sind, können u. a. die Bildung von Blutgerinnseln verhindern, die Gefäße erweitern, die Fließeigenschaften des Bluts verbessern und das umliegende Gewebe vor dem Angriff von aggressiven Sauerstoffverbindungen (so genannte freie Radikale) schützen. Welche Pflanzeninhaltsstoffe für welche Wirkung verantwortlich sind, ist bislang allerdings noch unbekannt.

Stellenwert in der Therapie

Ginkgoextrakte zur Behandlung von Durchblutungsstörungen sind umstritten. In vielen Studien konnte zwar ein positiver Effekt gezeigt werden. Kritiker greifen allerdings die dabei verwendeten Methoden an. Demgegenüber stehen die positiven Erfahrungen von Patienten und Ärzten. Streit gibt es vor allem über die Wirksamkeit bei Hirnleistungsstörungen. Grundsätzlich kann man für jede Art von Medikament nur schwer die Wirkung auf Gedächtnis oder Erinnerungsvermögen nachweisen. Auch bei synthetischen Wirkstoffen tritt das Problem des Wirksamkeitsnachweises auf. Die meisten Patienten mit Hirnleistungsstörungen reagieren nämlich bereits durch die vermehrte Aufmerksamkeit, die ihnen während einer Untersuchung entgegengebracht wird, positiv, auch wenn sie nur ein Plazebo, also ein Scheinmedikament, erhalten. In einer aktuellen Studie wurde bei 37 Prozent der Patienten, die Ginkgoextrakt erhielten, ein positiver Effekt beobachtet, aber auch bei 23 Prozent der Patienten, die nur Plazebos schluckten. Da Ginkgoextrakte nahezu keine Nebenwirkungen besitzen, steht einem Therapieversuch mit standardisierten Spezialextrakten aber nichts entgegen. Nach drei Monaten sollte allerdings überprüft werden, ob das Medikament wirkt und eine weitere Behandlung sinnvoll ist.

Ginkgo biloba – botanisch zwischen Laub- und Nadelbaum angesiedelt – ist der einzige Vertreter seiner Gattung. Schon seit 100 Millionen Jahren gibt es Ginkgobäume.

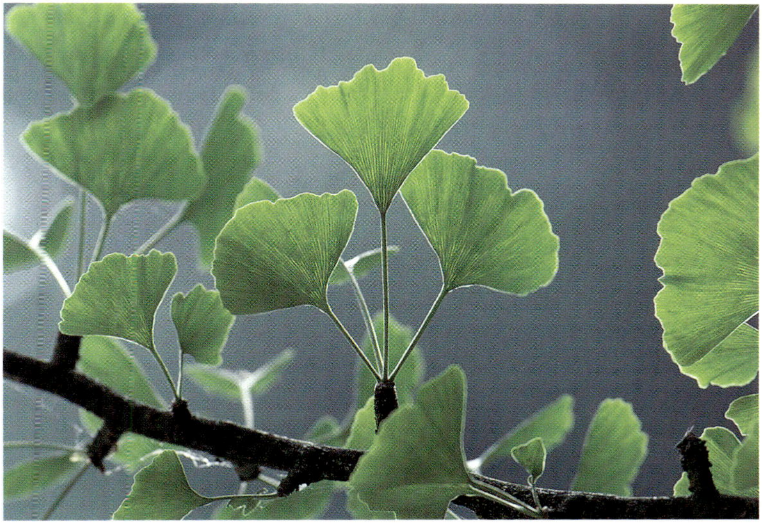

Die auffälligen zweilappigen Blätter mit fächerartiger Zeichnung haben dem Ginkgobaum den zusätzlichen Namen »Fächerbaum« eingebracht.

Monopräparate bei Herz-Kreislauf-Erkrankungen

Handelsname	Darreichungsform	Inhaltsstoffe
Adenylocrat f Herztropfen	Lösung	100 g enthalten einen alkoholischen Auszug aus Weißdornblättern mit Weißdornblüten, standardisiert auf 240 mg Flavonoide
Arte-Rautin forte S	Tropfen	1 ml enthält 17,633 mg Trockenextrakt aus Rauwolfiawurzel, standardisiert auf 7 % Gesamtalkaloide
Arte-Rutin C	Dragees	1 Dragee enthält 90 mg Trockenextrakt aus Weißdornblättern mit Weißdornblüten (4–7:1)
Bilatin Fischöl	Kapseln	1 Kapsel enthält 1000 mg fettes Öl vom Hochseefisch
Born	Tropfen	1 ml enthält 490 mg Flüssigextrakt aus Weißdornblättern und Weißdornblüten, standardisiert auf 0,5 % Flavonoide
Carisano	Dragees	1 Dragee enthält 200 mg Knoblauchzwiebelpulver, standardisiert auf mindestens 1 mg Allicin

Indikationen	(Mögliche) Nebenwirkungen	Hinweise, Kontraindikationen
Druck- und Beklemmungsgefühl in der Herzgegend, leichte Form von Altersherz und Herzrhythmusstörungen (Verlangsamung)	Sehr selten verstärktes Herzklopfen	Enthält Alkohol
Leichter Bluthochdruck	Depressive Verstimmung, Müdigkeit, verstopfte Nase	Enthält Alkohol; nicht bei Depressionen, Magen-Darm-Geschwüren anwenden; nicht während Schwangerschaft und Stillzeit anwenden; nicht zusammen mit Digitalisglykosiden einnehmen; Reaktionsvermögen kann beeinträchtigt werden **Achtung:** Kann nicht mehr empfohlen werden!
Nachlassende Herzleistung	Keine bekannt	Auch als Tropfen erhältlich
Stark erhöhter Triglyzeridspiegel (wenn eine Umstellung der Ernährungsgewohnheiten nicht ausreicht)	Verlängerung der Blutungszeit möglich, bei höherer Dosis Brechreiz möglich	Wer mit Blutgerinnungshemmern behandelt wird, sollte vorher mit dem Arzt Rücksprache nehmen, da die Wirkung dieser Medikamente erhöht wird
Nachlassende Leistungsfähigkeit des Herzes, Druck- und Beklemmungsgefühl in der Herzgegend	Keine bekannt	Enthält Alkohol; auch als Dragees erhältlich
Erhöhte Blutfettwerte, Vorbeugung gegen altersbedingte Gefäßveränderungen	Magen-Darm-Beschwerden, Geruch	Für Diabetiker geeignet; die Wirkung synthetischer blutdrucksenkender Mittel kann verstärkt werden

Monopräparate bei Herz-Kreislauf-Erkrankungen		
Handelsname	**Darreichungsform**	**Inhaltsstoffe**
Crataegus Twardypharm	Kapseln	1 Kapsel enthält 100 mg Weißdornblätter- und Weißdornblüten-Trockenextrakt (≙ 2 bis 2,3 mg Flavonoide, berechnet als Hyperosid)
Crataegutt novo 450	Filmtabletten	1 Filmtablette enthält 450 mg Weißdornblätter- und Weißdornblüten-Trockenextrakt (4–6,6:1), standardisiert auf 84,3 mg oligomere Procyanide
Crataezyma	Kapseln	1 Kapsel enthält 224 bis 274 mg Weißdornblätter- und Weißdornblüten-Trockenextrakt, standardisiert auf 5 mg Flavonoide, berechnet als Hyperosid
Esbericard novo	Dragees	1 Dragee enthält 150 bis 200 mg Weißdornextrakt (≙ 4 mg Flavonoide)
Faros 300	Dragees	1 Dragee enthält 300 mg Weißdorntrockenextrakt (≙ 2,2 % Flavonoide)
Florabio Naturreiner Pflanzensaft Weißdorn	Presssaft	100 ml enthalten 100 ml Presssaft aus Weißdorn, standardisiert auf 30 mg Flavonoide
Gingium	Filmtabletten	1 Tablette enthält 40 mg Trockenextrakt aus Ginkgo-biloba-Blättern, standardisiert auf 8,8 bis 10,8 mg Ginkgoflavonglykoside und 2,0 bis 2,8 mg Terpenlactone
Ginkobil N-ratiopharm	Filmtabletten	1 Tablette enthält 40 mg Trockenextrakt aus Ginkgo-biloba-Blättern, standardisiert auf 9,6 mg Ginkgoflavonglykoside und 9,6 mg Terpenlactone

Indikationen	(Mögliche) Nebenwirkungen	Hinweise, Kontraindikationen
Nachlassende Leistungsfähigkeit des Herzes	Keine bekannt	Nicht geeignet für Kinder unter 12 Jahren
Nachlassende Leistungsfähigkeit des Herzes	Keine bekannt	Auch als Lösung (enthält Alkohol) erhältlich
Nachlassende Leistungsfähigkeit des Herzes	Keine bekannt	Nicht geeignet für Kinder unter 12 Jahren; nicht im ersten Schwangerschaftsdrittel anwenden; Behandlungsdauer mindestens 6 Wochen; auch als Lösung (Alkohol) erhältlich
Nachlassende Leistungsfähigkeit des Herzes	Keine bekannt	Nicht geeignet für Kinder; Behandlungsdauer mindestens 6 Wochen; auch als Lösung (Alkohol) erhältlich
Nachlassende Leistungsfähigkeit des Herzes	Keine bekannt	Nicht bei Wasseransammlung in den Beinen anwenden
Zur Erhaltung der Leistungsfähigkeit des Herzes, Altersherz	Keine bekannt	Keine bekannt
Durchblutungsstörungen	Allergische Hautreaktionen	Auch als Tropfen erhältlich
Durchblutungsstörungen	Allergische Hautreaktionen	Auch als Tropfen erhältlich

Monopräparate bei Herz-Kreislauf-Erkrankungen

Handelsname	Darreichungsform	Inhaltsstoffe
Ilja Rogoff forte	Dragees	1 Dragee enthält 200 mg Knoblauchzwiebelpulver, standardisiert auf mindestens 1 mg Allicin
Kaveri forte	Filmtabletten	1 Tablette enthält 50 mg Trockenextrakt aus Ginkgo-biloba-Blättern, standardisiert auf 12,5 mg Ginkgoflavonglykoside und 3 mg Terpenlactone
Kneipp Knoblauch Dragees N	Dragees	1 Dragee enthält 225 mg Knoblauchzwiebelpulver
Kneipp Mistel-Pflanzensaft	Saft	100 ml enthalten Presssaft aus frischem Mistelkraut
Kneipp Pflanzendragees Weißdorn	Dragees	1 Dragee enthält 95 mg Weißdornblätter, 45 mg Weißdornblüten, 55 mg Weißdornfrüchte, 30 mg Kaltmazerat aus Weißdornblättern mit Weißdornblüten (2:1)
Kwai N	Dragees	1 Dragee enthält 100 mg Knoblauchzwiebelpulver, standardisiert auf 1,0 bis 1,4 % Alliin (≙ 0,5 bis 0,7 % Allicin)
Kytta-Cor	Tropfen	10 ml enthalten 10 ml Tinktur aus Weißdornblättern, -früchten und -blüten (1:1), ≙ 80 mg Gesamtflavonoide, berechnet als Hyperosid
Lipostabil 300 forte	Kapseln	1 Kapsel enthält 300 mg essenzielle Phospholipide
Mistelöl-Kapseln (Twardy)	Kapseln	1 Kapsel enthält 270 mg Ölmazerat aus Mistelkraut (1:1)

Indikationen	(Mögliche) Nebenwirkungen	Hinweise, Kontraindikationen
Zur Vorbeugung altersbedingter Gefäßveränderungen	Magen-Darm-Beschwerden	Die Wirkung anderer blutdrucksenkender Medikamente kann verstärkt werden
Durchblutungsstörungen	Allergische Hautreaktionen	Auch als Tropfen (enthalten Alkohol) erhältlich; nicht geeignet für Kinder unter 12 Jahren
Zur Vorbeugung altersbedingter Gefäßveränderungen	Magen-Darm-Beschwerden	Nicht standardisiert
Zur Unterstützung der Herz-Kreislauf-Funktion	Keine bekannt	Nicht bei krankhaft erhöhtem Blutdruck anwenden; auch als Dragees erhältlich
Herzmittel, Verhütung von Kreislaufbeschwerden	Keine bekannt	1 Stunde vor dem Essen einnehmen
Zur Vorbeugung altersbedingter Gefäßveränderungen	Magen-Darm-Beschwerden	Die Wirkung anderer blutdrucksenkender Medikamente kann verstärkt werden
Nachlassende Leistungsfähigkeit des Herzes, Druck- und Beklemmungsgefühl in der Herzgegend	Keine bekannt	Tropfen enthalten Alkohol; auch als Kytta-Cor-forte-Tropfen und als Dragees erhältlich
Leichte Erhöhung des Cholesterinspiegels	Weicher Stuhl	Auch als Lösung (enthält Alkohol) erhältlich
Vorbeugend bei Herz-Kreislauf-Störungen, erhöhter Blutdruck	Keine bekannt	Keine bekannt

Monopräparate bei Herz-Kreislauf-Erkrankungen		
Handelsname	**Darreichungsform**	**Inhaltsstoffe**
Olivysat Bürger mono	Dragees	1 Dragee enthält Trockenextrakt aus Olivenblättern (≙ mindestens 10 mg Oleuropein)
Orthangin N forte	Kapseln	1 Kapsel enthält 357 bis 400 mg Trockenextrakt aus Weißdornblättern und -blüten, standardisiert auf 10 mg Flavonoide
Pectin Granulat	Granulat	5 g enthalten 3 g Pektin
Ravalgen aktiv	Kapseln	1 Kapsel enthält 400 mg öligen Auszug aus Knoblauchzwiebeln
Regulacor	Filmtabletten	1 Filmtablette enthält 54 mg Trockenextrakt aus Weißdorn (4–7:1)
Rökan Plus	Filmtabletten	1 Tablette enthält 80 mg Trockenextrakt aus Ginkgo-biloba-Blättern, standardisiert auf 19,2 mg Ginkgoflavonglykoside und 4,8 mg Terpenlactone
Salus Weißdorntropfen	Lösung	10 g enthalten 10 mg Weißdornblätter und -blüten, 10 mg alkoholischen Auszug aus Weißdornfrüchten
Sito-Lande	Pastillen	1 Pastille enthält 1 g Beta-Sitosterin
Tebonin forte	Tabletten	1 Tablette enthält 40 mg Trockenextrakt aus Ginkgo-biloba-Blättern, standardisiert auf 9,6 mg Ginkgoflavonglykoside und 2,4 mg Terpenlactone
Weleda Crataegus	Tabletten	1 Tablette enthält Flüssigextrakt aus Weißdornfrüchten, Trockenextrakt aus Weißdornblättern, standardisiert auf mindestens 1,5 mg oligomere Procyanide

Indikationen	(Mögliche) Nebenwirkungen	Hinweise, Kontraindikationen
Vorbeugung gegen Gefäßverkalkung	Keine bekannt	Auch als Lösung (enthält Alkohol) erhältlich
Herzschwäche, Druck und Beklemmungsgefühl in der Herzgegend	Keine bekannt	Auch als Tropfen erhältlich
Erhöhte Blutfettwerte	Blähungen	Vor den Mahlzeiten einnehmen
Zur Vorbeugung altersbedingter Gefäßveränderungen	Magen-Darm-Beschwerden	Kurmäßige Einnahme ist empfehlenswert
Nachlassende Leistungsfähigkeit des Herzes	Keine bekannt	Keine bekannt
Durchblutungsstörungen	Allergische Hautreaktionen	Auch als Tropfen erhältlich; nicht geeignet für Kinder unter 12 Jahren
Durchblutungsstörungen des Herzes, Kreislaufstörungen	Keine bekannt	Enthält Alkohol
Senkung der Blutfettwerte	Blähungen	Auch als Granulat erhältlich
Arterielle Durchblutungsstörungen	Hautreaktionen	Auch als Tropfen erhältlich; nicht geeignet für Kinder unter 12 Jahren
Normalisierung der Herz-Kreislauf-Funktionen	Keine bekannt	Keine bekannt

Kombinationspräparate bei Herz-Kreislauf-Erkrankungen

Handelsname	Darreichungsform	Inhaltsstoffe
Korodin Tropfen	Lösung	100 g enthalten 2,5 g Campher, 97,3 Weißdornfrüchteextrakt (1:1,4), standardisiert auf 300 mg oligomere Procyanide

Heiltees bei Herz-Kreislauf-Erkrankungen

Handelsname	Darreichungsform	Inhaltsstoffe
Hevert-Regenerations-Kreislauf-Tee	Offener Tee	100 g enthalten als wirksame Bestandteile 19 g Weißdornblüten, 19 g Mistelkraut, 19 g Meisterwurzelstock; außerdem: Süßholzwurzel, Brombeerblätter, Hagebutten
H & S Herz-Kreislauf-Tee	Teebeutel à 2 g	100 g enthalten 71,41 g Weißdornblätter, 23,59 Weißdornfrüchte, 5 g Süßholzwurzel
Kneipp Herz-Kreislauf-Tee	Teebeutel	100 g enthalten 35 g Rosmarinblätter, 35 g Weißdornbeeren, 10 g Herzgespannkraut, 5 g Johanniskraut, 15 g grünen Mate
Kneip Weißdorn-Tee	Teebeutel	100 g enthalten 100 g Weißdornblätter und -blüten
Sidroga Herz- und Kreislauftee	Teebeutel à 1,5 g	100 g enthalten 41,2 g Weißdornblätter und -blüten, 23,5 g Herzgespannkraut, 17,6 g Birkenblätter, 11,8 g Melissenblätter, 5,9 g Krauseminzeblätter

Indikationen	(Mögliche) Nebenwirkungen	Hinweise, Kontraindikationen
Nachlassende Leistungsfähigkeit des Herzes, Druck- und Beklemmungsgefühl in der Herzgegend	Keine bekannt	Enthält Alkohol; nicht mit Wasser einnehmen (sondern auf einem Stück Zucker oder mit Brot)

Indikationen	(Mögliche) Nebenwirkungen	Hinweise, Kontraindikationen
Unterstützend bei altersbedingten Herz-Kreislauf-Störungen	Keine bekannt	Mehrmals täglich heiß trinken
Nachlassende Leistungsfähigkeit des Herzes	Keine bekannt	Nicht bei Wasseransammlungen infolge eingeschränkter Herz- oder Nierentätigkeit anwenden
Zur Unterstützung des Kreislaufs und der normalen Herztätigkeit	Keine bekannt	Nicht bei Herzschäden anwenden
Nachlassende Leistungsfähigkeit des Herzes, Altersherz	Keine bekannt	Lässt sich unterstützend einsetzen
Bei nervösen Herz- und Kreislaufstörungen zur Normalisierung und Beruhigung	Keine bekannt	Nicht bei Wasseransammlungen infolge eingeschränkter Herz- oder Nierentätigkeit anwenden

Kopfschmerzen und Migräne

Auch übermäßiger Schmerzmittelkonsum kann zu Kopfschmerzen führen. Wer trotz Schmerztabletten an Kopfschmerzen leidet, sollte deshalb als erste Maßnahme die Tabletten weglassen.

Mehr als 70 Prozent der Deutschen erklärten in einer Umfrage, dass sie zumindest zeitweise Kopfschmerzen haben, bei etwa 30 Prozent treten diese Beschwerden öfter auf. Am häufigsten ist der Spannungskopfschmerz. An Migräne leiden etwa 16 Prozent. Der so genannte Clusterkopfschmerz ist dagegen mit einer Häufigkeit von 0,1 Prozent äußerst selten und tritt überwiegend bei Männern auf.

▶ Ursachen und Symptome

Wenn jemand über »normale« Kopfschmerzen klagt, handelt es sich üblicherweise um Spannungskopfschmerzen. Beschrieben wird dies als »Druck im Kopf«, »dumpfes, leeres Gefühl«, »enges, drückendes Band« oder »auf dem Kopf lastendes Gewicht«. Der Schmerz kann nach einer halben Stunde bereits wieder verflogen sein, aber auch mehrere Tage andauern. Anders als bei Migräne sind beide Kopfhälften gleichermaßen betroffen. Schlafmangel, überhöhter Alkohol- oder Nikotinkonsum, Stress oder Verspannungen der Nackenmuskulatur sind typische Auslöser.

Kopfschmerzen, so war noch bis vor einigen Jahren zu hören, beruhen auf einer überhöhten Muskelanspannung. Inzwischen gibt es Hinweise, dass das körpereigene Schmerzabwehrsystem gestört ist.

Bei Migräne treten die Kopfschmerzen einseitig auf und sind mit anderen Beschwerden gekoppelt: Übelkeit, Erbrechen, Licht- und Lärmempfindlichkeit, Sehstörungen und, in schweren Fällen, auch Lähmungserscheinungen. Migräne kann vererbt werden. Eine Attacke kommt allerdings nicht von ungefähr. Die wichtigsten Auslöser sind:

- Stress bzw. die anschließende Ruhephase
- Käse, Schokolade und Rotwein
- Hormonumstellung
- Schlafmangel
- Wetterwechsel

▶ Vorbeugung ist möglich

Mit den folgenden einfachen Maßnahmen können Sie Kopfschmerzen nicht nur vorbeugen, sondern sie im Ernstfall auch lindern.

- Gehen Sie so oft wie möglich an die frische Luft, und bewegen Sie sich regelmäßig.
- Achten Sie auf eine ergonomische Haltung am Arbeitsplatz.
- Bekämpfen Sie Ihren Stress durch Entspannungstechniken wie Yoga oder autogenes Training.
- Machen Sie Armbäder und kalte Armgüsse.
- Rauchen Sie nicht.

Akupunktur kann bei schweren Kopfschmerzen langfristig Erfolg bringen.

▶ Selbstbehandlung – oder doch zum Arzt?

Wann zum Arzt?

Kopfschmerzen können auch Ausdruck anderer Erkrankungen sein, etwa Erkältung, Augenprobleme, Bluthochdruck oder PMS. Leiden Sie erstmals oder plötzlich in stärkerem Maß unter Kopfschmerzen, sollten Sie die Ursachen unbedingt abklären lassen. Einen Arzt sollten Sie außerdem hinzuziehen bei:

- Immer wieder auftretenden starken Kopfschmerzen
- Kopfschmerzen, die mit Schwindel-, Seh- oder Sprachstörungen, Lähmungserscheinungen, Taubheitsgefühlen in Armen und Beinen oder mit Depressionen bzw. Angstgefühlen einhergehen
- Kopfschmerzen nach einem Sturz auf den Hinterkopf (mögliche Gehirnerschütterung)
- Kopfschmerzen, die durch die üblichen Medikamente nicht mehr zu beeinflussen sind

Plötzliche, sehr starke Kopfschmerzen können auf eine Hirnblutung hindeuten. Informieren Sie den Notarzt, und bleiben Sie ruhig liegen.

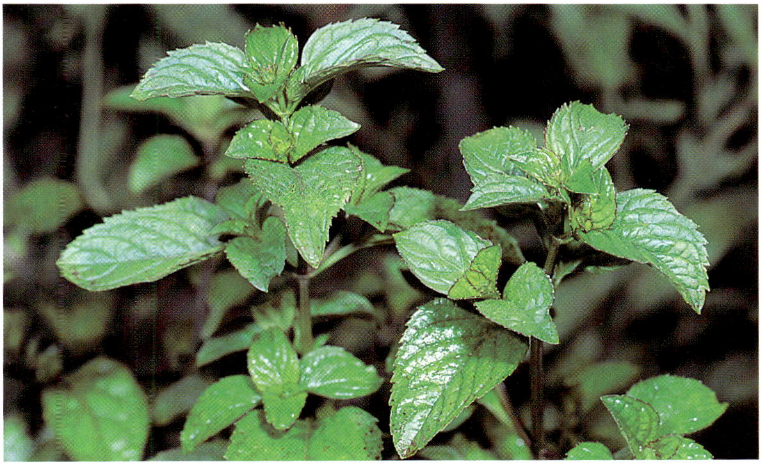

Das in Pfefferminze enthaltene Menthol regt die Kälterezeptoren der Haut an und wirkt dadurch bei Kopfschmerzen lindernd.

Behandlung mit Naturheilmitteln

Synthetische Wirkstoffe bei Kopfschmerzen
- Acetylsalicylsäure
- Paracetamol
- Ibuprofen

Naturheilmittel gegen Kopfschmerzen oder Migräne sind eher spärlich gesät. Bei Migräneattacken hilft ein Rückzug in einen stillen und dunklen Raum, möglicherweise auch eine kühlende Augenkompresse. Wohltuend können Bestrahlungen mit Rotlicht oder Heißwasserkompressen in den Nacken sein. Auch Wechselfußbäder, eventuell mit einem Zusatz von Rosmarinextrakt, sind empfehlenswert.

Pfefferminzöl

Pfefferminzöl und eine entsprechende alkoholische Zubereitung können – äußerlich angewendet – Kopfschmerzen lindern. Zweimal im Abstand von 15 Minuten auf Stirn und Schläfen aufgetragen, soll zehnprozentiges Pfefferminzöl bei Spannungskopfschmerzen einen ähnlich guten Effekt besitzen wie das Schmerzmittel Paracetamol. Kühlend wirken auch Eukalyptusöl und Campher. Für Kleinkinder sind die Öle nicht geeignet.

So wirkt Pfefferminzöl

Pfefferminzöl, insbesondere das darin enthaltene Menthol, regt die Kälterezeptoren an und entfaltet so eine kühlende Wirkung.

Stellenwert in der Therapie

Pfefferminzöl oder alkoholische Zubereitungen sind bei Schulkindern und Erwachsenen ein geeignetes Mittel gegen leichte und mittelstarke Kopfschmerzen. Sie besitzen im Gegensatz zu synthetischen Arzneimitteln keine Nebenwirkungen – ein Vorteil, der gerade bei immer wiederkehrenden Beschwerden nicht unterschätzt werden darf. Nicht geeignet sind sie für Säuglinge und Kleinkinder. Menthol kann in dieser Altersgruppe einen Atemstillstand hervorrufen.

Nackenmassagen tun bei Kopfschmerzen gut. Wichtig ist die richtige Technik. Andernfalls können sie mehr schaden als nützen. Lassen Sie sich die richtigen Griffe von einem Profi zeigen.

Pestwurz

Pestwurz, vor allem die darin enthaltenen Petasine, wirken krampflösend und schmerzstillend. Dies ist in der Volksmedizin bekannt und wurde durch eine Untersuchung aus dem Jahr 1951 bestätigt. Inzwischen gibt es eine aktuelle Studie, die zeigt, dass Pestwurzextrakt bei Spannungskopfschmerzen und Migräne hilfreich sein kann.

So wirkt Pestwurz

Pestwurz hemmt die Kontraktion der Muskeln und wirkt so entspannend. Außerdem scheint es die Bildung von Substanzen zu verhindern, die entzündlich wirken und Schmerzen hervorrufen können.

Stellenwert in der Therapie

Der Stellenwert von Pestwurzextrakten lässt sich derzeit nicht genau festlegen. Bei leichten Migräneattacken und Spannungskopfschmerzen scheinen sie zumindest einen Versuch wert zu sein.

Migränepatienten, die gleichzeitig an einer Allergie leiden, sollten Mutterkraut nicht einnehmen.

Mutterkraut

Britische Forscher sind derzeit einer viel versprechenden Pflanze gegen Migräne auf der Spur. Mit dem Mutterkraut (Tanacetum parthenium) konnten sie bei vielen Migränepatienten die Beschwerden deutlich lindern. In Deutschland gibt es allerdings – im Gegensatz zu England und Frankreich – bislang noch kein Fertigpräparat. Mutterkraut ist hierzulande nur als Teedroge im Handel. Ob es in dieser Form allerdings seine volle Wirkung enfaltet, ist fraglich. Die empfohlene Tagesdosis schwankt zwischen 50 Milligramm und 1,2 Gramm.

So wirkt Mutterkraut

Die Hauptwirkstoffe im Mutterkraut sind Sesquiterpene, allen voran das Parthenolid. Sie sollen vor allem entzündungshemmend wirken.

Stellenwert in der Therapie

Die Bedeutung von Mutterkraut in der Migränetherapie ist hierzulande noch gering – nicht zuletzt weil entsprechende Fertigpräparate fehlen. Die Einnahme der Teedroge kann nicht empfohlen werden.

Pestwurz zur Prophylaxe

Migräneanfälle lassen sich durch die dauerhafte Einnahme von Pestwurzextrakten verringern. Zu diesem Ergebnis kam zumindest eine klinische Untersuchung. Die Zahl der Migräneattacken ging bei Patienten, die Pestwurz erhielten, ebenso zurück wie die Zahl der Migränetage pro Monat.

Synthetische Wirkstoffe bei Migräne

- **Sumatriptan, Naratriptan, Zolmitriptan, Ergotamin (in schweren Fällen)**
- **Metoclopramid, Domperidon (bei Übelkeit und Erbrechen)**

Monopräparate bei Kopfschmerzen und Migräne		
Handelsname	**Darreichungsform**	**Inhaltsstoffe**
China-Oel	Destillat	100 g enthalten 100 g Pfefferminzöl
Euminz N	Lösung	100 g enthalten 10 g Pfefferminzöl
Flui-Minzöl	Tropfen	Minzöl
JHP Rödler, Japanisches Heilpflanzenöl	Tropfen	100 g enthalten 95 g Minzöl (Japanisches Pfefferminzöl)
Kneipp Minzöl Trost	Tropfen	Minzöl
Leukona-Mintöl	Tropfen	Pfefferminzöl
Petadolex	Kapseln	1 Kapsel enthält 25 mg Pestwurzextrakt (30:1)
Petaforce V	Kapseln	1 Kapsel enthält 25 mg Pestwurzextrakt (30:1)
Rheumatab Salicis	Tabletten	1 Tablette enthält 85 bis 97 mg Trockenextrakt (8–14:1) aus Weidenrinde
Salix Bürger	Lösung	100 ml enthalten 100 ml gerbstofffreien Extrakt (1:2,2–3,3) aus Weidenrinde (≙ 3 mg Gesamtsalicin, berechnet als Salicin)

Indikationen	(Mögliche) Nebenwirkungen	Hinweise, Kontraindikationen
Äußerlich bei Kopfschmerzen	Reizerscheinungen	Nicht bei Säuglingen und Kleinkindern (vor allem nicht im Gesichtsbereich) anwenden; nicht bei schweren Leberfunktionsstörungen und bei Verschluss der Gallenwege anwenden
Äußerlich bei Kopfschmerzen	Brennen	Nicht auf Schleimhäute oder in die Augen bringen; bei Säuglingen und Kleinkindern nicht im Bereich der Nase auftragen
Muskel- und Nervenschmerzen	Keine bekannt	Äußerlich anwenden; bei Säuglingen und Kleinkindern nicht im Bereich des Gesichts auftragen
Äußerlich bei Kopfschmerzen	Reizerscheinungen	Nicht bei Säuglingen und Kleinkindern (vor allem nicht im Gesichtsbereich) anwenden; nicht bei schweren Leberfunktionsstörungen und bei Verschluss der Gallenwege anwenden
Kopfschmerzen	Keine bekannt	Äußerlich anwenden
Muskel- und Nervenschmerzen	Keine bekannt	Äußerlich anwenden; bei Säuglingen und Kleinkindern nicht im Bereich des Gesichts auftragen
Spannungskopfschmerzen, Migräne	Keine bekannt	Nicht während Schwangerschaft und Stillzeit anwenden
Spannungskopfschmerzen, Migräne	Keine bekannt	Nicht während Schwangerschaft und Stillzeit anwenden
Kopfschmerzen	Keine bekannt	Kann auch Schmerzen bei rheumatischen Erkrankungen lindern
Kopfschmerzen, fieberhafte Erkrankungen	Keine bekannt	Kann auch Schmerzen bei rheumatischen Erkrankungen lindern

Monopräparate bei Kopfschmerzen und Migräne

Handelsname	Darreichungsform	Inhaltsstoffe
Tamanybonsan	Dragees	1 Dragee enthält 500 mg Weidenrindenpulver

Kombinationspräparate bei Kopfschmerzen und Migräne

Handelsname	Darreichungsform	Inhaltsstoffe
China-Balsam	Salbe	100 g enthalten 15 g Campher, 10 g Nelkenöl, 5 g Eukalyptusöl, 5 g Fichtennadelöl, 25 g Levomenthol
Nervencreme Fides S	Salbe	100 g enthalten 3,33 g Pfefferminzöl, 6,67 g Eukalyptusöl
Olbas	Tropfen	100 g enthalten 53 g Destillat aus Pfefferminzöl, 21 g Destillat aus Cajeputöl, 21 g Destillat aus Eukalyptusöl, 3 g Destillat aus Wacholderöl, 2 g Destillat aus Gaultheriaöl
Po-Ho N Fluid	Tropfen	Pfefferminzöl, Eukalyptusöl, Anisöl

Indikationen	(Mögliche) Nebenwirkungen	Hinweise, Kontraindikationen
Kopfschmerzen, fieberhafte Erkrankungen	Magenschmerzen, allergische Hautreaktionen	Nicht geeignet für Kinder unter 15 Jahren; nicht bei Asthma, Magenbeschwerden und Blutgerinnungsstörungen anwenden; Vorsicht während Schwangerschaft und Stillzeit; viel dazu trinken

Indikationen	(Mögliche) Nebenwirkungen	Hinweise, Kontraindikationen
Kopfschmerzen	Kontaktekzem, Reizerscheinungen, Verstärkung von Krämpfen der Bronchialmuskulatur	Salbe im Nacken bis zum Haaransatz leicht einmassieren; nicht bei Säuglingen und Kleinkindern (vor allem nicht im Gesichtsbereich) anwenden; nicht bei Bronchialasthma anwenden; während der Stillzeit nicht im Bereich der Brust auftragen
Stirnkopfschmerz	Überempfindlichkeitsreaktionen, Reizerscheinungen	Nicht bei Bronchialasthma anwenden; nicht bei Paragruppenallergie (Konservierungsmittelallergie) anwenden; nicht bei Säuglingen und Kleinkindern im Bereich des Gesichts (vor allem nicht im Bereich der Nase) auftragen
Äußerlich bei Kopf- und Nervenschmerzen	Reizerscheinungen	Nicht bei Säuglingen und Kleinkindern (vor allem nicht im Gesichtsbereich) anwenden; nicht bei schweren Leberfunktionsstörungen und bei Verschluss der Gallenwege anwenden
Kopfschmerzen, Muskelschmerzen	Keine bekannt	Äußerlich anwenden; bei Säuglingen und Kleinkindern nicht im Bereich des Gesichts auftragen

Leber- und Gallenwegserkrankungen

Die Leber ist auch Angriffsziel vieler Viren. Sie lösen eine Leberentzündung (Hepatitis) aus. Je nachdem, welche Viren angreifen, ist die Rede von Hepatitis A, B, C, D oder E. Gegen die häufigsten Hepatitiden, A und B, gibt es inzwischen Impfungen. Die Hepatitis-B-Impfung wird generell empfohlen, bereits im Säuglingsalter. Eine Impfung gegen Hepatitis A bietet sich bei Fernreisen an. Sprechen Sie mit Ihrem Arzt.

Die Leber ist das zentrale Stoffwechsel- und Entgiftungsorgan in unserem Körper. Ihr großer Vorteil: Sie kann sich schnell wieder regenerieren. Dennoch sollten Sie es nicht auf die Spitze treiben. Auch die Regenerationsfähigkeit der Leberzellen hat ihre Grenzen. Und: Schwere Leberschäden sind nur schwer zu behandeln.

Leberprobleme

▶ Ursachen und Symptome

Alkohol ist der Feind Nummer eins für die Leberzellen. Chronischer Alkoholkonsum schädigt die Leber massiv und dauerhaft. Daneben können auch bestimmte Medikamente Leberschäden hervorrufen, wenn sie dauerhaft eingenommen werden müssen. Giftige Stoffe, z. B. Tetrachlorkohlenstoff, können die Leber ebenfalls angreifen. Eine Leberschädigung wird oft lange Zeit nicht erkannt. Meist wird sie erst bei einer routinemäßigen Blutuntersuchung entdeckt. »Erhöhte Leberwerte« lautet dann der Befund. Dies bedeutet, dass die Leberenzyme, die Transaminasen, zu aktiv sind. Manchmal machen auch eine Gelbsucht – leichte Gelbfärbung der Haut und Bindehaut – und ein unangenehmer Juckreiz darauf aufmerksam, dass mit der Leber etwas nicht in Ordnung ist.

▶ Vorbeugung ist möglich

- Verzichten Sie auf allzu viel Alkohol, insbesondere auf »harte Sachen« mit hohem Alkoholgehalt wie Schnäpse. Als bedenklich für die Leber gilt eine tägliche Alkoholzufuhr ab 60 Gramm für Männer bzw. 20 bis 30 Gramm für Frauen. Für Männer bedeutet dies: nicht mehr als ein halber Liter Wein oder eineinhalb Liter Bier pro Tag. Frauen sollten bereits nach einem Viertel Wein oder einem halben Liter Bier auf alkoholfreie Getränke umsteigen.

- Achten Sie auf geeignete Schutzmaßnahmen, wenn Sie in der Nähe von Giftstoffen arbeiten. Sind Sie sich über die Gefährlichkeit der Substanzen, mit denen Sie arbeiten, unsicher, bitten Sie Ihren Arbeitgeber um Informationen.
- Nehmen Sie langfristig leberschädigende Arzneimittel, z. B. bestimmte Antirheumatika, Antibiotika oder Lipidsenker, ein, muss die Leberfunktion in regelmäßigen Abständen überprüft werden.

Gegen ein Glas Rotwein am Abend hat die Leber von Gesunden sicher nichts einzuwenden. Es kann sich vielmehr positiv auf das Herz-Kreislauf-System auswirken. Wer dagegen bereits einen Leberschaden hat, sollte völlig auf Alkohol verzichten.

Behandlung mit Naturheilmitteln

Mariendistel

Als Leberschutzmittel werden vor allem Mariendistelfrüchte eingesetzt. Sie zeigten auch bei Patienten mit Leberzirrhose einen positiven Effekt, unabhängig davon, ob der Schaden durch Alkohol oder Medikamente (z. B. Tuberkulosemittel, Psychopharmaka) ausgelöst wurde.

So wirkt Mariendistel

Mariendistelfrüchte stabilisieren die Außenwand der Leberzellen und machen sie so weniger anfällig für schädliche Substanzen. Außerdem unterstützen sie den Stoffwechsel in der Leber und fördern auf diese Weise die Regeneration. Bei Mariendistelfrüchten ist es sinnvoll, ein hoch dosiertes, standardisiertes Fertigpräparat zu wählen. Ein Teeauszug enthält zu wenig Wirkstoffe.

Auch Artischockenblätter sollen der Leber gut tun. Ihr Haupteinsatzgebiet sind allerdings Gallenblasenerkrankungen. Sojalecithin senkt den Fettspiegel in der Leber und soll ebenfalls leberschützend wirken.

Stellenwert in der Therapie

Medikamente spielen bei der Behandlung von Leberschäden, außer bei akuten Komplikationen, eine untergeordnete Rolle. Im Vordergrund steht die Vermeidung der leberschädigenden Substanz: Alkohol bzw. entsprechende Schadstoffe. Mariendistelfrüchte werden unterstützend eingesetzt bei Leberschäden, die durch Schadstoffe hervorgerufen wurden, sowie bei chronisch-entzündlichen Lebererkrankungen und Leberzirrhose. Da kein chemischer Wirkstoff mit vergleichbarer Wirkung zur Verfügung steht, kommt ihnen in der Zusatztherapie eine wesentliche Rolle zu. Wer allerdings viel Alkohol trinkt und glaubt, durch vorbeugende Einnahme von Mariendistelextrakten einem Leberschaden vorbeugen zu können, irrt.

Gallenblasenbeschwerden

Die Gallenblase und die Gallenwege sind eng mit der Leber verknüpft: In der Gallenblase wird die von den Leberzellen gebildete Gallenflüssigkeit (die Galle) gespeichert und bei Bedarf über die Gallenwege in den Dünndarm abgegeben. Täglich werden 1,5 Liter Gallenflüssigkeit über den Darm ausgeschieden. Bedarf besteht immer dann, wenn fettreiche Nahrung verdaut werden muss. Dazu sind Gallensäuren notwendig, die die Nahrungsfette emulgieren können. Erst dann können sie in den Blutkreislauf aufgenommen werden. Funktioniert dieses System nicht, kann es zu Verdauungsstörungen kommen.

Leber- und Gallentees enthalten zusätzlich oft Mariendistelfrüchte, die die Leberfunktion unterstützen sollen. Zur Vorbeugung von Leberschäden sind jedoch hoch dosierte Fertigpräparate mit einem Mindestgehalt an Silymarin vorzuziehen.

▶ Ursachen und Symptome

Wer es »auf der Galle« hat, hat Probleme, Fett zu verdauen. Nach dem Verzehr fettreicher Nahrungsmittel treten die typischen Symptome einer Verdauungsstörung auf: Übelkeit, Aufstoßen, Unwohlsein und Oberbauchbeschwerden. Im Darm stehen zu wenig Gallensäuren für die Fettverdauung zur Verfügung. Eine zu niedrige Gallensaftproduktion, aber auch eine zu geringe Beweglichkeit der Gallenwege können dahinter stecken.

● Übrigens: Bei so genannten funktionellen Gallenbeschwerden sind Gallenblase und Gallenwege gesund. Gallensteine können allerdings die Symptome verstärken.

▶ Vorbeugung ist möglich

Wer zu Gallenbeschwerden neigt, sollte Kaffee, Zigaretten, zu viel Alkohol und allzu fettes Essen meiden. Sollten Sie ausnahmsweise einmal über die Stränge schlagen, beispielsweise bei der kaum zu umgehenden Weihnachtsgans, hilft ein Gläschen Kräuterschnaps zur Anregung der Verdauung meist aus.

▶ Selbstbehandlung – oder doch zum Arzt?

Wann zum Arzt?

Treten erstmals Verdauungsprobleme auf, sollten Sie den Arzt die Ursachen abklären lassen. Auch wenn die Beschwerden stärker werden, ist ein Arztbesuch sinnvoll. Möglicherweise stecken dann Gallensteine dahinter. Nur der Arzt kann bei einer Kolik klären, ob es Gallensteine sind oder ob es sich um eine Entzündung handelt.

Behandlung mit Naturheilmitteln

Schöllkraut, Artischocken & Co.

Die Natur meint es gut mit der Gallenblase. Zahlreiche Pflanzenextrakte, so genannte Cholagoga (Gallenmittel), können die unangenehmen Beschwerden lindern. Die wichtigsten Pflanzen sind Artischockenblätter, Wermutkraut, Enzianwurzel, Javanische Gelbwurz und Pfefferminzblätter sowie Schöllkraut, Boldoblätter, Erdrauchkraut und Berberitzenwurzel.

Ein Extrakt aus Löwenzahnwurzeln und Löwenzahnblättern kann den Gallenfluss um bis zu 40 Prozent steigern.

So wirken die pflanzlichen Präparate

Pflanzenextrakte gegen funktionelle Gallenbeschwerden regen die Gallensaftproduktion und die Freisetzung der Gallenflüssigkeit an. Verantwortlich für diesen Effekt sind meist Bitterstoffe, wie der Geschmack von Wermut oder Artischockenschnäpsen leicht erahnen lässt. Schöllkraut, Erdrauchkraut, Boldoblätter und Berberitzenwurzel wirken gleichzeitig krampflösend (spasmolytisch).

Die wichtigste spasmolytisch wirksame Droge gegen funktionelle Gallenbeschwerden ist das Schöllkraut. Für die krampflösende Wirkung sind Alkaloide, insbesondere das Chelidonin, verantwortlich. In Leber- und Gallentees ist Schöllkraut das Mittel der Wahl, um Krämpfe zu

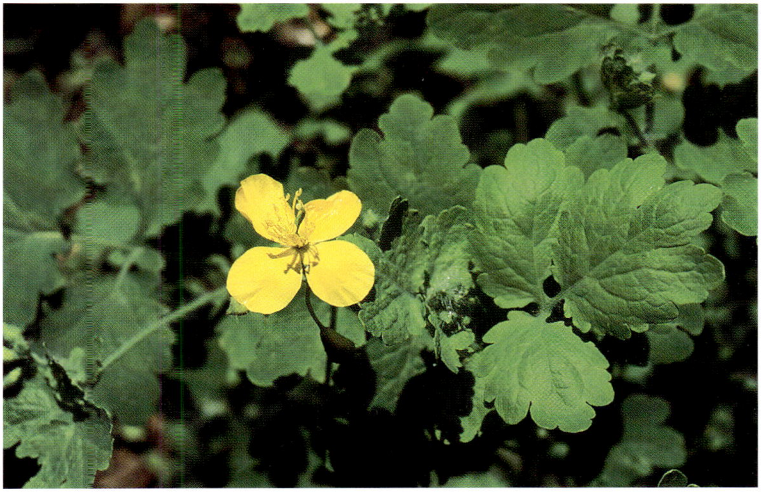

Schöllkraut (Chelidonium majus) wächst hierzulande auch wild auf Schutthalden. Seine Alkaloide wirken bei Krämpfen der Gallenwege und des Magen-Darm-Trakts lindernd. In der Volksmedizin wird es als Warzenkraut eingesetzt.

Schöllkraut ist nicht ungefährlich. Es kann die Leber schädigen. Wenn Sie sich einen Tee in der Apotheke mischen lassen wollen, der auch Schöllkraut enthält, sollten Sie eine Maximaldosis beachten: Mehr als 15 Prozent Schöllkraut darf er nicht enthalten.

lösen. Es hilft darüber hinaus auch bei Krämpfen im Magen-Darm-Trakt. Da Schöllkraut die Leber angreifen kann, ist es bei Leberkrankheiten nicht geeignet.

Stellenwert in der Therapie

Pflanzliche Extrakte sind zur Therapie von Verdauungsbeschwerden, die auf einer Störung der Gallenblasenfunktion beruhen, gut geeignet. Zwar gibt es nur wenige Untersuchungen, die den positiven Effekt beim Menschen eindeutig belegen. Die jahrzehntelangen Erfahrungen mit diesen Drogen und deren Extrakten lassen allerdings keinen Zweifel an der Wirksamkeit aufkommen.

Neben verschiedenen Monopräparaten, die entweder Extrakte aus Schöllkraut, Erdrauchkraut oder Artischockenblättern enthalten, gibt es eine Vielzahl von Kombinationspräparaten. Die Wahl richtet sich nach der Art der Beschwerden.

- Kombinationen mit Pfefferminzöl, Kümmel, Fenchel oder Anis eignen sich bei zusätzlichen Blähungen.
- Kombinationen mit Kamillenextrakten eignen sich bei gleichzeitigen Entzündungen im Magen-Darm-Bereich.
- Kombinationen mit abführenden Pflanzenextrakten wie Sennesfrüchten oder Aloe gelten als nicht empfehlenswert.

Pflanzliche Präparate gegen funktionelle Gallenblasenbeschwerden sind nicht geeignet bei einem Verschluss der Gallenwege sowie bei schweren Leberfunktionsstörungen. Schwere Infektionen und Entzündungen müssen ebenfalls anderweitig behandelt werden.

Pfefferminzblätter haben nicht nur einen positiven Effekt auf den Gallenfluss. Sie unterstützen auch die Verdauungsvorgänge im Magen.

Bei Entzündungen der Gallenblase (Cholezystitis) oder der Gallenwege (Cholangitis) können Sie in Absprache mit dem Arzt zusätzlich eingenommen werden.

Das können Sie sonst noch tun

Leber- und Gallentee: 20 Gramm Javanische Gelbwurz, 30 Gramm Löwenzahnwurzel und Löwenzahnblätter, 20 Gramm Pfefferminzblätter, 10 Gramm Kümmel und 20 Gramm Mariendistelfrüchte mischen. 1 Esslöffel der Mischung in 250 Milliliter Wasser aufkochen und etwa 10 Minuten leicht kochen lassen, anschließend 10 Minuten ziehen lassen. Den Leber- und Gallentee am besten lauwarm vor den Mahlzeiten trinken.

Gallensteine – häufig unbemerkt

Anhaltendes Druckgefühl, Aufstoßen, Übelkeit und Blähungen können auf Gallensteine hinweisen. Oft kommt auch eine Fettunverträglichkeit hinzu. Gallensteine können aber auch lange völlig unbemerkt bleiben. Eindeutig zu erkennen geben sie sich oftmals erst durch eine Gallenkolik. Dabei treten schwerste krampfartige Schmerzen unter dem rechten Rippenbogen auf. Sie können in den Schulter- und Rückenbereich ausstrahlen. Die Neigung zu Gallensteinen ist vererbbar. Besonders gefährdet sind Übergewichtige und Diabetiker.

- Zu einer Gallenkolik kommt es, wenn die Steine in den Gallengang gelangen.
- Auch wenn größere Steine den Gallengang blockieren und einen Rückstau auslösen, kommt es zur Kolik.

Frauen haben öfter Gallensteine als Männer. Die Erkrankungsrisiken kann man sich durch die fünf F merken:

- F = Female (weiblich): Frauen haben fünfmal öfter Gallensteine als Männer.
- F = Fat (fett): Eine fettreiche Ernährung trägt zur Gallensteinbildung bei.
- F = Fourty (40): Ab dem 40. Lebensjahr besteht ein höheres Risiko.
- F = Fertile (fruchtbar): Während einer Schwangerschaft ist der Gallensaft anders zusammengesetzt. Frauen mit mehreren Kindern haben öfter Gallensteine.
- F = Fair (blond): Hellhäutige, blonde Menschen neigen eher zur Ausbildung von Gallensteinen.

Gegen leichtere Symptome helfen pflanzliche Präparate. Bei krampfartigen Schmerzen sollten Sie zu einem Kombinationspräparat greifen, das Schöllkraut, Boldoblätter oder Erdrauchkraut enthält.
Wenn Sie Gallensteine haben, sollten Sie Lage und Größe regelmäßig untersuchen lassen. Mit Ultraschall ist dies heutzutage schnell und schmerzfrei möglich. Einige Gallensteine können mittlerweile auch nahezu schmerzfrei von außen, per Schallwellen, zertrümmert werden.

Viele Pflanzen, die gegen Gallenblasenbeschwerden wirksam sind, finden sich auch in verdauungsfördernden Schnäpsen. Nach einem fetten Essen sind sie bei Gesunden durchaus zu vertreten. Als »Therapeutikum« bei funktionellen Gallenblasenbeschwerden sind sie dagegen nicht geeignet. Tabletten oder Tropfen sind hier die bessere Wahl.

Monopräparate bei Leber- und Gallenwegserkrankungen

Handelsname	Darreichungsform	Inhaltsstoffe
Ardeycholan N	Dragees	1 Dragee enthält 300 mg Schöllkraut-Trockenextrakt, standardisiert auf 6 mg Chelidonin
Carduus marianus	Kapseln	1 Kapsel enthält 61,4 bis 66,7 mg Trockenextrakt (36–44:1) aus Mariendistelfrüchten
Cefasilymarin 140	Filmtabletten	1 Tablette enthält 200 mg Trockenextrakt aus Mariendistelfrüchten, standardisiert auf 140 mg Silymarin, mindestens 60 mg Silibinin
China-Oel	Destillat	100 g enthalten 100 g Pfefferminzöl
Choldestal Krugmann	Kapseln	1 Kapsel enthält 35 mg Extrakt aus Javanischer Gelbwurz (12,5–25:1)
Cholosan	Flüssigkeit	100 g enthalten 99,2 g Auszug aus Schwarzrettichwurzel (1:1)
Curcumen	Kapseln	1 Kapsel enthält 23,3 mg Trockenextrakt aus Javanischer Gelbwurz (28,6:1)
Cynacur	Dragees	1 Dragee enthält 300 mg wässrigen Artischockenblätterextrakt (5,8–7,5:1)
Cynafol	Dragees	1 Dragee enthält 300 mg Artischockenblätter-Trockenextrakt (5,8–7,5:1)

Indikationen	(Mögliche) Nebenwirkungen	Hinweise, Kontraindikationen
Krämpfe im Bereich der Gallenwege und des Magen-Darm-Trakts	Keine bekannt	Keine bekannt
Unterstützend bei Leber- und Gallenblasenleiden, Fettleber	Keine bekannt	Keine bekannt
Chronisch-entzündliche Lebererkrankungen	Vereinzelt leicht abführende Wirkung	Keine bekannt
Krampfartige Beschwerden der Gallenwege und des Magen-Darm-Bereichs	Reizerscheinungen	Nicht bei Säuglingen und Kleinkindern (vor allem nicht im Gesichtsbereich) anwenden; nicht bei schweren Leberfunktionsstörungen sowie bei Verschluss der Gallenwege anwenden
Verdauungsbeschwerden	Keine bekannt	Nicht bei Verschluss der Gallenwege anwenden
Verdauungsbeschwerden	Keine bekannt	Nicht bei Verschluss der Gallenwege anwenden; enthält Alkohol; volksmedizinische Anwendung
Verdauungsbeschwerden	Selten Magen-Darm-Beschwerden	Nicht bei Verschluss der Gallenwege anwenden
Verdauungsbeschwerden, funktionelle Störungen des Gallenblasensystems	Keine bekannt	Nicht bei Verschluss der Gallenwege anwenden; nicht geeignet für Kinder unter 12 Jahren; nicht bei Allergie gegen Korbblütler anwenden
Völlegefühl, Druckgefühl im Oberbauch, leichte Krämpfe im Magen-Darm-Bereich	Keine bekannt	Nicht bei Verschluss der Gallenwege anwenden; nicht geeignet für Kinder unter 12 Jahren; nicht bei Allergie gegen Korbblütler anwenden

Monopräparate bei Leber- und Gallenwegserkrankungen

Handelsname	Darreichungsform	Inhaltsstoffe
durasilymarin / -70 / -150	Kapseln	1 Kapsel enthält 87,5mg / 175 mg / 375 mg Tockenextrakt aus Mariendistelfrüchten, standardisiert auf 35 mg / 70 mg / 150 mg Silibinin
Essentiale forte N	Kapseln	1 Kapsel enthält 300 mg essenzielle Phospholipide
Florabio naturreiner Heilpflanzensaft Artischocke	Presssaft	100 ml enthalten 100 ml frische Blätter und Blütenknospen der Artischocke
Florabio naturreiner Heilpflanzensaft Löwenzahn	Presssaft	100 ml enthalten 100 ml frisches Löwenzahnkraut und Löwenzahnwurzeln
Florabio naturreiner Heilpflanzensaft Schwarzrettich	Presssaft	100 ml enthalten 100 ml Presssaft aus frischen Schwarzrettichwurzeln
hepa-loges N	Dragees	1 Dragee enthält 150 mg Tockenextrakt aus Mariendistelfrüchten, standardisiert auf 40 % Silimarin, berechnet als Silibinin
Hepa-Merz Sil	Kapseln	1 Kapsel enthält 239 mg Tockenextrakt aus Mariendistelfrüchten, standardisiert auf 167,3 mg Silymarin mit mindestens 67 mg Silibinin
Hepar-Pasc 100	Filmtabletten	1 Tablette enthält 135 bis 152 mg Tockenextrakt aus Mariendistelfrüchten, standardisiert auf 100 mg Silymarin, berechnet als Silibinin
Hepar SL forte	Kapseln	1 Kapsel enthält 320 mg Artischockenblätter-Trockenextrakt (3,8–5,5:1)

Indikationen	(Mögliche) Nebenwirkungen	Hinweise, Kontraindikationen
Unterstützend bei chronisch-entzündlichen Lebererkrankungen	Vereinzelt leicht abführende Wirkung	Anwendung während Schwangerschaft und Stillzeit nur nach Befragung des Arztes
Lebererkrankungen	Keine bekannt	Wird auch zur Vorbeugung wiederkehrender Gallensteine eingesetzt
Verdauungsbeschwerden, zur Anregung des Gallenflusses	Keine bekannt	Nicht bei Verschluss der Gallenwege anwenden; nicht bei Allergie gegen Korbblütler anwenden
Störungen des Gallenflusses, Anregung der Harnausscheidung	Magenbeschwerden	Nicht bei Verschluss der Gallenwege anwenden; nicht bei Gallensteinerkrankungen anwenden
Verdauungsstörungen infolge von Leberfunktionsstörungen, Störungen des Gallenflusses	Keine bekannt	Nicht bei Verschluss der Gallenwege anwenden
Unterstützend bei chronisch-entzündlichen Lebererkrankungen	Vereinzelt leicht abführende Wirkung	Keine bekannt
Unterstützend bei chronisch-entzündlichen Lebererkrankungen	Vereinzelt leicht abführende Wirkung	Nicht geeignet für Kinder unter 12 Jahren
Unterstützend bei chronisch-entzündlichen Lebererkrankungen	Vereinzelt leicht abführende Wirkung	Keine bekannt
Völlegefühl, leichte Krämpfe im Magen-Darm-Bereich	Keine bekannt	Nicht bei Verschluss der Gallenwege anwenden; nicht bei Allergie gegen Korbblütler anwenden

Monopräparate bei Leber- und Gallenwegserkrankungen		
Handelsname	**Darreichungsform**	**Inhaltsstoffe**
Heparsyx N	Lösung	100 g enthalten 7 g Tockenextrakt aus Mariendistelfrüchten, standardisiert auf 490 mg Silymarin, berechnet als Silibinin
Kneipp Löwenzahnpflanzensaft	Presssaft	100 ml enthalten 100 ml Presssaft aus frischem Löwenzahnkraut und Löwenzahnwurzeln
Kneipp Rettich-Pflanzensaft	Presssaft	100 ml enthalten 100 ml Presssaft aus frischen Schwarzrettichwurzeln
Legalon 70 / -140	Kapseln	1 Kapsel enthält Trockenextrakt aus Mariendistelfrüchten, standardisiert auf 70 mg / 140 mg Silymarin, berechnet als Silibinin
Löwenzahndragees Prunax	Dragees	1 Dragee enthält 250 mg Trockenextrakt aus Löwenzahnwurzeln (8:1)
Mariendistel Curarina	Tropfen	100 ml enthalten 100 ml Tockenextrakt aus Mariendistelfrüchten (1:5)
Sergast	Kapseln	1 Kapsel enthält 82 mg Curcumawurzelstock-Trockenextrakt (13–25:1)
Silibene 140 / -200	Filmtabletten	1 Tablette enthält Trockenextrakt aus Mariendistelfrüchten, standardisiert auf 140 mg / 200 mg Silimarin, berechnet als Silibinin

Indikationen	(Mögliche) Nebenwirkungen	Hinweise, Kontraindikationen
Unterstützend bei chronisch-entzündlichen Lebererkrankungen	Vereinzelt leicht abführende Wirkung	Keine bekannt
Störungen des Gallenflusses, Verdauungsstörungen, Anregung der Harnausscheidung	Magenbeschwerden (Bitterstoffe!)	Nicht bei Gallenwegsverschluss und bei Gallensteinerkrankungen anwenden
Verdauungsstörungen, insbesondere infolge von Leberfunktionsstörungen, Störungen des Gallenflusses	Keine bekannt	Nicht bei Gallensteinen anwenden; volksmedizinische Anwendung
Unterstützend bei chronisch-entzündlichen Lebererkrankungen	Leicht abführende Wirkung	Auch als Suspension erhältlich
Stärkung von Leber- und Gallenblasenfunktion	Magenbeschwerden (Bitterstoffe!)	Nicht bei Gallensteinerkrankungen, Verschluss der Gallenwege oder bei Darmverschluss anwenden
Vorbeugend gegen Lebererkrankungen	Vereinzelt leicht abführende Wirkung	Enthält Alkohol; nicht geeignet für Kinder unter 12 Jahren
Verdauungsbeschwerden, bei funktionellen Störungen der Gallenwege	Keine bekannt	Nicht bei Verschluss der Gallenwege anwenden; bei Gallensteinen nur nach Rücksprache mit dem Arzt anwenden
Unterstützend bei chronisch-entzündlichen Lebererkrankungen	Vereinzelt leicht abführende Wirkung, Nervosität, Abgeschlagenheit, bei Silibene 200 zusätzlich gesteigerter Harnfluss	Silibene 200 ist nicht geeignet für Kinder unter 12 Jahren

Kombinationspräparate bei Leber- und Gallenwegserkrankungen		
Handelsname	**Darreichungsform**	**Inhaltsstoffe**
Aristochol N	Tropfen	1 ml enthält 0,16 bis 0,215 ml ethanolische Tinktur (1:7) aus Schöllkraut (standardisiert auf 0,02 mg Chelidonin), 0,17 ml ethanolische Tinktur (1:7) aus Schafgarbenkraut, 0,17 ml ethanolische Tinktur (1:7) aus Löwenzahn (Ganzpflanze), 0,15 ml ethanolische Tinktur (1:7) aus Ruhrkrautblüten, 0,05 ml ethanolische Tinktur (1:7) aus Wermutkraut
Bilicura forte	Dragees	1 Dragee enthält 125 mg Kava-Kava-Wurzelstock-Trockenextrakt (standardisiert auf 8 bis 8,7 % Kavapyrone), 210 mg Artischockenblätter-Trockenextrakt (standardisiert auf 2 % Cynarinderivate)
Cefachol N	Tropfen	100 g enthalten 30 g ethanolischen Auszug (1:5) aus Schöllkraut, 30 g ethanolischen Auszug (1:5) aus Mariendistelfrüchten, 40 g ethanolischen Auszug (1:5) aus Löwenzahn
Cholagogum F Nattermann	Kapseln	1 Kapsel enthält 45 mg Trockenextrakt aus Javanischer Gelbwurz (12,5–25:1), 131 mg Trockenextrakt aus Schöllkraut (5–10:1), standardisiert auf 4 mg Chelidonin
Cholapret forte	Filmtabletten	1 Tablette enthält 152 mg Trockenextrakt (4,2–6,3:1) aus Boldoblättern, 120 bis 180 mg Trockenextrakt (5–10:1) aus Schöllkraut, 10,8 mg Trockenextrakt (20–50:1) aus Javanischer Gelbwurz

Indikationen	(Mögliche) Nebenwirkungen	Hinweise, Kontraindikationen
Verdauungsstörung wegen verminderter Gallensaftproduktion	Magenbeschwerden	Nicht bei Gallenwegsverschluss und bei Gallensteinen anwenden; nicht bei Allergie gegen Korbblütler anwenden
Gallenblasen- und Oberbauchbeschwerden, die psychische Ursachen haben, beispielsweise Nervosität, innere Unruhe, Angstzustände	Keine bekannt	Kombination aus beruhigendem (Kava-Kava) und gallenfunktionsförderndem (Artischockenblätter) Extrakt; nicht bei Gallenblasenentzündung und Gallensteinen anwenden; Anwendung in Schwangerschaft und Stillzeit nur nach Befragung des Arztes
Krampfartige Beschwerden im Bereich der Gallenwege	Magenbeschwerden	Nicht bei Gallenwegsverschluss und Gallensteinen anwenden; nicht bei Allergie gegen Korbblütler anwenden
Krämpfe im Bereich der Gallenwege	Keine bekannt	Nicht bei Verschluss der Gallenwege anwenden
Krampfartige Beschwerden im Magen-Darm-Trakt und im Bereich der Gallenwege	Magenbeschwerden	Nicht bei Gallenwegsverschluss oder bei schweren Lebererkrankungen anwenden; auch als Tropfen (enthalten Alkohol) erhältlich

Kombinationspräparate bei Leber- und Gallenwegserkrankungen		
Handelsname	**Darreichungsform**	**Inhaltsstoffe**
Cholosom Phyto	Dragees	1 Dragee enthält 100 mg Schöllkrauttrockenextrakt, 45 mg Curcumatrockenextrakt, 10 mg Löwenzahntrockenextrakt
Gallemolan G	Flüssigkeit	100 g enthalten 0,4 g alkoholischen Auszug aus Wermutkraut, 2,4 g alkoholischen Auszug aus Boldoblättern, 3,4 g alkoholischen Auszug aus Kamillenblüten, 1 g alkoholischen Auszug aus Schöllkraut, 2,4 g alkoholischen Auszug aus Löwenzahn (Ganzdroge)
Hepar-Pasc N	Filmtabletten	1 Tablette enthält 25 mg Methionin, 47 bis 53 mg Mariendistelfrüchte-Trockenextrakt (standardisiert auf 35 mg Silymarin, berechnet als Silibinin), 18 bis 27 mg Schöllkrauttrockenextrakt (standardisiert auf 2 mg Alkaloide, berechnet als Chelidonin)
Hepaticum-Medice H	Tabletten, Dragees	1 Tablette / 1 Dragee enthält 20 mg Chinarinde, 35 mg Mariendistelfrüchte, 50 mg Schöllkraut, 25 mg Enzianwurzel, 70 mg Curcumarhizom
Hepaticum-Pascoe novo	Filmtabletten	1 Tablette enthält 16,2 mg Trockenextrakt (20–50:1) aus Javanischer Gelbwurz, 32,5 mg Trockenextrakt (5,4–6,9:1) aus Pfefferminzblättern, 40 mg Trockenextrakt (6,3–12,5:1) aus Wermutkraut

Indikationen	(Mögliche) Nebenwirkungen	Hinweise, Kontraindikationen
Funktionelle Erkrankungen der Gallenwege und Gallenblase, Blähungen, Völlegefühl	Magenbeschwerden (Bitterstoffe!)	Nicht bei Verschluss der Gallenwege oder des Darms sowie bei akuter Gallenblasenentzündung anwenden; bei Gallensteinleiden nur nach Rücksprache mit dem Arzt anwenden; auch als Flüssigkeit (Cholosom SL) erhältlich
Verdauungsbeschwerden bei funktionellen Störungen der Gallenwege	Magenbeschwerden	Nicht bei Gallenwegsverschluss und bei Gallensteinleiden anwenden
Unterstützend bei Lebererkrankungen	Keine bekannt	Nicht bei Nierenfunktionsstörungen anwenden
Leber- und Gallenblasenbeschwerden, Blähungen	Gelegentlich Überempfindlichkeitsreaktionen, Kopfschmerzen	Nicht während der Schwangerschaft anwenden; nicht bei Magen- und Zwölffingerdarmgeschwüren sowie bei Gallenwegsverschluss anwenden
Funktionelle Störungen der Gallenwege	Bei längerem Gebrauch Magenbeschwerden	Nicht bei Verschluss der Gallenwege anwenden

Kombinationspräparate bei Leber- und Gallenwegserkrankungen

Handelsname	Darreichungsform	Inhaltsstoffe
Horvilan N	Dragees	1 Dragee enthält 25,9 mg Curcumawurzelstock-Trockenextrakt (16,7:1), 60 bis 90 mg Schöllkrauttrockenextrakt (6,7:1), standardisiert auf 2 mg Gesamtalkaloide, Pfefferminzöl
Neurochol C	Dragees	1 Dragee enthält 4,6 mg Schöllkrauttrockenextrakt (5:1 bis 10:1), 75,2 mg Löwenzahntrockenextrakt, 30,4 mg Wermutkraut-Trockenextrakt (6,3:1 bis 12,5:1)
Schwöhepan S	Dragees	1 Dragee enthält 125 mg Mariendistelfrüchte-Trockenextrakt (standardisiert auf 50 bis 55 mg Silymarin), 170 mg Schöllkrauttrockenextrakt (standardisiert auf Gesamtalkaloide, berechnet als 3,4 bis 3,7 mg Chelidonin)
Spasmo gallo sanol	Dragees	1 Dragee enthält Trockenextrakte aus Schöllkraut und Javanischer Gelbwurz

Heiltees bei Leber- und Gallenwegserkrankungen

Handelsname	Darreichungsform	Inhaltsstoffe
Cholosom Tee	Offener Tee	100 g enthalten 10 g Kümmel, 20 g Javanische Gelbwurz, 30 g Löwenzahn, 20 g Mariendistelfrüchte, 20 g Pfefferminzblätter

Indikationen	(Mögliche) Nebenwirkungen	Hinweise, Kontraindikationen
Erkrankungen im Leber-, Gallenblasen- und Zwölffingerdarmbereich	Magenbeschwerden	Nicht bei Verschluss der Gallenwege anwenden
Verdauungsbeschwerden, insbesondere wenn sie durch Störungen des ableitenden Gallenwegssystems bedingt sind	Keine bekannt	Nicht bei Gallenwegsverschluss und Gallensteinerkrankungen anwenden; auch als Tropfen (enthalten Alkohol) erhältlich
Unterstützend bei Lebererkrankungen	Leicht abführend	Keine bekannt
Krämpfe im Bereich der Gallenwege	Bei längerer Anwendung Magenbeschwerden	Nicht bei Gallenwegsverschluss und bei Gallensteinen anwenden

Indikationen	(Mögliche) Nebenwirkungen	Hinweise, Kontraindikationen
Nichtentzündliche Gallenblasenerkrankungen, Störungen des Gallenflusses, Völlegefühl, Blähungen, Verdauungsbeschwerden	Keine bekannt	Nicht bei Gallensteinerkrankungen, bei Gallenwegsverschluss sowie bei schweren Leberfunktionsstörungen anwenden

Heiltees bei Leber- und Gallenwegserkrankungen

Handelsname	Darreichungsform	Inhaltsstoffe
Heumann Leber- und Gallentee Solu-Hepar NT	Pulver	1,2 g enthalten 60 mg Boldoblättertrockenextrakt (6,5:1), 68 mg Schöllkrauttrockenextrakt (6:1), 44 mg Mariendistelfrüchte-Trockenextrakt (9:1), 4 mg Pfefferminzöl
H & S Galle- und Lebertee	Teebeutel à 2 g	100 g enthalten 45 g Pfefferminzblätter, 25 g Kümmel, 20 g Schöllkraut, 10 g Javanische Gelbwurz
Kneipp Leber- und Galletee	Offener Tee, Teebeutel	100 g enthalten 40 g Pfefferminzblätter, 13,33 g Curcumawurzel, 46,67 g Löwenzahnkraut mit Löwenzahnwurzel
Salus Leber-Galle-Tee Nr. 18	Offener Tee	100 g enthalten 19 g Artischockenblätter, 11 g Fenchelfrüchte, 15 g Kamille, 16 g Löwenzahnkraut, 19 g Pfefferminze, 4 g Ringelblume, 4 g Ruhrkrautblüten, 12 g Schafgarbenblüten
Sidroga Leber- und Galletee	Teebeutel à 1,5 g	100 g enthalten 30 g Löwenzahn, 25 g Artischockenblätter, 25 g Pfefferminzblätter, 20 g Schafgarbenkraut
Ullus Galle-Tee	Teebeutel à 2 g	2 g enthalten an gallenwirksamen Bestandteilen 0,75 g Löwenzahnwurzel mit Löwenzahnkraut, 0,5 g Pfefferminzblätter, 0,5 g Artischockenblätter (weitere Bestandteile: Fenchel, Süßholzwurzel, Anis)

Indikationen	(Mögliche) Nebenwirkungen	Hinweise, Kontraindikationen
Erkrankungen der Gallenwege, vorbeugend gegen Lebererkrankungen	Keine bekannt	Tee ist tassenfertig; nicht bei Gallenwegsverschluss sowie bei schweren Leberfunktionsstörungen anwenden
Oberbauchbeschwerden mit und ohne Krämpfe, Verdauungsbeschwerden	Keine bekannt	Nicht bei Gallenwegsverschluss und bei Gallensteinen anwenden
Zur Unterstützung der Funktion von Gallenblase und Leber	Magenbeschwerden	Nicht bei Verschluss der Gallenwege und bei Gallensteinerkrankungen anwenden
Verhütung von Gallensteinbildung, Störung des Gallensaftflusses	Allergische Hautreaktionen möglich	Nicht bei Gallenwegsverschluss und Gallensteinerkrankungen anwenden
Krampfartige Beschwerden im Magen-Darm-Bereich, im Bereich der Gallenblase und -wege	Magenbeschwerden	Nicht bei Gallenwegsverschluss, bei Gallensteinen und Gallenblasenentzündung anwenden; nicht bei Allergie gegen Korbblütler anwenden (Schafgarbenkraut!)
Krampfartige Oberbauchbeschwerden infolge funktioneller Störungen der ableitenden Gallenwege	Allergische Hautreaktionen möglich	Nicht bei Gallenwegsverschluss und bei Gallensteinerkrankungen anwenden; nicht bei Allergie gegen Korbblütler anwenden

Magen- und Darmerkrankungen

Die meisten Beschwerden, die Magen oder Darm zu schaffen machen, sind eher harmlos. Doch auch leichtes Sodbrennen oder Blähungen stören das Wohlbefinden ganz erheblich. Pflanzenextrakte können hier wohltuend wirken, ohne Begleiterscheinungen zu verursachen. Wichtig ist, bei einer Verschlechterung rechtzeitig den Arzt aufzusuchen, um schwer wiegende Erkrankungen wie Magengeschwüre oder Entzündungen der Speiseröhre rechtzeitig zu erkennen.

Auch Stress schlägt oft auf den Magen. Suchen Sie deshalb nach persönlichen Entspannungsmöglichkeiten.

Verdauungsstörungen

▶ Ursachen und Symptome

Verdauungsstörungen haben oft funktionelle Ursachen: Der Verdauungstrakt tut nicht mehr das, was er soll, obwohl Magen und Darm gesund sind. Zu diesen Funktionsstörungen gehören der Reizmagen und unspezifische Oberbauchbeschwerden. Nicht richtig funktioniert dabei die Sekretion von Magensäure und Verdauungsenzymen, die Resorption der Nahrungsmittel oder die Beweglichkeit von Magen und Darm, die für eine geregelte Verdauung eine wesentliche Rolle spielt. Die typischen Symptome sind Druck, Völlegefühl, Sodbrennen, saures Aufstoßen, Erbrechen, Übelkeit und Blähungen.

▶ Vorbeugung ist möglich

Wer Magenprobleme vermeiden will, kann einiges dafür tun.

- Essen Sie eiweißreich und fettarm.
- Essen Sie nicht übermäßig.
- Essen Sie nicht zu heiß und nicht zu kalt.
- Essen Sie langsam, und verteilen Sie die Essensportionen auf sechs kleinere Mahlzeiten am Tag.
- Reduzieren Sie bestehendes Übergewicht.
- Verzichten Sie weitgehend auf Alkohol und Zigaretten.

▶ Selbstbehandlung – oder doch zum Arzt?

Wann zum Arzt?

Zum Arzt sollten Sie immer gehen, wenn Ihre Beschwerden nicht innerhalb von zwei bis drei Tagen nachlassen sowie bei starken Schmerzen. »Sofort zum Arzt«, heißt es, wenn Sie Blut erbrechen oder sich Blut im Stuhl befindet.

Behandlung mit Naturheilmitteln

Wenn Magen und Darm schlapp machen, können zahlreiche pflanzliche Extrakte die Funktionen wieder ankurbeln oder normalisieren. Es kommt nur darauf an, für die jeweiligen Beschwerden das richtige Pflänzchen zu finden.

Pflanzen mit ätherischen Ölen oder Scharfstoffen

Die wichtigsten Ätherisch-Öl-Drogen, die bei Verdauungsstörungen gegen Blähungen, Völlegefühl und Übelkeit helfen, sind Pfefferminzblätter, Fenchel-, Kümmel- und Anisfrüchte, Angelikawurzel, Koriander- und Kardamomfrüchte – und natürlich die Kamillenblüten. Sie können als Tee oder, höher konzentriert, in Form von Fertigpräparaten eingenommen werden.

Die Wirkung von Substanzen, die gegen Blähungen helfen, wird als karminativ (blähungstreibend), entsprechende Präparate als Karminativa bezeichnet.

Doch Vorsicht! Auch wenn die Präparate harmlos scheinen – halten Sie bei der Einnahme die Dosierung genau ein. Einige der ätherischen Öle

Tipps bei Sodbrennen

Bei Sodbrennen oder saurem Aufstoßen kann die Einnahme von Heilerde oder einer Basenmischung die Beschwerden lindern. Basenmischungen gibt es fertig zu kaufen. Sie können sich aber auch in der Apotheke die folgende Mischung zusammenstellen lassen.

- Je 10 Gramm Natrium phosphoricum und Kalium bicarbonicum, 100 Gramm Calcium carbonicum, 80 Gramm Natrium bicarbonicum. Nehmen Sie von dieser Mischung 1 Teelöffel auf 1 Glas lauwarmes Wasser, und trinken Sie es schluckweise.
- Wer vor allem nachts unter Sodbrennen leidet, sollte mit hoch gelagertem Oberkörper schlafen.
- Milchprodukte sind entgegen der landläufigen Meinung nicht geeignet, da sie langfristig die Magensäureproduktion anregen.

Pfefferminzöl wirkt nicht nur krampflösend und karminativ. Es regt auch den Gallenfluss an. Pfefferminzblätter und entsprechende Zubereitungen eignen sich deshalb hervorragend bei Verdauungsstörungen wegen verminderter Gallenblasenfunktion.

können bei Überdosierung Reizerscheinungen im Magen-Darm-Trakt mit Übelkeit und Erbrechen hervorrufen. Aber auch Bewusstseinsstörungen und Herzbeschwerden sind möglich. Beobachtet wurde dies bei sehr hohen Dosen von Pfefferminzöl und Kümmelöl.
Die wichtigsten Scharfstoffdrogen sind Kalmuswurzel, Ingwerwurzel, Knoblauch und Senfsamen. Die Kombination fetter Speisen mit Senf bringt also nicht nur geschmackliche Vorteile, sondern verbessert auch die Verdauung gehaltvoller Nahrungsmittel.

So wirken äthereische Öle und Scharfstoffe

Ätherische Öle werden gegen Verdauungsstörungen eingesetzt, weil sie die Freisetzung von Magensaft fördern und dadurch auch die Beweglichkeit von Magen und Darm (Motilität) stimulieren. Manche der ätherischen Öle wirken zusätzlich auch krampflösend oder entzündungshemmend.
Die Scharfstoffe regen die Speichelsekretion und die Magensaftsekretion an und fördern dadurch die Magen- und Darmbeweglichkeit. Die im Senf enthaltenen Scharfstoffe haben auch Bakterien abtötende Eigenschaften.

Die Mischung verschiedener Extrakte oder ätherischer Öle hat eine bessere Wirkung als einzelne Inhaltsstoffe.

Ätherisch-Öl- und Scharfstoffdrogen

Droge	Hauptinhaltsstoffe	Wirkung
Pfefferminzblätter und Pfefferminzöl	Menthol, Menthon	Krampflösend, karminativ, regen den Gallenfluss an
Fenchelfrüchte und Fenchelöl	Anethol, Fenchon	Krampflösend, karminativ
Kümmelfrüchte und Kümmelöl	Carvon	Krampflösend, antibakteriell, karminativ
Angelikawurzel	Phellandren, Pinen	Krampflösend, karminativ, regt den Gallenfluss an
Kamillenblüten	Chamazulen, Bisabolol	Entzündungshemmend, krampflösend, antibakteriell
Kalmuswurzel	Asaron	Karminativ
Ingwerwurzel	Zingiberen	Krampflösend, karminativ, regt den Gallenfluss an
Knoblauch	Alliin	Antibakteriell
Senfsamen	Sinalbin	Antibakteriell

Bitterstoffdrogen

Die wichtigsten Bitterstoffdrogen, die arzneilich verwendet werden, sind Enzianwurzel, Wermutkraut, Tausendgüldenkraut, Benediktenkraut und Chinarinde. Sie wirken sekretionssteigernd auf Speicheldrüsen, Magen, Gallenblase und Bauchspeicheldrüse und damit auch appetitanregend. Einige von ihnen wie Wermut oder Enzian sind deshalb in verdauungsfördernden Schnäpsen enthalten.

So wirken Bitterstoffe

Bitterstoffe regen die Magenschleimhaut direkt zu einer vermehrten Sekretion der Magensäfte an. Sie aktivieren aber auch die Bitterrezeptoren, die sich in den Geschmacksknospen des Zungengrunds befinden. Damit wird der Speichelfluss in Gang gebracht. Wie gut die sekretionssteigende Wirkung einer Pflanze ist, hängt von ihrem jeweiligen Bitterwert ab.

Einen besonders hohen Bitterwert hat die Enzianwurzel. Der Bitterwert liegt bei 10 000 bis 30 000. Ähnlich hoch sind die Bitterstoffe des Wermutkrauts. Pomeranzenschalen können nur mit einem Bitterwert von 600 bis 2500 aufwarten.

Der Bitterwert

Um den Bitterwert zu bestimmen, müssen die Wissenschaftler ihre Zunge eichen, denn er wird sinnesphysiologisch bestimmt. Der Bitterwert eines Extrakts oder einer Substanz ist der umgekehrte Wert der Konzentration, in der ein Extrakt oder Medikament gerade noch bitter schmeckt. Schmeckt beispielsweise eine Verdünnung von 1 : 2000 gerade noch bitter, beträgt der Bitterwert 2000.

Stellenwert in der Therapie

Die Behandlung mit pflanzlichen Extrakten ist bei leichten funktionellen Beschwerden im Magen-Darm-Bereich eine empfehlenswerte Therapie. Die Wirksamkeit der verwendeten Ätherisch-Öl-, Scharfstoff- und Bitterstoffdrogen kann kaum mehr angezweifelt werden. Sie sind auf der Grundlage von Erfahrungswerten anerkannt. Inzwischen existieren aber auch Studien, die den Effekt bei Patienten belegen. Dazu gehört die krampflösende und schmerzlindernde Wirkung von Pfefferminzöl. Kombinationspräparate können sich bei leichten Oberbauchbeschwerden mit synthetischen Präparaten durchaus messen lassen. Ihr Vorteil: weniger Nebenwirkungen bei gleicher Wirkung. Synthetische Wirkstoffe zur Behandlung von Übelkeit, Erbrechen und Oberbauchbeschwerden, etwa Metoclopramid oder Domperidon,

Unsere Großmütter gaben ihn zu allen fetten Speisen. Kümmel wird schon seit sehr langer Zeit kultiviert und hilft bei Verdauungsproblemen.

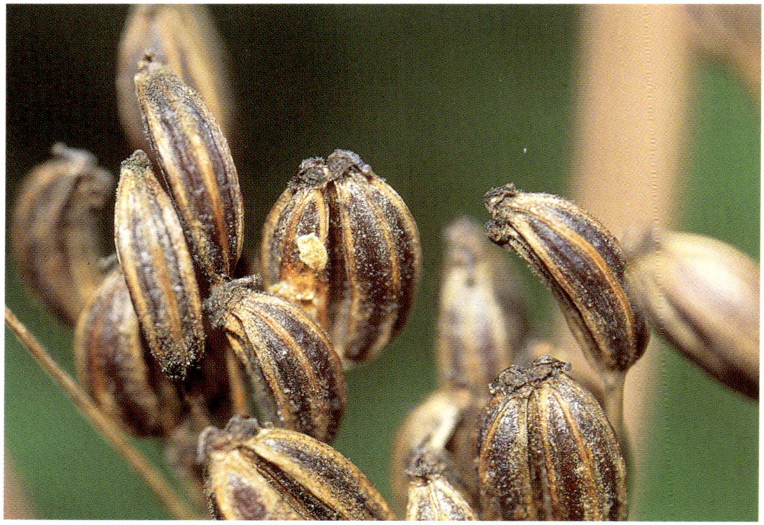

sind ohne Zweifel sehr gut wirksam, können jedoch erhebliche Nebenwirkungen haben. Sie sollten deshalb nur bei starken Beschwerden zum Zug kommen. Bei leichteren Symptomen sollte Phytopharmaka der Vorzug gegeben werden.

Beim Roemheld-Syndrom wird das Herz infolge von Zwerchfellhochstand, geblähtem Magen oder Darm nach oben geschoben. Wer darunter leidet, hat nicht nur Magen-, sondern auch Herzbeschwerden.

In den pflanzlichen Präparaten werden meist mehrere Ätherisch-Öl-, Scharfstoff- und Bitterstoffdrogen kombiniert. Am häufigsten sind Mischungen aus Kümmel, Fenchel, Pfefferminze, Kamille, Wermut, Enzian und Süßholzwurzel. Sie eignen sich für die Behandlung von Magenkrämpfen, Völlegefühl, Blähungen und dem Roemheld-Syndrom. Zubereitungen, die nur Bitterstoffe enthalten, regen die Verdauung nicht an. Bei Sodbrennen sind sie nicht geeignet.

Tees für den Magen

Magentees können Sie fertig kaufen. Sie können sich aber in der Apotheke auch spezielle Mischungen herstellen lassen. Hier einige Tipps:

- Teemischung bei Verdauungsstörungen: je 25 Gramm Kümmel, Fenchel, Wermutkraut und Schafgarbenkraut, je 5 Gramm Enzianwurzel und Kalmuswurzel sowie 10 Gramm Tausendgüldenkraut
- Teemischung bei Blähungen: je 20 Gramm Kümmel und Fenchel sowie je 30 Gramm Pfefferminz- und Melissenblätter

- Teerezept: Für den Tee übergießen Sie 1 bis 2 Teelöffel der Mischung mit 125 Milliliter kochend heißem Wasser und lassen den Aufguss etwa 10 Minuten lang ziehen. Trinken Sie ihn nicht zu heiß – am besten vor den Mahlzeiten.

Was tun gegen Blähungen bei Säuglingen?

Säuglinge, vor allem kleine Jungen, können ihre Eltern schier zur Verzweiflung treiben, wenn sie wegen akuter Blähungen nicht einschlafen können.

- Hilfreich ist hier ein Tee, der zu gleichen Teilen Fenchel, Kümmel und Kamille enthält.
- Auch ein feuchter Umschlag mit heißem Wasser, besser noch mit Kamillentee kann den Bauch und damit auch das Kind beruhigen.
- Empfehlenswert bei schweren Blähungen ist ein Leinsamenumschlag. Zu diesem Zweck wird geschroteter Leinsamen in ein Baumwollsäckchen gegeben, verschlossen und zehn Minuten in heißes Wasser gegeben, damit der Leinsamen aufquellen kann. Lassen Sie das Säckchen aber noch etwas abkühlen, bevor Sie es dem Kind auf den Bauch legen.

Wenn Sie geschroteten Leinsamen verwenden, sollten Sie darauf achten, dass er in der Apotheke frisch geschrotet wird. Geschroteter Leinsamen wird bei längerer Lagerung durch den hohen Fettgehalt (immerhin 40 Prozent fettes Öl) ranzig.

Ingwer gegen Reisekrankheit

Gelegenheit, mit auf einen Segeltörn zu gehen? Super. Kaum verlässt das Boot aber den sicheren Hafen, macht sich bei vielen die Reisekrankheit bemerkbar.

- Übelkeit, Schwindel und Erbrechen sind die typischen Symptome. Es geht einem richtig schlecht der Spaß am Urlaub ist dahin.
- Bei manchen reicht schon ein Flug oder eine Busreise aus, um sich reisekrank zu fühlen.

Damit Sie den Urlaub trotzdem genießen können, bietet sich gegen Reisekrankheit Ingwerpulver an. Zwei Gramm sollen dabei etwa so wirksam sein wie 100 Milligramm des synthetischen Wirkstoffs Diphenhydramin. Entsprechende Ingwerpräparate sind im Handel. Sie sind allerdings erst für Kinder ab dem sechsten Lebensjahr geeignet.
Übrigens: Schon die alten Seefahrer kannten Ingwer.

Magenschleimhautentzündung und Geschwüre

Bei einer akuten Gastritis, verursacht durch verdorbene Nahrungsmittel oder zu viel Alkohol, ist die Hungerkur die schnellste und sicherste diätetische Maßnahme.

▶ Ursachen und Symptome

● Eine Magenschleimhautentzündung bereitet Magenschmerz, Übelkeit und Erbrechen. Es ist einem, wie der Volksmund zu sagen pflegt, richtig schlecht. Ursache der akuten Entzündung ist ein massiver Angriff von Schadstoffen auf die Magenschleimhaut. Kritisch sind Alkohol, verdorbene Lebensmittel, Medikamente oder unverträgliche Nahrungsmittel, beispielsweise in Urlaubsländern. Auch Rauchen kann auf die Magenschleimhaut gehen. Außerdem gibt es die chronische Form der Magenschleimhautentzündung. Autoimmunreaktionen oder eine Besiedelung mit dem Magenkeim Helicobacter pylori kommen hier als Ursachen in Betracht. Eine Schädigung der Schleimhaut und eine zu geringe Magensäureproduktion sind die Folgen.

● Ein Magen- oder Zwölffingerdarmgeschwür kann dagegen lange Zeit unbemerkt existieren und erst zutage treten, wenn es anfängt zu bluten. Dauerhafte oder immer wieder auftretende starke Schmerzen im Oberbauch können auf ein Magengeschwür hindeuten. Charakteristisch sind außerdem lang anhaltenes Sodbrennen, Völlegefühl, Aufstoßen, Erbrechen und Übelkeit. Hauptübeltäter ist hier der Magenkeim. Er schädigt die empfindliche Magenschleimhaut, so dass sie für Angriffe der aggressiven Magensäure empfänglich wird. Die Magenschleimhaut kann aber auch durch Medikamente, beispielsweise Mittel gegen Rheuma, massiv geschädigt werden. Gefördert wird die Entstehung eines Magengeschwürs auch durch chronischen Alkohol- und Nikotinmissbrauch, psychischen Stress und erbliche Veranlagung.

▶ Vorbeugung ist möglich

Meiden Sie bei Magenproblemen Kaffee, Nikotin, schwarzen Tee, Alkohol und eiskalte Getränke. Sinnvoll ist es auch, den Zuckerkonsum einzuschränken, da Zucker die Säureproduktion ankurbelt. Magengeschwüre haben häufig psychische Ursachen. Überlegen Sie, wo Ihre persönlichen Stressfaktoren liegen und wie Sie damit umgehen können. Es gibt eine Vielzahl von Entspannungsmöglichkeiten, mit denen Sie den Disstress (negativer Stress) in den Griff bekommen können.

▶ Selbstbehandlung – oder doch zum Arzt?

Wann zum Arzt?

Der Gang zum Arzt bleibt Ihnen nicht erspart, wenn Sie längere Zeit immer wieder unter Schmerzen im Oberbauch leiden, auch wenn die Schmerzen nicht sehr stark sind. Wenn die Behandlung mit Phytopräparaten nicht erfolgreich ist, sollten Sie innerhalb von zwei bis drei Tagen einen Arzt aufsuchen. Bei Blutungen aus dem Magen-Darm-Trakt versteht sich dies von selbst.

Behandlung mit Naturheilmitteln

Kamille

Die Behandlung von Magenschleimhautentzündungen und Geschwüren ist die Domäne der Kamille. Kamillenblüten enthalten ätherisches Öl und Flavonoide, die krampflösend und entzündungshemmend wirken. Schleimstoffe wirken zudem reizmildernd und ebenfalls entzündungshemmend. Welche Wirkung im Vordergrund steht, hängt mit der Zubereitung des Kamillenextrakts zusammen. Kommt es stärker auf die entzündungshemmenden und reizmildernden Eigenschaften an, ist ein wässriger Auszug vorzuziehen. Er enthält überwiegend Schleimstoffe und Flavonoide. Wird mehr Wert auf die krampflösenden Eigenschaften gelegt, sollte das ätherische Öl verwendet werden.

Kamillentee enthält überwiegend entzündungshemmende Flavonoide und Schleimstoffe. Bei alkoholischen Auszügen steht als Inhaltsstoff krampflösendes ätherisches Öl im Vordergrund.

Alkoholische Extrakte enthalten alle Inhaltsstoffe. Hier entscheidet der Alkoholgehalt über die Zusammensetzung. Ein hoher Alkoholgehalt bedeutet einen hohen Anteil an ätherischem Öl, ein niedriger Alkoholgehalt bedeutet einen höheren Anteil an Schleimstoffen und Flavonoiden. Grundsätzlich enthält ein alkoholischer Extrakt immer mehr ätherisches Öl als ein wässriger Teeaufguss, sprich ein Kamillentee.

Leinsamen, Eibischwurzel und Malvenblätter

Schleimdrogen werden ebenfalls zur Behandlung von Entzündungen im Magen-Darm-Bereich eingesetzt. Leinsamen, Eibischwurzel und Malvenblätter haben einen hohen Gehalt an Schleimstoffen. Die Eibischwurzel beispielsweise enthält bis zu zwölf Prozent Schleimstoffe. (Informationen über die Zubereitung schleimhaltiger Tees finden Sie auf Seite 23.)

Süßholzwurzel sollte nicht länger als vier bis sechs Wochen eingenommen werden. Auch Lakritze, die aus nichts anderem als Süßholzwurzelsaft besteht, sollte nur in Maßen genossen werden.

So wirken Schleimstoffe

Die Schleime bilden eine Schutzschicht über der empfindlichen oder geschädigten Magenschleimhaut, wirken der Entzündung entgegen und fördern das Abheilen.

Leinsamen richtig anwenden

Wenn Sie Leinsamen zur Behandlung von Magenschleimhautentzündungen verwenden wollen, sollten Sie die geschroteten Samen etwa 30 Minuten vor Gebrauch vorquellen lassen – entweder in heißer Milch oder in heißem Wasser. Diesen Brei essen Sie dreimal täglich vor den Mahlzeiten. Ideal ist auch eine Kombination von Leinsamen und Kamillenzubereitungen. Leinsamen zur Behandlung einer Verstopfung wird dagegen nicht geschrotet!

Süßholzwurzel

Süßholzwurzelextrakte, die ganz typisch nach Lakritze schmecken, sind häufiger Bestandteil pflanzlicher Präparate zur Behandlung von Magen- und Zwölffingerdarmgeschwüren. Sie sind entweder mit anderen Pflanzenextrakten, beispielsweise Kamille, kombiniert oder mit so genannten Adsorbenzien gegen die übermäßige Säuresekretion, etwa Magnesiumhydroxid.

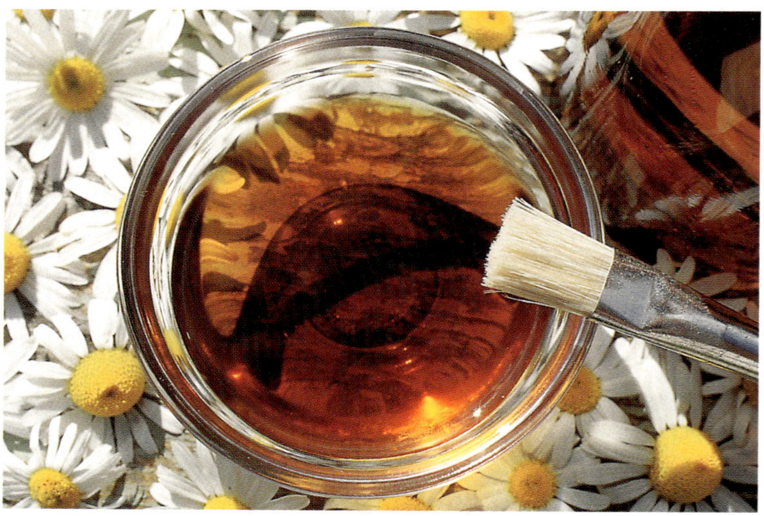

Von den verschiedenen Kamillenarten werden die Echte und die Römische Kamille zu Heilzwecken eingesetzt.

So wirkt Süßholzwurzel

Der Hauptinhaltsstoff Glyzyrrhizin hat eine starke entzündungshemmende Wirkung und erhöht die Schleimproduktion der Magenschleimhaut, ohne die Säuresekretion anzuregen. Der Extrakt muss aber noch andere wirksame Verbindungen enthalten, denn auch glyzyrrhizinfreie Präparate zeigen eine Wirkung. Da Glyzyrrhizin den körpereigenen Kortisonstoffwechsel beeinflusst, kann es bei Überdosierung zu Wasseransammlungen und Bluthochdruck kommen. Süßholzhaltige Präparate dürfen deshalb nicht über einen längeren Zeitraum eingenommen werden.

Synthetische Wirkstoffe (Säurehemmer)

- **H2-Blocker, etwa Cimetidin, Ranitidin, Nizatidin, Famotidin**
- **Protonenpumpenhemmer, etwa Omeprazol, Pantoprazol, Rabeprazol**

Stellenwert in der Therapie

Bei Magengeschwüren steht die Säurehemmung mit synthetischen Wirkstoffen an erster Stelle. Die Phytotherapie kann nur zusätzliche Dienste leisten. Anders ist es bei einer akuten Magenschleimhautentzündung. Hier ist die Behandlung mit Naturheilmitteln, konsequent durchgeführt, oft ausreichend. Allerdings sollte bei chronischen Beschwerden ein Arzt die Therapie begleiten.

Das können Sie sonst noch tun

Rollkur mit Kamille: Linderung bei Magenschleimhautentzündung und bei Geschwüren bringt eine Kamillenrollkur. Bereiten Sie einen Kamillentee, entweder aus frischen Kamillenblüten oder aus Kamillenextrakten, und trinken Sie ihn schluckweise. Legen Sie sich dann zunächst auf den Rücken, nach fünf bis zehn Minuten auf die rechte Seite, dann auf den Bauch und zuletzt auf die linke Seite. Durch dieses allmähliche Rollen um die eigene Achse erreichen Sie, dass der entzündungshemmende und reizmildernde Kamillenextrakt über die gesamte Magenschleimhaut verteilt wird.

Kleiner Tipp: Sie können bei der Kamillenrollkur auch zur Hälfte Melissenblätter verwenden.

Verstopfung

In Deutschland leiden etwa 30 Prozent der Bevölkerung unter Verstopfung, d.h. Obstipation – meist wegen falscher Ernährung und mangelnder Bewegung. Wesentlich seltener sind organische Erkrankungen. Hämorrhoidalleiden, Entzündungen oder Tumoren im Darmbereich können mit einer Verstopfung einhergehen.

▶ Ursachen und Symptome

Manche Menschen geraten in Panik, wenn Sie keinen regelmäßigen Stuhlgang haben. Wenn Sie dazugehören, sollten Sie sich vor Augen führen, dass dreimal täglich ebenso »normal« ist wie zweimal pro Woche. Von einer Verstopfung spricht man erst, wenn der Darm sich noch seltener entleert und der Stuhlgang mit Beschwerden verbunden ist oder als anstrengend und unvollständig empfunden wird. Die Ursachen sind meist harmlos und vergleichsweise einfach zu beheben. Meist wird Verstopfung hervorgerufen durch:

Nehmen Sie Abführmittel – auch pflanzliche – nicht zu lange ein. Der Darm gewöhnt sich daran und wird träge. Lassen Sie möglichst die Finger von abführenden Salzen, etwa Bittersalz. Sie sind keinesfalls zum Dauergebrauch geeignet.

- Ballaststoffarme Ernährung
- Falsche Essgewohnheiten, zu geringe Flüssigkeitszufuhr
- Bewegungsarmut
- Psychosomatische Faktoren
- Extremes Übergewicht
- Medikamente, beispielsweise Säurebinder (Antazida), Antidepressiva oder Eisenpräparate

▶ Vorbeugung ist möglich

Ein Blick auf die Ursachen der Verstopfung beantwortet zugleich auch die Frage nach den Möglichkeiten der Prophylaxe.

- Essen Sie möglichst balaststoffreich. Ballaststoffe sind u. a. enthalten in frischem Obst und rohem Gemüse, Vollkornbrot und Müsli.
- Bewegen Sie sich regelmäßig. 20 bis 30 Minuten pro Tag reichen bereits aus, um den Darm anzuregen.
- Trinken Sie genügend (zwei bis drei Liter pro Tag).
- Essen Sie regelmäßig saure Milchprodukte, beispielsweise Joghurt oder Kefir.
- Forschen Sie nach, ob ein Zusammenhang zwischen bestimmten Stresssituationen und Ihrer Verstopfung besteht. Falls ja, gehen Sie mit Entspannungsübungen dagegen an.

▶ Selbstbehandlung – oder doch zum Arzt?

Wann zum Arzt?

Zum Arzt sollten Sie auf jeden Fall gehen, wenn Sie plötzlich an Verstopfung leiden, vorher jedoch noch nie Probleme hatten. In diesen Fällen kann eine schwere Erkrankung dahinter stecken. Aber auch, wenn Sie sehr unter der Verstopfung leiden, sollten Sie mit Ihrem Arzt darüber sprechen.

Behandlung mit Naturheilmitteln

Wenn Sie unter akuter Verstopfung leiden, können Ihnen – quasi als Sofortmaßnahme – die folgenden Tipps helfen.

- Trinken Sie Sauerkrautsaft, oder essen Sie rohes Sauerkraut – möglichst morgens auf nüchternen Magen.
- Geben Sie ein bis zwei Esslöffel Milchzucker in den Tee.
- Nehmen Sie über Nacht eingeweichte Trockenpflaumen oder Pflaumensaft zu sich.

Synthetische Wirkstoffe bei Verstopfung
- **Natriumpicosulfat**
- **Bisacodyl**

Anthrachinonhaltige Pflanzen (Anthranoide)

Gegen Verstopfung werden die folgenden Pflanzenextrakte verwendet: Aloe, Cascararinde, Sennesblätter, Faulbaumrinde, Sennesfrüchte, Rhabarberwurzel und Kreuzdornbeeren. Aloe besitzt die stärkste Wirkung, Kreuzdornbeeren haben die schwächste. Abführend wirken die darin enthaltenen Anthranoide. Sie lösen sechs bis zehn Stunden nach Einnahme durch fallartige Stühle aus. Die möglichen Nebenwirkungen sind allerdings nicht unerheblich. Dabei gilt: Je stärker die Wirkung, desto stärker auch die Nebenwirkung. So ist Rhabarberwurzel besser verträglich als Cascararinde, hat allerdings auch eine geringere Wirksamkeit. Häufige Nebenwirkungen dieser abführenden Pflanzenextrakte sind:

- Verlust an Mineralien, insbesondere an Kalium; dieser Verlust kann die Entstehung einer erneuten Verstopfung begünstigen
- Reizung und Entzündung im Anal- und Enddarmbereich
- Entzündliche Veränderungen der Dickdarmschleimhaut
- Kolikartige Schmerzen im Unterleibsbereich, insbesondere bei Aloe und Sennesblättern, seltener bei Faulbaumrinde oder Sennesblätterextrakten

Anthranoide sollten während der Menstruation, bei Hämorrhoidalleiden und Darmentzündungen nicht verwendet werden. Auch während der Schwangerschaft und Stillzeit sind diese Präparate, nicht geeignet – auch nicht in Form von Tees.

So wirken Anthranoide

Anthranoide verbessern die Darmbeweglichkeit, lösen einen Dehnungsreiz aus und steigern die Schleimsekretion im Darm. Diese Effekte bedingen gemeinsam die gute abführende Wirkung.

- Abführteemischung: 30 Gramm Sennesblätter, 30 Gramm Rhabarberwurzel, 20 Gramm Süßholzwurzel, 10 Gramm Kümmel und 10 Gramm Pfefferminzblätter

Leinsamen und Flohsamen

Lactulose vermehrt ebenfalls das Stuhlvolumen und regt die Peristaltik an. Dieser Zucker, der aus Milchzucker hergestellt wird, hat eine mild abführende Wirkung. Er eignet sich für Schwangere, aber auch für ältere Menschen mit chronischer Verstopfung.

Weitaus besser verträglich als anthrachinonhaltige Pflanzenpräparate sind pflanzliche Füll- und Quellmittel. Leinsamen und Flohsamen sind wissenschaftlich anerkannt. Hier sind ein paar konkrete Tipps für die Anwendung.

- Wenn Sie Quellmittel einnehmen, sollten Sie ausreichend trinken. Als Faustregel gilt: 15 Teile Flüssigkeit auf einen Teil Samen. Ein Esslöffel Leinsamen sollte also mit 150 Milliliter Flüssigkeit eingenommen werden.
- Rühren Sie den Leinsamen nicht vorher mit Wasser an, da sich dann das Volumen schon außerhalb des Körpers vergrößert.
- Verwenden Sie ungeschroteten Leinsamen.
- Um eine dauerhafte Wirkung zu erreichen, müssen Sie täglich mindestens ein bis zwei Esslöffel einnehmen. Leiden Sie unter einer akuten Verstopfung, können Sie morgens und abends je ein bis zwei Esslöffel essen.
- Die Wirkung kann zwei bis drei Tage auf sich warten lassen.
- Die Einnahme von Leinsamen ist auch für schwangere Frauen geeignet.
- Flohsamen sollten mit Wasser leicht aufquellen und dann mit viel Flüssigkeit eingenommen werden.
- Quell- und Füllmittel sollten nur zwischen den Mahlzeiten eingenommen werden.
- Quell- und Füllmittel sollten nicht mit anthrachinonhaltigen Drogen gemeinsam verwendet werden.

Weizenkleie enthält Gluten (Klebereiweiß). Sie ist deshalb für Personen mit einer Glutenunverträglichkeit (Zöliakie) nicht geeignet.

Das können Sie sonst noch tun

Weizenkleie für die Normalisierung des Stuhlgangs: Weizenkleie hat im Gegensatz zu Floh- und Leinsamen ein wesentlich geringeres Quellvermögen. Sie lockert den Stuhl deshalb lediglich auf. Bei akuter Verstopfung ist sie deshalb weniger geeignet. Zur Normalisierung der Darmentleerung bietet sich die regelmäßige Verwendung an, wenn Sie häufiger Probleme haben. Die notwendige Tagesdosis liegt, individuell verschieden, zwischen 15 und 40 Gramm. In den ersten Tagen einer Behandlung mit Weizenkleie können Blähungen und krampfartige Schmerzen auftreten. Sie verschwinden aber innerhalb weniger Tage.

So wirken Leinsamen und Flohsamen

Die Samen enthalten Pflanzenschleime, die im Darm so gut wie nicht abgebaut und vor allem nicht resorbiert werden. Sie wirken also nur dort, wo sie wirken sollen, nämlich im Darm selbst. Kommen sie mit ausreichend Flüssigkeit in Kontakt, quellen sie deutlich auf. Flohsamen erreichen etwa das Zwei- bis Dreifache ihres Volumens. Der Brei löst einen Dehnungsreflex aus, der die Darmbewegung verstärkt. Hinzu kommt der Gleiteffekt des Schleims, der den Stuhlgang zusätzulich unterstützt.

Stellenwert in der Therapie

Die Anthranoide gehören in der Behandlung der Verstopfung zu den am stärksten wirksamen Medikamenten. Sie sollten deshalb nur kurzfristig bei schwerer Verstopfung verwendet werden, wenn sich durch andere Maßnahmen kein Erfolg einstellt. Wegen möglicher schwerer Nebenwirkungen dürfen Arzneimittel, die Anthrachinone enthalten, nicht länger als eine bis zwei Wochen angewendet werden. Während Schwangerschaft und Stillzeit sowie bei Kindern unter zehn Jahren sind sie gänzlich verboten. Eine Ausnahme besteht für Sennesblätter und -früchte: Sie dürfen während der Schwangerschaft eingenommen werden – allerdings nur dann, wenn alle anderen Möglichkeiten versagen. Besser ist es aber in jedem Fall, ganz darauf zu verzichten. Unterstützend, weil besser verträglich als die Anthranoide, sind Füll- und Quellmittel sowie Lactulose empfehlenswert. Auch synthetische Präparate bieten sich für die kurzfristige Anwendung als verträglichere Alternative zu den Anthranoiden an.

Einer Verstopfung sollten Sie langfristig mit einer Änderung der Lebensgewohnheiten zu Leibe rücken. Am besten ist es, wenn Sie allmählich von denaturierter Kost auf Naturkost umstellen und viel Gemüse und Ballaststoffe zu sich nehmen.

Frischkornbrei gegen Stuhlträgheit

- Zutaten: 2 Esslöffel frisch geschrotetes Getreide, 2 Esslöffel ganze Leinsamen, 2 Esslöffel zerkleinerte Nüsse und 2 Esslöffel fein geschnittenes Trockenobst (Pflaumen, Feigen)
- Geben Sie so viel Wasser dazu, dass die Mischung gerade bedeckt ist, und lassen Sie den Brei über Nacht quellen. Essen Sie diesen Brei zum Frühstück. Sie können Milchprodukte wie Joghurt oder Sauermilch zugeben.
- Es wird allerdings empfohlen, auf Frischobst zu verzichten, da die Mischung von Getreidebrei und frischem Obst zu Gärungsprozessen führt.

Durchfall

Pektin ist ein pflanzlicher Quellstoff, der Wasser bindet und bei Durchfall die Eindickung des Stuhls fördert. Außerdem schützt er die Darmschleimhaut. Es gibt auch Fertigarzneimittel, die Apfelpektin enthalten.

▶ Ursachen und Symptome

Durchfall ist eine Allerweltskrankheit, die jeder schon einmal durchgemacht hat. Dünne bis wässrige Stühle, die mehrmals täglich abgehen, kennzeichnen diese äußerst unangenehme, aber meist harmlose Erkrankung. Häufigste Ursachen sind verdorbene Nahrungsmittel und Infektionen mit Erregern, die über Nahrungsmittel in den Darm gelangt sind. Durchfall kann aber auch eine Begleiterscheinung anderer Darmerkrankungen sein, beispielsweise von Morbus Crohn, Colitis ulcerosa oder dem meist psychisch bedingten Reizkolon. Auch Nahrungsmittelallergien können chronische Durchfälle auslösen. Am häufigsten ist allerdings der akute, unspezifische Durchfall.

▶ Vorbeugung ist möglich

Achten Sie darauf, dass Sie keine verdorbenen Nahrungsmittel zu sich nehmen. Dies gilt insbesondere auch bei Fernreisen. »Boil it, peel it, cook it or forget it« (»Wasche es, schäle es, koche es – oder vergiss es«) – dieser Globetrotterspruch hat an seiner Gültigkeit nichts eingebüßt.

▶ Selbstbehandlung – oder doch zum Arzt?

Wann zum Arzt?

Dauern die Durchfälle länger als zwei bis drei Tage an, sollten Sie den Arzt aufsuchen. Bei blutigen Durchfällen ist der Arzt sofort gefordert. Dies gilt grundsätzlich auch für Durchfälle bei Kleinkindern und älteren Menschen.

Heidelbeeren und geriebene Äpfel gegen Durchfall müssen hoch dosiert werden. Für einen Erwachsenen gilt: sieben Esslöffel Heidelbeeren oder ein Kilogramm Äpfel.

Behandlung mit Naturheilmitteln

Heidelbeeren und Äpfel

Wer Durchfall hat, sollte möglichst wenig essen, am besten gar nichts. Eine Ausnahme sind geriebene Äpfel und Heidelbeeren, die eine stopfende Wirkung besitzen. Sie müssen allerdings in ausreichenden Mengen gegessen werden, damit sich ein Effekt einstellt. Wichtig ist, dass die Äpfel gerieben werden, damit das wirksame Pektin freigesetzt wird. In den Heidelbeeren sind es die Gerbstoffe, die adstringierend (zusammenziehend) und damit gegen Durchfall wirken.

Gerbstoffhaltige Pflanzen

Gegen Durchfall eignen sich Pflanzen, die viel Gerbstoffe enthalten. Verwendet werden neben den bereits erwähnten Heidelbeeren vor allem Rinden und Wurzeln: Eichenrinde, Ratanhiawurzel und Tormentillwurzel sind besonders reich an Gerbstoffen. Geringere Mengen an Gerbstoffen sind in Teeblättern enthalten. Schwarzer und grüner Tee, in kleinen Schlucken getrunken, haben deshalb ebenfalls einen positiven Effekt bei Durchfall.

Auch »verbrannte« Pflanzen, aus denen medizinische Kohle hergestellt wird, sind bei Durchfall gut wirksam. Die medizinische Kohle hat eine größere Oberfläche als normales Kohlenpulver und deshalb ein größeres Absorptionsvermögen. Sie kann Gärungsprodukte und Bakteriengifte binden und aus dem Körper ausschleusen.

So wirken gerbstoffhaltige Pflanzen

Gerbstoffe reagieren mit Bestandteilen der Darmschleimhaut und sorgen aufgrund ihrer zusammenziehenden Wirkung dafür, dass kein Wasser in den Darm abgegeben wird.

Stellenwert in der Therapie

Unabhängig davon, mit welchem Naturheilmittel Sie dem Durchfall zu Leibe rücken – wichtig ist, dass der Kranke genügend trinkt. Dabei bieten sich gesalzene und leicht gesüßte Tees ebenso an wie stille Mineralwässer mit einem hohen Gehalt an Natrium, Magnesium und Kalzium. Sie sollten allerdings nur wenig Sulfat enthalten, da Sulfat abführend wirkt, also das genaue Gegenteil auslöst.

Bei Kindern und älteren Menschen sollten Sie dagegen auf eine fertige Elektrolyt-Glukose-Mischung (z. B. Elotrans®, Oralpädon®) zurückgreifen – für Kinder gibt es sie in verschiedenen Geschmacksrichtungen. Sie garantiert, dass die verloren gegangenen Elektrolyte wie Natriumchlorid, Kaliumchlorid oder Natriumhydrogencitrat dem Körper in ausreichender Menge wieder zugeführt werden.

Das können Sie sonst noch tun

Bei Stuhlunregelmäßigkeiten – Indischer Flohsamen: Manche Menschen leiden nicht an Verstopfung oder Durchfall, sondern abwechselnd an beiden Beschwerden. Solche Stuhlunregelmäßigkeiten treten oft im Rahmen anderer Darmerkrankungen, etwa Reizkolon, Divertikulose, Morbus Crohn oder Colitis ulcerosa, auf. Zur Regulierung hat sich hier der Indische Flohsamen bewährt. Es wird in Form eines Granulats als Fertigpräparat angeboten. Vorsicht: In seltenen Fällen ist eine allergische Reaktion möglich.

Kohletabletten gibt es als fertige Arzneimittel. Verwenden Sie sie allerdings nicht zu lange.

Monopräparate bei Magen- und Darmerkrankungen

Handelsname	Darreichungsform	Inhaltsstoffe
Agiocur	Granulat	5 g enthalten 3,25 g Indischen Flohsamen, 0,11 g Samenschalen
Alasenn Kräutergranulat	Granulat	1 g enthält 0,5779 g Sennesblätter, 0,3853 g Tinnevelly-Sennesfrüchte (≙ ca. 23 mg Sennosid B)
Aplona	Granulat	1 Beutel enthält 4,9 g getrocknetes Apfelpulver
Artischockensaft Kneipp	Saft	Verdauungsanregende Würzstoffe der Artischocke
Bekunis Kräuterdragees N	Dragees	1 Dragee enthält 150 bis 220 mg Trockenextrakt aus Tinnevelly-Sennesfrüchten (≙ 15 mg Sennosid B)
Carvomin	Lösung	100 g enthalten 80 g Pomeranzenschalentinktur
Cholaktol	Dragees	1 Dragee enthält 37,5 mg Pfefferminzöl

Indikationen	(Mögliche) Nebenwirkungen	Hinweise, Kontraindikationen
Stuhlunregelmäßigkeiten, Morbus Crohn	Blähungen und Völlegefühl können während der ersten Einnahmetage verstärkt auftreten, klingen aber im Verlauf der weiteren Behandlung ab	Bei der Einnahme reichlich trinken; nicht bei drohendem oder bestehendem Darmverschluss anwenden; keine gleichzeitige Anwendung von Quellmitteln und Arzneimitteln, die die Darmbewegungen hemmen; zeitlichen Abstand von 1 Stunde nach Einnahme von Arzneimitteln einhalten
Verstopfung	Elektrolytverluste, Krämpfe im Magen-Darm-Bereich	Anwendung während Schwangerschaft (vor allem im ersten Drittel) und Stillzeit nur nach Befragung des Arztes; nicht geeignet für Kinder unter 12 Jahren; nicht länger als 1 bis 2 Wochen einnehmen
Durchfälle	Keine bekannt	Gut verträglich
Anregung der Verdauung	Keine bekannt	Nahrungsergänzungsmittel
Verstopfung	Elektrolytverluste, Krämpfe im Magen-Darm-Bereich	Anwendung während Schwangerschaft (vor allem im ersten Drittel) und Stillzeit nur nach Befragung des Arztes; nicht geeignet für Kinder unter 12 Jahren; nicht länger als 1 bis 2 Wochen einnehmen
Völlegefühl Blähungen, Aufstoßen	Verstärkung von Lichtempfindlichkeit	Enthält Alkohol
Krampfartige Beschwerden der Gallenwege, des Magens und Oberbauchs	Bei empfindlichen Personen Magenbeschwerden möglich	Nicht bei Verschluss der Gallenwege, Gallenblasenentzündung und schweren Leberschäden anwenden; bei Gallensteinleiden nur nach Rücksprache mit dem Arzt anwenden; nicht geeignet für Kinder unter 12 Jahren

Monopräparate bei Magen- und Darmerkrankungen		
Handelsname	**Darreichungsform**	**Inhaltsstoffe**
Depuran N	Kapseln	1 Kapsel enthält 50,0 bis 66 68 mg Alexandriner-Sennesfrüchte-Trockenextrakt, standardisiert auf 10 mg Sennosid B
Digestivum Hetterich S	Tropfen	1 g enthält 1 g Enziantinktur
Enziagil Magenplus	Kapseln	1 Kapsel enthält 120 mg Enzianwurzel-Trockenextrakt (5:1)
Flatuol	Tabletten	1 Tablette enthält je 100 mg Fenchel, Kümmel, Pfefferminzblätter, 30 mg Enzianwurzel
Florabio naturreiner Pflanzensaft Kartoffel	Presssaft	100 ml enthalten 100 ml Presssaft aus frischen Kartoffeln
Gastronal	Beutel	1 Beutel enthält 24,947 g wässrige Schleimzubereitung aus Leinsamen (1:10)
Gastrovegetalin	Kapseln	1 Kapsel enthält 225 mg Trockenextrakt aus Melissenblättern (5–6,2:1)
Herbatorment	Kapseln	1 Kapsel enthält 200 mg Tormentillwurzel-Trockenextrakt (3,5–4,5:1)
Infectodyspept	Saft, Instantpulver	100 ml Saft enthalten 3,5 g Karottenpulver 1 Beutel Pulver enthält 1,75 g Karottenpulver (≙ 0,1 g Karottenpektin)

Indikationen	(Mögliche) Nebenwirkungen	Hinweise, Kontraindikationen
Verstopfung	Elektrolytverluste, Krämpfe im Magen-Darm-Bereich	Anwendung während Schwangerschaft (vor allem im ersten Drittel) und Stillzeit nur nach Befragung des Arztes; enthält Alkohol; nicht geeignet für Kinder unter 12 Jahren; nicht länger als 1 bis 2 Wochen einnehmen
Appetitlosigkeit, Völlegefühl, Blähungen	Gelegentlich Kopfschmerzen	Nicht bei Magen- und Zwölffingerdarmgeschwüren anwenden; enthält Alkohol
Appetitlosigkeit, Völlegefühl, Blähungen	Gelegentlich Kopfschmerzen	Nicht bei Magen- und Zwölffingerdarmgeschwüren anwenden; geeignet für Erwachsene und Jugendliche
Blähungen, Völlegefühl, Roemheld-Syndrom	Keine bekannt	Keine bekannt
Sodbrennen	Keine bekannt	Volksmedizinische Verwendung
Magenschleimhautentzündung, entzündliche Dünndarmerkrankungen	Keine bekannt	Bei Einnahme von anderen Arzneimitteln Abstand von 1 Stunde einhalten
Magen-Darm-Erkrankungen aufgrund von Nervosität und innerer Unruhe	Keine bekannt	Beruhigende Wirkung; auch als Tropfen erhältlich
Durchfallerkrankungen	Magenbeschwerden	Keine bekannt
Durchfall, vor allem im Säuglings- und Kindesalter	Keine bekannt	Wird ähnlich wie Apfelpulver wegen des Pektingehalts verwendet; nicht bei Funktionsstörungen der Nieren anwenden; nicht geeignet für Neugeborene bis zur 6. Lebenswoche

Monopräparate bei Magen- und Darmerkrankungen

Handelsname	Darreichungsform	Inhaltsstoffe
Kamille Spitzner	Lösung zum Einnehmen	1 ml enthält 1 ml Kamillenblütenextrakt (1:1)
Kneipp Minzöl Trost	Tropfen	10 g enthalten 10 g Minzöl
Kneipp Wörisetten S	Dragees	1 Dragee enthält 100 bis 167 mg Tinnevelly-Sennesfrüchte-Trockenextrakt, standardisiert auf 10 mg Sennosid B
Kräuterlax A	Dragees	1 Dragee enthält 90 bis 105 mg Aloetrockenextrakt (1,5–2:1), standardisiert auf 30 mg Aloin
Lactulose (von verschiedenen Firmen im Handel)	Sirup	100 ml enthalten 66,3 g Lactulose
Linusit Creola	Leinsamen	100 g enthalten 100 g Leinsamen
Liquidepur N	Lösung	100 ml enthalten 1 bis 1,334 g Alexandriner-Sennesfrüchte-Trockenextrakt (≙ 200 mg Sennosid B)

Indikationen	**(Mögliche) Nebenwirkungen**	**Hinweise, Kontraindikationen**
Entzündliche Erkrankungen des Magen-Darm-Trakts	Keine bekannt	Enthält Alkohol; in warmes Wasser geben und zwischen den Mahlzeiten trinken
Verdauungsbeschwerden, Völlegefühl, Blähungen	Keine bekannt	Nicht bei schweren Leberfunktionsstörungen und Verschluss der Gallenwege anwenden
Verstopfung	Elektrolytverluste, Krämpfe im Magen-Darm-Bereich	Anwendung während Schwangerschaft (vor allem im ersten Drittel) und Stillzeit nur nach Befragung des Arztes; nicht geeignet für Kinder unter 12 Jahren; nicht länger als 1 bis 2 Wochen einnehmen
Verstopfung	Elektrolytverluste, Krämpfe im Magen-Darm-Bereich, Darmträgheit	Keine Anwendung während Schwangerschaft und Stillzeit; nicht geeignet für Kinder unter 10 Jahren; nicht länger als 1 bis 2 Wochen einnehmen
Verstopfung	Bauchschmerzen, Blähungen,	Auch langfristig gut verträglich; Anwendung während Schwangerschaft und Stillzeit nur nach Befragung des Arztes; Dosierung muss im Verlauf der Behandlung meist erhöht werden
Öfter auftretende Verstopfung, Magenschleimhautentzündung	Keine bekannt	Viel trinken; nicht bei Darmverschluss anwenden; bei Magenschleimhautentzündung den Leinsamen schroten, nicht dagegen bei Verstopfung
Verstopfung	Elektrolytverluste, Krämpfe im Magen-Darm-Bereich	Anwendung während Schwangerschaft (vor allem im ersten Drittel) und Stillzeit nur nach Befragung des Arztes; nicht geeignet für Kinder unter 12 Jahren; enthält Alkohol; auch als Tabletten erhältlich; nicht länger als 1 bis 2 Wochen einnehmen

Monopräparate bei Magen- und Darmerkrankungen

Handelsname	Darreichungsform	Inhaltsstoffe
Midro Abführ Tabletten	Tabletten	1 Tablette enthält 250 bis 318 mg Tinnevelly-Sennesfrüchte, standardisiert auf 7 mg Sennosid B
Mucofalk	Granulat	5 g enthalten 3,25 g Indische Flohsamenschalen
Neda Früchtewürfel	Würfel	1 Würfel enthält 0,5 g Sennesblätterpulver, 0,5 g Tinnevelly-Sennesfrüchte-Pulver
Plantocur	Granulat	5 g enthalten 3,25 g Indische Flohsamenschalen

Indikationen	(Mögliche) Nebenwirkungen	Hinweise, Kontraindikationen
Verstopfung	Elektrolytverluste, Krämpfe im Magen-Darm-Bereich	Anwendung während Schwangerschaft (vor allem im ersten Drittel) und Stillzeit nur nach Befragung des Arztes; nicht geeignet für Kinder unter 12 Jahren; nicht länger als 1 bis 2 Wochen einnehmen
Öfter auftretende Verstopfung	Blähungen und Völlegefühl können während der ersten Einnahmetage verstärkt auftreten, klingen aber im Verlauf der weiteren Behandlung ab	Mit Apfel- oder Orangenaroma erhältlich; bei der Einnahme reichlich trinken; nicht bei drohendem oder bestehendem Darmverschluss anwenden; keine gleichzeitige Anwendung von Quellmitteln und Arzneimitteln, die die Darmbewegungen hemmen; zeitlichen Abstand von 1 Stunde nach Einnahme von anderen Arzneimitteln einhalten; bei insulinpflichtigen Diabetikern kann eine Reduktion der Insulindosis erforderlich werden
Verstopfung	Elektrolytverluste, Krämpfe im Magen-Darm-Bereich, harmlose rotbraune Färbung des Harns möglich	Anwendung während Schwangerschaft (vor allem im ersten Drittel) und Stillzeit nur nach Befragung des Arztes; nicht geeignet für Kinder unter 12 Jahren; nicht länger als 1 bis 2 Wochen einnehmen
Verstopfung	Blähungen, Überempfindlichkeitsreaktionen	Bei der Einnahme reichlich trinken; bei insulinpflichtigen Diabetikern kann eine Reduzierung der Insulindosis erforderlich werden; keine Anwendung von Arzneimitteln, die die Darmbewegungen hemmen; zeitlichen Abstand von 1 Stunde nach Einnahme von anderen Arzneimitteln einhalten; nicht geeignet für Kinder unter 12 Jahren

Monopräparate bei Magen- und Darmerkrankungen

Handelsname	Darreichungsform	Inhaltsstoffe
Ramend Abführ-Tabletten	Tabletten	1 Tablette enthält 88,89 mg Trockenextrakt aus Alexandriner-Sennesfrüchten (7:1), 26 mg Trockenextrakt aus Tinnevelly-Sennesfrüchten (7:1), standardisiert auf 20 mg Sennosid B
Rheogen	Dragees	1 Dragee enthält 75 mg Aloeextrakt
Tausendgüldenkraut-Tropfen	Tinktur	Tausendgüldenkraut-Urtinktur
Traxaton	Tabletten	1 Tablette enthält 140 mg Trockenextrakt aus Eichenrinde (5,0–6,5:1)
Ulgastrin Neu	Tabletten	1 Tablette enthält 200 bis 280 mg Trockenextrakt aus Süßholzwurzel (3–5:1)

Kombinationspräparate bei Magen- und Darmerkrankungen

Handelsname	Darreichungsform	Inhaltsstoffe
Abdomilon N	Flüssigkeit	100 g enthalten 0,6 g Angelikawurzel-Fluidextrakt, 1 g Enzianwurzel-Fluidextrakt, 3 g Kalmuswurzel-Fluidextrakt, 1 g Melissenblätter-Fluidextrakt, 0,5 g Wermutkraut-Fluidextrakt

Indikationen	**(Mögliche) Nebenwirkungen**	**Hinweise, Kontraindikationen**
Verstopfung	Elektrolytverluste, Krämpfe im Magen-Darm-Bereich	Anwendung während Schwangerschaft (vor allem im ersten Drittel) und Stillzeit nur nach Befragung des Arztes; nicht geeignet für Kinder unter 12 Jahren; nicht länger als 1 bis 2 Wochen einnehmen
Verstopfung	Elektrolytverluste, Krämpfe im Magen-Darm-Bereich	Anwendung während Schwangerschaft (vor allem im ersten Drittel) und Stillzeit nur nach Befragung des Arztes; nicht geeignet für Kinder unter 12 Jahren; nicht länger als 1 bis 2 Wochen einnehmen
Appetitlosigkeit, Verdauungsstörungen	Keine bekannt	Enthält Alkohol
Durchfälle	Keine bekannt	Die Resorption basischer Arzneistoffe kann verringert werden, wenn Sie andere Medikamente einnehmen, fragen Sie deshalb bitte Ihren Arzt
Magen- und Darmgeschwüre	Störungen des Mineralstoffhaushalts	Allenfalls unterstützend zur ärztlichen Behandlung einnehmen; nicht in der Schwangerschaft anwenden; nicht länger als 4 bis 6 Wochen einnehmen

Indikationen	**(Mögliche) Nebenwirkungen**	**Hinweise, Kontraindikationen**
Krampfartige Oberbauchbeschwerden, Verdauungsstörungen	Kopfschmerzen möglich	Nicht bei Magen- und Zwölffingerdarmgeschwüren anwenden; enthält Alkohol

Kombinationspräparate bei Magen- und Darmerkrankungen

Handelsname	Darreichungsform	Inhaltsstoffe
Agiolax	Granulat	5 g enthalten 2,6 g Plantago-ovata-Samen sowie 0,11 g Plantago-ovata-Schalen, 0,5 bis 0,66 g Tinnevelly-Sennesfrüchte, standardisiert auf 15 mg Sennoside
Amara-Tropfen-Pascoe	Tropfen	1 g enthält 120 mg Enziantinktur, 83 mg Chinarindentinktur, 75 mg Wermuttinktur, 50 mg Zimtrindentinktur
Aspasmon N	Tropfen	100 ml enthalten 7 ml Pfefferminzöl, 4 ml Anisöl, 3 ml Kümmelöl
Carminativum Babynos	Lösung	1 g enthält 320 mg Fenchel, 200 mg Koriander, 200 mg Kamillenblüten
Carminativum Hetterich N	Tropfen	100 g enthalten 5 g alkoholischen Auszug aus Kamillenblüten, 5,5 g alkoholischen Auszug aus Pfefferminzblättern, 6 g alkoholischen Auszug aus Fenchel, 6,5 g alkoholischen Auszug aus Kümmel, 7 g alkoholischen Auszug aus Pomeranzenschalen

Indikationen	(Mögliche) Nebenwirkungen	Hinweise, Kontraindikationen
Verstopfung	Überempfindlichkeitsreaktionen	Geeignet für die Umstellung von einem reinen Anthrachinon auf die besser verträglichen Ballaststoffe, da das Granulat eine Kombination aus Ballaststoffen und Anthrachinonen ist; bei insulinpflichtigen Diabetikern kann eine Reduzierung der Insulindosis erforderlich werden; Einnahme anderer Arzneimittel im Abstand von 1 Stunde
Verdauungsbeschwerden wegen zu geringer Magensaftproduktion	Gelegentlich Kopfschmerzen, Überempfindlichkeitsreaktionen	Enthält Alkohol; nicht bei Magen- und Zwölffingerdarmgeschwüren anwenden; keine Anwendung während der Schwangerschaft; nicht gleichzeitig mit Mitteln zur Blutverdünnung einnehmen
Völlegefühl, Blähungen, krampfartige Beschwerden im Magen-Darm-Bereich, Appetitlosigkeit	Allergische Reaktionen möglich	Enthält Alkohol
Blähungen, Verdauungsstörungen, blähungsbedingte Verkrampfungen bei Säuglingen und Kindern	Allergische Reaktionen möglich	Enthält Alkohol; nicht bei Fructoseintoleranz anwenden
Blähungen	Allergische Reaktionen möglich	Nicht bei Gallensteinleiden anwenden

Kombinationspräparate bei Magen- und Darmerkrankungen

Handelsname	Darreichungsform	Inhaltsstoffe
Carvomin forte	Lösung	100 g enthalten 2,6 g alkoholischen Auszug aus Angelikawurzel, 8,7 g alkoholischen Auszug aus Benediktenkraut, 8,7 g alkoholischen Auszug aus Pfefferminzblättern
Cefagastrin	Tropfen	100 g enthalten 1 g ethanolischen Auszug aus Kamillenblüten, 1 g ethanolischen Auszug aus Ringelblumen, 1,4 g ethanolischen Auszug aus Pfefferminze, 1,2 g ethanolischen Auszug aus Tausendgüldenkraut, 2 g ethanolischen Auszug aus Wermutkraut, 0,8 g ethanolischen Auszug aus Arnikablüten, 4 g ethanolischen Auszug aus Fenchel
Chol-Kugeletten neu Abführhilfe	Dragees	1 Dragee enthält 50 mg Schöllkrauttrockenextrakt (standardisiert auf 1,05 mg Gesamtalkaloide, berechnet als Chelidonin), 50 mg Aloetrockenextrakt (standardisiert auf 10 mg Hydroxyanthracenderivate, berechnet als Aloin)
Dralinsa Abführkörner	Dragierter Leinsamen	5 g enthalten 2,225 g Leinsamen (ganz), 1,115 g Sennesblätter (pulverisiert)
Gastricholan L	Tropfen	1 ml enthält 55 mg ethanolischen Auszug aus Pfefferminzblättern (1:5), 60 mg ethanolischen Auszug aus Fenchel (1:5), 75 mg ethanolischen Auszug aus Kamillenblüten (1:5)

Indikationen	(Mögliche) Nebenwirkungen	Hinweise, Kontraindikationen
Krampfartige Beschwerden im Magen-Darm-Bereich, Appetitlosigkeit, Völlegefühl, Blähungen	Allergische Reaktionen, Hautentzündungen im Zusammenhang mit UV- Strahlung	Verzicht auf Sonnenbäder während der Einnahmedauer nötig; enthält Alkohol; nicht bei Gallensteinleiden, Reizmagen, akuter Magenschleimhautentzündung anwenden; nicht bei Allergie gegen Korbblütler einnehmen
Akute und chronische Magenschleimhautentzündung	Allergische Reaktionen möglich	Enthält Alkohol
Verstopfung, insbesondere mit krampfartigen Beschwerden	Elektrolytverluste, Krämpfe im Magen-Darm-Bereich, harmlose Rotfärbung des Harns möglich	Anwendung während Schwangerschaft (vor allem im ersten Drittel) und Stillzeit nur nach Befragung des Arztes; nicht geeignet für Kinder unter 14 Jahren; nicht länger als 1 bis 2 Wochen einnehmen
Darmträgheit, Erleichterung der Stuhlentleerung bei Hämorrhoidalleiden	Elektrolytverluste, Krämpfe im Magen-Darm-Bereich	Anwendung während Schwangerschaft (vor allem im ersten Drittel) und Stillzeit nur nach Befragung des Arztes; nicht länger als 1 bis 2 Wochen einnehmen
Leichte Krämpfe im Magen-Darm-Bereich, Blähungen, Völlegefühl	Allergische Reaktionen der Haut	Nicht bei Gallensteinleiden anwenden; enthält Alkohol

Kombinationspräparate bei Magen- und Darmerkrankungen

Handelsname	Darreichungsform	Inhaltsstoffe
Iberogast	Tropfen	100 ml enthalten 15 ml alkoholischen Frischpflanzenauszug aus Bitterer Schleifenblume (6:10), 10 ml alkoholische Drogenauszüge aus Angelikawurzel (3,5:10), 20 ml alkoholische Auszüge aus Kamillenblüten (3,5:10), 10 ml alkoholische Auszüge aus Kümmel (3,5:10), 10 ml alkoholische Auszüge aus Mariendistelfrüchten (3,5:10), 10 ml alkoholische Auszüge aus Melissenblättern (3,5:10), 5 ml alkoholische Auszüge aus Pfefferminzblättern (3,5:10), 10 ml alkoholische Auszüge aus Schöllkraut (3,5:10), 10 ml alkoholische Auszüge aus Süßholzwurzel (3,5:10)
Majocarmin-Tee Hevert	Offener Tee	100 g enthalten 15 g Anis, 20 g Fenchel, 15 g Kümmel, 20 g Kamillenblüten, 30 g Pfefferminzblätter
Neo-Ballistol	Kapseln	1 Kapsel enthält 53 g Kaliumoleat, 28 g Minzöl, 5 g Anisöl, 5 g Kümmelöl
Olbas	Tropfen	100 g enthalten 53 g Pfefferminzöldestillat, 21 g Cajeputöldestillat, 21 g Eukalyptusöldestillat, 3 g Wacholderöldestillat, 2 g Gaultheriaöldestillat
Ullus Kapseln N	Kapseln	1 Kapsel enthält 225 mg Süßholzwurzel-Trockenextrakt (standardisiert auf 5 bis 7 % Glyzyrrhizinsäure), 222 mg Kamillenblüten-Trockenextrakt (4,5:1)

Indikationen	(Mögliche) Nebenwirkungen	Hinweise, Kontraindikationen
Krämpfe im Magen-Darm-Bereich, Magen- und Darmgeschwüre, Magenschleimhautentzündung	Keine bekannt	Enthält Alkohol
Völlegefühl, Blähungen, leichte Krämpfe im Magen-Darm-Bereich	Gelegentlich allergische Reaktionen	Nicht bei einer Allergie gegen Anis oder Anethol anwenden
Magenbeschwerden, Übersäuerung des Magens, Blähungen, Appetitlosigkeit	Allergische Reaktionen möglich	Keine bekannt
Nervöse Magenschmerzen	Reizerscheinungen, Übelkeit, Erbrechen	Nicht bei schweren Leberfunktionsstörungen oder bei Gallenwegsverschluss anwenden
Reizmagen	Wasseransammlungen bei längerer und höher dosierter Anwendung	Keine Anwendung während der Schwangerschaft; nicht länger als 4 bis 6 Wochen anwenden; nicht gleichzeitig mit Digitalisglykosiden einnehmen

Heiltees bei Magen- und Darmerkrankungen

Handelsname	Darreichungsform	Inhaltsstoffe
Bad Heilbrunner Abführtee N extra	Teebeutel	1 Teebeutel enthält 1,7 g Sennesblätter (≙ 30 mg Sennosid B)
Bad Heilbrunner Magentee tassenfertig	Pulver	100 g enthalten 25,1 g Extrakt aus 75 g Kamillenblüten, 48,6 g Fenchel, 29,1 g Pfefferminzblättern
Bekunis Instant Tee	Pulver	1 TL enthält 200 bis 333 mg Tinnevelly- und Alexandriner-Sennesfrüchte (≙ 20 mg Sennosid B)
Heumann Abführtee Solubilax N	Pulver	2 gestrichene TL enthalten 103,84 bis 150 mg Trockenextrakt aus Sennesblättern (7–10:1), standardisiert auf 15 mg Sennosid B, 31,58 bis 53,33 mg Trockenextrakt aus Faulbaumrinde (4–7:1), standardisiert auf 10 mg Glucofrangulin A
Heumann Magentee Solu-Vetan	Pulver	1 TL enthält 250 mg Trockenextrakt aus Süßholzwurzeln (3–4:1), 75 mg Trockenextrakt aus Pfefferminzblättern (5–7:1), 5,4 mg Pfefferminzöl
H & S Magen- und Darmtee mild	Teebeutel à 2 g	100 g Tee enthalten 30 g Schafgarbenkraut, 20 g Anis, 20 g Fenchel, 20 g Kümmel, 10 g Kamillenblüten

Indikationen	(Mögliche) Nebenwirkungen	Hinweise, Kontraindikationen
Verstopfung	Elektrolytverluste, Krämpfe im Magen-Darm-Bereich	Anwendung während Schwangerschaft (vor allem im ersten Drittel) und Stillzeit nur nach Befragung des Arztes; nicht geeignet für Kinder unter 12 Jahren; nicht länger als 1 bis 2 Wochen anwenden
Leichte Krämpfe im Magen-Darm-Bereich, Blähungen, Völlegefühl	Allergische Reaktionen möglich	Nicht bei Gallensteinleiden anwenden
Verstopfung	Elektrolytverluste, Krämpfe im Magen-Darm-Bereich	Tee ist tassenfertig; Anwendung während Schwangerschaft (vor allem im ersten Drittel) und Stillzeit nur nach Befragung des Arztes; nicht geeignet für Kinder unter 12 Jahren; nicht länger als 1 bis 2 Wochen anwenden; Tee gibt es auch als offenen Tee zum Überbrühen
Verstopfung	Elektrolytverluste, Krämpfe im Magen-Darm-Bereich	Anwendung während Schwangerschaft (vor allem im ersten Drittel) und Stillzeit nur nach Befragung des Arztes; nicht geeignet für Kinder unter 12 Jahren; nicht länger als 1 bis 2 Wochen anwenden; Tee ist tassenfertig
Magen- und Darmgeschwüre, Blähungen, Magenschleimhautentzündung	Störungen des Mineralstoffhaushalts	Keine Anwendung in der Schwangerschaft; nicht länger als 4 bis 6 Wochen anwenden
Magen-Darm-Beschwerden wie Völlegefühl, Blähungen und leichte krampfartige Störungen	Keine bekannt	Nicht bei Allergie gegen Anis und Anethol anwenden

Heiltees bei Magen- und Darmerkrankungen

Handelsname	Darreichungsform	Inhaltsstoffe
Kneipp Abführ Tee N	Teebeutel	1 Teebeutel enthält 0,83 bis 1,14 g Sennesfrüchte, standardisiert auf 25 mg Sennoside
Kneipp Magentee	Teebeutel	100 g enthalten 30 g Anis, 30 g Fenchel, 40 g Kümmel
Kneipp Verdauungs-Tee N	Teebeutel	100 g enthalten 28,7 g Kamillenblüten, 63,2 g Fenchel, 8,1 g Tausendgüldenkraut
Roha Fenchel-Tee tassenfertig	Pulver	100 g enthalten 30,77 g Fencheldickextrakt
Salus Abführ-Tee Nr. 2a	Teebeutel	1 Teebeutel enthält 0,22 g Fenchel, 0,18 g Kamille, 0,5 g Sennesblätter, 0,46 g Tinnevelly-Sennesfrüchte (≙ maximal 30 mg Sennosid B)
Sidroga Abführtee neu	Teebeutel à 1,75 g	100 g enthalten 10 g Faulbaumrinde (≙ maximal 857 mg Glucofrangulin A), 50 g Bitteren Fenchel, 25 g Sternanis, 15 g Süßholzwurzel
Ullus Magentee N	Teebeutel	1 Teebeutel enthält 900 mg Fenchel, 630 mg Pfefferminzblätter

Indikationen	(Mögliche) Nebenwirkungen	Hinweise, Kontraindikationen
Verstopfung	Elektrolytverluste, Krämpfe im Magen-Darm-Bereich	Anwendung während Schwangerschaft (vor allem im ersten Drittel) und Stillzeit nur nach Befragung des Arztes; nicht geeignet für Kinder unter 12 Jahren; nicht länger als 1 bis 2 Wochen anwenden
Blähungen, Völlegefühl	In Einzelfällen allergische Reaktionen möglich	Nicht bei Allergie gegen Anethol anwenden
Unterstützt Magen- und Darmfunktion	In Einzelfällen allergische Hautreaktionen	Während oder nach den Mahlzeiten trinken
Leichte Krämpfe im Magen-Darm-Bereich, Blähungen	Allergische Reaktionen möglich	Auch für Säuglinge und Kleinkinder geeignet; kann mit Babynahrung angerührt werden
Verstopfung	Elektrolytverluste, Krämpfe im Magen-Darm-Bereich	Anwendung während Schwangerschaft (vor allem im ersten Drittel) und Stillzeit nur nach Befragung des Arztes; nicht geeignet für Kinder unter 12 Jahren; nicht länger als 1 bis 2 Wochen anwenden
Zur kurzfristigen Anwendung bei Verstopfung	Magen-Darm-Krämpfe, allergische Hautreaktionen, Elektrolytverluste	Nicht bei Darmverschluss und akuten entzündlichen Darmerkrankungen anwenden; nicht geeignet für Kinder unter 10 Jahren; keine Anwendung während Schwangerschaft und Stillzeit; nicht mehr als 2 Teebeutel täglich verbrauchen
Leichte Krämpfe im Magen-Darm-Bereich	Blähungen, Völlegefühl, allergische Hautreaktionen	Handwarm und ungesüßt trinken

Mund-Rachenraum-Infektionen

Entzündungen und Infektionen im Mund- und Rachenraum können äußerst schmerzhaft sein. Kinder verweigern nicht selten sogar die Nahrungsaufnahme. Unabhängig davon, ob es sich um eine Hals- oder um eine Zahnfleischentzündung handelt: Die Behandlung mit pflanzlichen Präparaten ist die gleiche – und wird hier zusammengefasst.

Salze können die Mundschleimhäute feucht halten. Entsprechende salzhaltige Tabletten, beispielsweise Emser Salz, sind dafür geeignet.

Halsentzündung

▶ Ursachen und Symptome

Entzündungen im Hals- und Rachenbereich werden meist von Viren oder Bakterien hervorgerufen, seltener von Pilzen. Je nachdem, welcher Abschnitt genau betroffen ist, spricht man von einer Rachen-, Mandel- oder Kehlkopfentzündung. Häufig geht diesen Infekten eine Erkältung voraus. Typische Symptome sind Halsschmerzen und Schluckbeschwerden.

▶ Selbstbehandlung – oder doch zum Arzt?

Wann zum Arzt?

Halsschmerzen können Sie selbst behandeln. Ähnlich wie bei einer Bronchitis darf aber eine bakterielle Infektion nicht verschleppt werden. Deshalb sollten Sie den Arzt aufsuchen wenn:

- Die Beschwerden nicht abklingen oder stärker werden
- Hohes Fieber auftritt
- Eiter abgehustet wird

Zahnfleischentzündung

▶ Ursachen und Symptome

Eine Entzündung des Zahnfleischs kann zwei grundsätzlich verschiedene Ursachen haben: eine Verletzung des Zahnfleischs, beispielsweise durch zu heftiges Putzen mit der Zahnbürste, oder durch scharfkantige Lebensmittel wie Knäckebrot oder rohe Karotten. Eine Zahnfleischentzündung kann aber auch durch Bakterien hervorgerufen werden. Sie siedeln sich bei mangelnder Zahnpflege in den Zahnfleischtaschen an, vermehren sich und greifen das Zahnfleisch an. Erstes warnendes Symptom ist Zahnfleischbluten.

Zur Vorbeugung einer Parodontitis gehört der regelmäßige Zahnarztbesuch. Der Zahnarzt kann Ihnen auch Ihr Parodontitisrisiko sagen und Sie bei der richtigen Zahnpflege beraten.

▶ Vorbeugung ist möglich

Um Verletzungen vorzubeugen, sollten Sie keine allzu harte Zahnbürste verwenden und das Zahnfleisch nur vorsichtig massieren. Wesentlich wichtiger ist es allerdings, einer bakteriellen Zahnfleischentzündung (Parodontitis) vorzubeugen. Sie kann, wenn sie nicht rechtzeitig behandelt wird, zu einer Lockerung des Zahns und letztlich sogar zum Zahnverlust führen. Vorbeugen können Sie durch eine konsequente Zahnpflege.

▶ Selbstbehandlung – oder doch zum Arzt?

Wann zum Arzt?

Warten Sie nicht zu lange. Bei häufigerem Zahnfleischbluten sollten Sie unbedingt den Zahnarzt aufsuchen.

Behandlung mit Naturheilmitteln

Für die Behandlung von Entzündungen jeglicher Art im Mund- und Rachenbereich kommen Pflanzenextrakte in Betracht, die entzündungshemmend, adstringierend (zusammenziehend) und desinfizierend wirken. Sie werden lokal zum Gurgeln, Lutschen, Inhalieren oder Sprühen eingesetzt.

Bei Säuglingen und Kindern bis zum dritten Lebensjahr sollten keine alkoholischen Extrakte verwendet werden. Kaufen Sie lose Kamillenblüten oder Salbeiblätter, und bereiten Sie davon einen starken Tee.

Kamille, Salbei, Ratanhia, Tormentill, Myrrhe

Neben Kamillenextrakten kommen vor allem Tees oder Extrakte aus Salbeiblättern in Betracht, die ätherische Öle und Gerbstoffe enthalten. Alkoholische Auszüge haben ähnlich wie bei der Kamille den höchsten Wirkstoffgehalt.

Geeignet sind auch Extrakte aus Gerbstoffdrogen wie Eichenrinde, Ratanhiawurzel oder Tormentillwurzel. Die angebotenen Tinkturen oder Extrakte werden zum Gurgeln in der Regel mit Wasser verdünnt.

Bei lokalen Wunden können Sie auch unverdünnt, beispielsweise mit einem Wattestäbchen, aufgetragen werden.
Myrrhentinktur, die aus dem Myrrhenharz hergestellt wird, wirkt nicht nur antiseptisch und entzündungshemmend, sondern fördert auch die Wundheilung. Sie eignet sich deshalb vor allem zum Bepinseln von Wunden auf dem Zahnfleisch.

Kapuzinerkresse und Meerrettich werden ebenfalls bei Infekten im Mund- und Rachenraum eingesetzt. Sie enthalten Senföle, die gegen Bakterien wirken sollen. Dieser Effekt ist im Vergleich zu den klassischen Antibiotika allerdings sehr schwach. Möglicherweise können sie aber das Immunsystem des Rachens aktivieren. Einen gesicherten wissenschaftlichen Nachweis gibt es dafür aber nicht.

So wirken Salbei & Co.

Die im Salbei enthaltenen ätherischen Öle wirken vor allem antiseptisch. Salbeiblätter enthalten gleichzeitig noch Gerbstoffe, die adstringierende und entzündungshemmende Eigenschaften besitzen. Die genannten Gerbstoffdrogen haben einen hohen Gehalt an diesen entzündungshemmenden und zusammenziehenden Wirkstoffen.

Das können Sie sonst noch tun

Pflanzen gegen Mundsoor: Mundsoor wird durch einen bestimmten Pilz, nämlich Candida albicans, ausgelöst. Zwar befindet er sich bei jedem in der Mundhöhle – auffällig wird er aber erst, wenn das physiologische Gleichgewicht im Mund gestört ist. Dies kann bei einer Antibiotikabehandlung, aber auch nach einer Ernährungsumstellung oder bei Stoffwechselstörungen der Fall sein. Auch hier können Pflanzen helfen: Alkoholische Extrakte aus Salbei, Kamille, Myrrhe und Tormentill sind geeignet. Mundspülungen mit Heilerde werden außerdem empfohlen.

Heiserkeit

▶ Ursachen und Symptome

Eine heisere oder krächzende Stimme, ein trockenes Gefühl im Hals und Schwierigkeiten, überhaupt einen Ton von sich zu geben – das sind die Beschwerden, die bei einer Heiserkeit am meisten quälen. Heiserkeit läutet oft den Beginn einer Erkältung ein. Sie ist dann häufig mit anderen Symptomen, etwa einer Halsentzündung oder einem Schnupfen, verbunden. Wer viel sprechen oder singen muss, bei dem ist die Heiserkeit oft auch der Tribut für überbeanspruchte Stimmbänder oder Knötchen auf den Stimmbändern.

▶ Vorbeugung ist möglich

Bei den ersten Anzeichen einer Heiserkeit hilft nur eines: Schonen Sie Ihre Stimme. Sprechen Sie möglichst wenig und, falls notwendig, nicht laut (aber nicht flüstern!). Außerdem sollten Sie Ihrem Hals Wärme gönnen. Tragen Sie ein Halstuch und, wenn Sie an die frische Luft gehen, einen dicken Schal. Günstig ist es auch, (zuckerfreie) Bonbons zu lutschen. Trinken Sie viel. Wohltuend ist auch ein Glas Milch mit Honig.

▶ Selbstbehandlung – oder doch zum Arzt?

Wann zum Arzt?

Geht die Heiserkeit mit starken Schmerzen einher, sollten Sie den Arzt aufsuchen. Sie ist meist mit einer schweren Infektion verbunden. Auch wenn die Stimme völlig wegbleibt, sollten Sie den Arzt konsultieren.

Behandlung mit Naturheilmitteln

Haben Sie Ihre Stimme zu sehr beansprucht, helfen Pflanzen, die Schleimstoffe enthalten, z. B. Isländisch Moos. Schleimstoffextrakte sollten in Form von Tabletten langsam gelutscht werden. Empfehlenswert ist auch die Inhalation mit Kamillenblüten oder Kamillenextrakten. Ideal sind alkoholische Auszüge, da sie einen hohen Anteil an Wirkstoffen besitzen.

Tritt die Heiserkeit in Zusammenhang mit einem Infekt auf, sollten desinfizierende Pflanzenextrakte eingesetzt werden (siehe auch Seite 253f.).

So wirken die pflanzlichen Präparate

Bei der Behandlung der Heiserkeit geht es darum, die Rachenschleimhaut und die Stimmbänder feucht zu halten und sie vor Angriffen zu schützen, denn sie sind besonders empfindlich. Schleimstoffe in Pflanzenextrakten hüllen Schleimhaut und Stimmbänder ein und können sie so unangreifbar machen. Die Inhalation mit Kamille befeuchtet die Rachenschleimhaut. Das ätherische Öl enthält aber auch entzündungshemmende Substanzen, die sich wohltuend auswirken.

Stellenwert in der Therapie

Heiserkeit, die von Überanstrengung oder einer viralen Infektion herrührt, lässt sich mit pflanzlichen Extrakten behandeln. Kommen Bakterien mit ins Spiel oder sind die Stimmbänder schwer geschädigt, müssen andere Maßnahmen herangezogen werden.

Monopräparate bei Mund-Rachenraum-Infektionen

Handelsname	Darreichungsform	Inhaltsstoffe
Emser Pastillen	Lutschpastillen	1 Pastille enthält 126 mg natürliches Emser Salz
Hametum Extrakt	Flüssigkeit	100 g enthalten 25 g Destillat aus der Zaubernuss (1:1,6), standardisiert auf 3 mg Hamamelisketone)
Inspirol P forte	Tinktur	Myrrhentinktur
Isla-Moos	Pastillen	1 Pastille enthält 80 mg wässrigen Auszug aus Isländisch Moos
Kamille Spitzner	Lösung	Kamillenblüten-Fluidextrakt (1:1)
Kamillosan Konzentrat	Lösung	Alkoholischer Auszug aus Kamillenblüten, standardisiert auf 150 bis 300 mg ätherisches Öl
Lakriment Neu	Pastillen	1 Pastille enthält 187 mg Süßholzwurzel-Trockenextrakt

Indikationen	(Mögliche) Nebenwirkungen	Hinweise, Kontraindikationen
Heiserkeit, zur Schleimhautbefeuchtung	Keine bekannt	Pastillen sind auch zuckerfrei oder mit Mentholzusatz erhältlich; nicht bei vorgeschädigter Magen- oder Darmschleimhaut anwenden
Zahnfleischbluten	Keine bekannt	Bei Zahnfleischbluten dem Mundspülwasser 1 TL Flüssigkeit beigeben; enthält Alkohol
Leichte Entzündungen der Mund- und Rachenschleimhaut und des Zahnfleischs, Prothesendruckstellen	Keine bekannt	Unverdünnte Lösung mit Wattestäbchen auftragen; unverdünnt auch zum Gurgeln geeignet
Reizhusten, zur Schleimhautbefeuchtung bei Erkrankungen der Atemwege, Heiserkeit	Keine bekannt	Nicht geeignet für Kinder unter 3 Jahren (Verschlucken der Pastillen möglich); auch mit Minzgeschmack (Isla Mint) erhältlich
Entzündungen der Mund- und Rachenschleimhaut und des Zahnfleischs	Reizerscheinungen	Mehrmals täglich 3 bis 10 ml Lösung in 100 ml warmes Wasser geben und damit spülen oder gurgeln; enthält Alkohol
Entzündungen der Mund- und Rachenschleimhaut und des Zahnfleischs	Überempfindlichkeitsreaktionen	Zum Gurgeln und Spülen 5 ml Lösung auf 1 Glas warmes Wasser geben; zur Pinselung, etwa bei Zahnfleischentzündungen, unverdünnt mit Wattestäbchen auftragen
Reizhusten, Heiserkeit, Schluckbeschwerden	Bei längerer Anwendung und hohen Dosen Wasseransammlungen möglich	Keine Anwendung während der Schwangerschaft; nicht länger als 4 bis 6 Wochen einnehmen; nicht bei Bluthochdruck oder Lebererkrankungen anwenden; Pastillen nicht zusammen mit Digitalisglykosiden einnehmen

Monopräparate bei Mund-Rachenraum-Infektionen

Handelsname	Darreichungsform	Inhaltsstoffe
Salbei Curarina	Tropfen	Alkoholischer Auszug aus Salbeiblättern (1:4–5)
Salvysat Bürger	Lösung	Salbeiblätter-Fluidextrakt

Kombinationspräparate bei Mund-Rachenraum-Infektionen

Handelsname	Darreichungsform	Inhaltsstoffe
Ad-Muc	Salbe	100 g enthalten 10 g Kamillenblüten-Flüssigextrakt, 1 g Myrrhentinktur
Dallmann´s Salbeibonbons	Bonbons	1 Bonbon enthält 50 mg Salbeiextrakt (5:1), 0,3 mg Salbeiöl, 15 mg Ascorbinsäure (Vitamin C)
Helago-oel N	Lösung	100 g enthalten 3 g Kamillenblütenauszug, 15 g Salbeiblätterauszug
Kamillosan Mundspray	Lösung	1 ml enthält 370,5 mg alkoholischen Kamillenblütenauszug (1:4–4,5), 18,5 mg Pfefferminzöl, 7 mg Anisöl
Kamistad	Gel	1 g enthält 20 mg Lidocain, 1 mg Thymol, 200 mg Kamillenblütentinktur

Indikationen	(Mögliche) Nebenwirkungen	Hinweise, Kontraindikationen
Zur Spülung bei Entzündungen des Mund- und Rachenraums, innerlich gegen vermehrte Schweißsekretion	Bei längerer Einnahme selten Krämpfe	Nicht geeignet für Kinder unter 12 Jahren sowie für Alkohol- und Leberkranke; keine Anwendung während Schwangerschaft und Stillzeit; enthält Alkohol; nicht länger als 14 Tage innerlich anwenden
Zur Desinfektion des Mundraums	Keine bekannt	Enthält Alkohol

Indikationen	(Mögliche) Nebenwirkungen	Hinweise, Kontraindikationen
Zahnfleisch- und Mundschleimhautentzündungen, Entzündungen der Mundhöhle	Überempfindlichkeitsreaktionen	2-mal täglich auftragen bzw. einmassieren
Halsentzündung, Zahnfleischentzündung, Reizhusten	Keine bekannt	Mehrmals täglich langsam im Mund zergehen lassen, vor allem nach den Mahlzeiten; nicht geeignet für Kleinkinder (Gefahr des Verschluckens)
Entzündungen der Mundhöhle, Zahnprothesendruckstellen	Keine bekannt	Mehrmals täglich auf die entzündete Stelle bzw. die Zahnprothese träufeln
Entzündungen der Mundhöhle und des Rachenraums	Überempfindlichkeitsreaktionen	Nicht geeignet für Kleinkinder; enthält Alkohol; nicht bei Allergie gegen Anis und Anethol anwenden
Schmerzhafte und entzündliche Veränderungen der Mundschleimhaut und der Lippen, Druckstellen durch Zahnprothesen	Keine bekannt	Lidocain ist ein synthetisches Lokalanästhetikum, das schmerzstillend wirkt

Kombinationspräparate bei Mund-Rachenraum-Infektionen

Handelsname	Darreichungsform	Inhaltsstoffe
Olbas	Tabletten	1 Tablette enthält 22,5 mg Destillat aus 11,92 mg Pfefferminzöl, 11,92 mg Cajeputöl, 4,73 mg Eukalyptusöl, 0,67 mg Wacholderöl, 0,45 mg Gaultheriaöl
Parodontal Mundsalbe	Salbe	100 g enthalten 12 g Kamillenfluidextrakt, 12 g Salbeifluidextrakt, 1 g Lidocain (synthetisch)
Pyralvex	Gel / Lösung	10 g Gel bzw. 10 ml Lösung enthalten 0,5 g Rhabarberwurzelextrakt, 0,1 g Salicylsäure (synthetischer Zusatz)
Repha-Os-Mundspray	Flüssigkeit	100 g enthalten 73 g ethanolische Auszüge aus 0,8 g Tormentillwurzelstock, 0,8 g Ratanhiawurzel, 0,9 g Myrrhe, 0,2 g Anisöl, 0,5 g Eukalyptusöl, 2,3 g Pfefferminzöl, 0,15 g Nelkenöl, 0,15 g Levomenthol
Salviathymol	Lösung	1 g enthält 2 mg Salbeiöl, 2 mg Eukalyptusöl, 23 mg Pfefferminzöl, 2 mg Zimtöl, 5 mg Nelkenöl, 10 mg Fenchelöl, 5 mg Anisöl, 20 mg Levomenthol, 1 mg Thymol
Tonsilgon N	Dragees	1 Dragee enthält 8 mg Eibischwurzel, 6 mg Kamillenblüten, 10 mg Schachtelhalm, 12 mg Juglandisblätter, 4 mg Schafgarbenkraut, 4 mg Eichenrinde, 4 mg Löwenzahnkraut

Indikationen	**(Mögliche) Nebenwirkungen**	**Hinweise, Kontraindikationen**
Heiserkeit, Halsschmerzen, Verschleimung	Reizerscheinungen	Mehrmals täglich im Mund zergehen lassen; für Kinder zu scharf
Zahnfleisch- und Mundschleimhautentzündungen	Selten Überempfindlichkeitsreaktionen	Lidocain ist ein synthetisches Lokalanästhetikum, das schmerzstillend wirkt
Zahnfleisch- und Mundschleimhautentzündungen, Aphthen, Zahnprothesendruckstellen	Keine bekannt	Enthält Alkohol
Druckstellen durch Prothesen, Mundschleimhaut- und Zahnfleischentzündungen, Mundgeruch	Selten Hustenreiz	Wegen des Mentholgehalts nicht bei Atemwegserkrankungen mit Überempfindlichkeit der Atemwege oder Asthma bronchiale anwenden; nicht geeignet für Kinder unter 2 Jahren; Anwendung während Schwangerschaft und Stillzeit nur nach Rücksprache mit dem Arzt
Mandelentzündung, Entzündungen im Mund- und Rachenraum, Aphthen, Soor	Überempfindlichkeitsreaktionen, Übelkeit und Erbrechen (nach Verschlucken)	Zum Gurgeln 20 Tropfen mit Wasser verdünnen, auf entzündete Stellen direkt mit einem Wattestäbchen auftragen; enthält Alkohol
Mandelentzündung	Keine bekannt	Bei akutem Infekt bis zu 6 Dragees pro Tag einnehmen; auch als Tropfen erhältlich, die für Säuglinge und Kleinkinder in entsprechend niedrigen Dosen geeignet sind; enthält Alkohol

Psychische Beschwerden

Achten Sie auch auf Ihre Angehörigen. Erste Warnzeichen für eine Depression sind der Abbruch sozialer Kontakte und die Einstellung gewohnter Aktivitäten.

In unserer Leistungsgesellschaft wird der Druck auf jeden einzelnen immer größer. Gefordert ist dabei vor allem der »Kopf«. Geist und Seele bekommen oft nur wenig Zuwendung. Gefühle sind nicht gefragt. Die Folge: Immer mehr Menschen leiden unter Schlafstörungen, Ängsten und depressiven Verstimmungen oder gar Depressionen. Diese psychischen Beschwerden lassen sich durch Medikamente allein nicht bessern. Meist ist eine mehr oder weniger gravierende Änderung von Lebensgewohnheiten und Verhaltensmustern notwendig, um sich aus einer Lebenskrise langfristig heraus zu manövrieren. Dies gelingt manchmal nur mit Hilfe fachlicher Unterstützung. Scheuen Sie sich deshalb nicht, eine Psychotherapie oder Verhaltenstherapie in Anspruch zu nehmen. Naturheilmittel können Sie in Ihrem Bemühen nach einem für Sie besseren Leben unterstützen.

Psychotherapie – ein wichtiger Pfeiler der Behandlung

Die Psychotherapie ist ein wesentlicher Bestandteil in der Behandlung psychischer Störungen. Sie ist zwar oft langwierig und kann sich über mehrere Jahre hinziehen; im Gegensatz zur medikamentösen Behandlung greift sie jedoch die tieferen Ursachen von Depressionen und Angstzuständen auf und kann langfristig ein erneutes Aufflackern verhindern oder zumindest erträglicher machen.

Wer ausschließlich im Herbst und Winter unter Depressionen leidet, dem fehlt oft Sonnenlicht. Empfehlenswert ist eine Lichttherapie mit 2500 bis 10 000 Lux weißen Breitbandlichts.

Das seit 1. Januar 1999 geltende Psychotherapeutengesetz macht es möglich, sich ohne Überweisung durch den Hausarzt direkt an einen von der Krankenkasse anerkannten Psychotherapeuten zu wenden. Voraussetzung für die Anerkennung ist ein abgeschlossenes Medizin- oder Psychologiestudium mit einer therapeutischen Zusatzausbildung. Übernommen werden die Kosten für eine Verhaltenstherapie oder eine analytische Psychotherapie, nicht dagegen für eine Gesprächs- oder Familientherapie. Da es für den Therapieerfolg entscheidend ist, dass die Chemie zwischen Patient und Therapeut stimmt, darf »geschnuppert« werden, d. h., Sie dürfen bei mehreren Therapeuten eine Stunde nehmen, um den für Sie richtigen zu finden.

Depressive Verstimmung

▶ Ursachen und Symptome

Schlafstörungen sind oft das erste Symptom einer Depression, gepaart mit innerer Unruhe, Unsicherheit, Hilflosigkeit und mangelnder Lebensfreude, die sich bis zur Perspektivlosigkeit steigern kann. Unfähigkeit, zu arbeiten oder den Haushalt zu führen, kann hinzukommen. Auch Selbstmordgedanken können aufsteigen. Schwere Formen der Depression können von völliger Starre und Gefühllosigkeit bis hin zu Verarmungs- oder Verfolgungswahn begleitet sein. Aber auch andauernde körperliche Beschwerden, für die keine organische Ursache gefunden wird, können auf eine Depression hindeuten. Die häufigsten sind Schwindel, Appetitlosigkeit, Übelkeit, Brechreiz oder Herzrasen. Depressive Verstimmungen treten oft auf, wenn wir an einer Schwelle zu einem neuen Lebensabschnitt stehen. Die Hintergründe einer echten Depression sind äußerst vielschichtig. Sicher ist, dass tief greifende traumatische Erlebnisse in der Kindheit die Wahrscheinlichkeit für eine Depression im Erwachsenenalter erhöhen. Wer sich als Kind häufig verlassen fühlte, wird sich in schwierigen Lebensphasen ähnlich einsam und hilflos fühlen und eher depressiv reagieren als Erwachsene, die sicher und geborgen aufgewachsen sind. Die individuellen Gründe bringt meist erst eine Psychotherapie ans Tageslicht.

Wer unter Depressionen leidet, hat häufig auch Angstzustände. Umgekehrt können Ängste auf eine Depression hindeuten.

Depressive Verstimmungen gelten als normale Reaktion auf kritische Umstellungsphasen im Leben und schwere Schicksalsschläge; dazu gehören u. a. der Tod eines Angehörigen, der Verlust des Partners, des Arbeitsplatzes, aber auch eine Schwangerschaft oder die Wechseljahre.

Depression ist nicht gleich Depression

- Neurotische Depression: Die Auslöser neurotischer Depressionen sind, ähnlich wie bei der depressiven Verstimmung, Umstellungsphasen im Leben oder schwere Schicksalsschläge. Deren Verarbeitung ist jedoch durch frühkindliche Erfahrungen erschwert. Trennungserlebnisse, das Erleben von Hilflosigkeit und sozialer Einsamkeit, die verdrängt wurden, treten in diesen Phasen wieder ins Bewusstsein des Erwachsenen und müssen erneut durchlebt und verarbeitet werden.
- Endogene Depression: Die Auslöser einer endogenen Depression, der schwersten Form der Depression, sind unbekannt. Sie scheint vererbbar zu sein.
- Somatogene Depression: Auslöser der somatogenen Depression sind andauernde körperliche Erkrankungen. Chronische Schmerzen, Herzerkrankungen, die Parkinson-Krankheit oder auch Diabetes mellitus können beim Betroffenen zu Depressionen führen.

▶ Vorbeugung ist (nicht) möglich

Einer Depression aktiv vorzubeugen ist nicht möglich. Einen gewissen Schutz können gute soziale Kontakte bieten.

▶ Selbstbehandlung – oder doch zum Arzt?

Wann zum Arzt?

Bei der Depression gilt: lieber zu früh als zu spät zum Arzt. Depressive Verstimmungen, die länger anhalten, gehören ebenso in die Hand des Arztes wie langfristig verloren gegangene Lebensfreude. Höchste Zeit ist es, wenn Sie selbst glauben, allein nicht mehr weiterzuwissen, und von Schuldgefühlen geplagt werden. Wichtig ist, dass Sie sich an einen Arzt wenden, der Ihr absolutes Vertrauen genießt.

Wählen Sie bei Johanniskrautextrakten ein möglichst hoch dosiertes, standardisiertes Präparat. Johanniskrauttee ist eher bei nervöser Unruhe und leichten Schlafstörungen geeignet.

Behandlung mit Naturheilmitteln

Die beiden wichtigsten Pflanzen zur Behandlung depressiver Verstimmungen und Angstzustände sind das Johanniskraut und der Kava-Kava-Wurzelstock.

Johanniskraut

Johanniskraut ist in den letzten Jahren zum absoluten Renner unter den antidepressiv wirksamen Pflanzen und den pflanzlichen Präparaten an sich avanciert. Zu Recht, denn Johanniskrautextrakte konnten in aussagefähigen Untersuchungen ihre Wirksamkeit unter Beweis stellen – allerdings nur, wenn sie ausreichend hoch dosiert werden. Eingesetzt werden sie mit Erfolg gegen nervöse Unruhe, depressive Verstimmungen und Angstgefühle. Gerade psychische Beschwerden während der Wechseljahre lassen sich lindern. Sinnvoll können Johanniskrautextrakte auch begleitend zu einer Psychotherapie sein. Wer Johanniskrautpräparate einnimmt, sollte pralle Sonne und Solarien meiden, da Johanniskraut die Lichtempfindlichkeit der Haut erhöht. Pigmentflecken können die unschöne Folge sein.

Synthetische Wirkstoffe bei Depressionen

- **Amitriptylin, Desipramin**
- **Fluoxetin, Citalopram**
- **Trazodon, Nefazodon**
- **Moclobemid**

So wirkt Johanniskraut

Johanniskrautextrakte wurden in den letzten Jahren intensivst untersucht. Dennoch sind sich die Wissenschaftler immer noch nicht ganz einig darüber, welche Inhaltsstoffe wie genau die Stimmung aufhellen.

Hauptinhaltsstoff ist das Hypericin, dem aber allenfalls ein Teil der Wirkung zugeschrieben wird. Derzeit steht das Hyperforin als entscheidender Inhaltsstoff in der Diskussion. Die Inhaltsstoffe im Johanniskraut greifen ähnlich wie synthetische Substanzen in die Botenvorgänge im Gehirn ein, allerdings auf eine sehr viel moderatere Art und Weise.

Endogene Depressionen lassen sich mit Johanniskrautpräparaten nicht behandeln. Bei somatogener Depression muss die zugrunde liegende körperliche Erkrankung, z. B. eine Parkinson-Erkrankung, optimal therapiert werden.

Stellenwert in der Therapie

Um es vorwegzunehmen: Johanniskrautextrakte sind für die Behandlung schwerer Depressionen nicht geeignet. Ideal sind sie zur Selbstmedikation bei depressiven Verstimmungen. Ihr Einsatz bei leichten und mittelschweren reaktiven Depressionen ist möglich. Die Therapie sollte dann aber von einem Arzt begleitet werden. Etwas Geduld ist bei der Anwendung erforderlich. Die Wirkung setzt erst nach etwa drei Wochen ein. Lassen sich die Beschwerden mit Johanniskrautextrakten, eventuell in Kombination mit einer Psychotherapie, nicht lindern, sollte die Wahl auf synthetische Medikamente fallen.

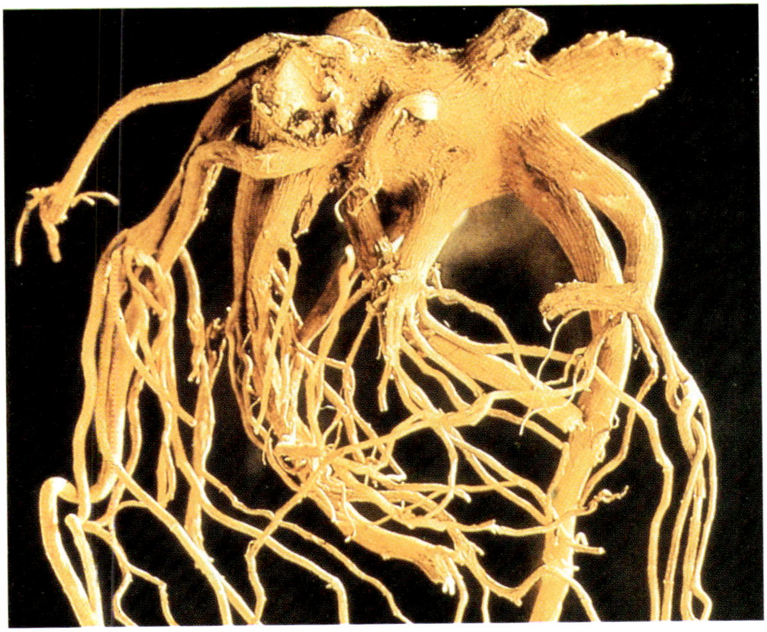

Kava-Kava – der Wurzelstock des Rauschpfeffers diente in seiner Heimat Polynesien den Einheimischen zur Herstellung von Rauschgetränken für Zeremonien. Heute werden seine Inhaltsstoffe für die Herstellung von entspannenden und stimmungsaufhellenden Phytopharmaka genutzt.

Kava-Kava-Wurzel

An zweiter Stelle auf der Beliebtheitsskala der »Psycho-Phytos« steht der Rauschpfeffer (Kava-Kava). Die Extrakte aus dem Wurzelstock dieser aus Polynesien stammenden Pflanze wirken gegen Angst-, Spannungs- und Erregungszustände. Psychische Labilität im Alter, aber auch psychische und psychosomatische Beschwerden, beispielsweise in den Wechseljahren (siehe auch Seite 135), sprechen gut darauf an.

Auch bei Kava-Kava-Präparaten sollten Sie hoch dosierten Präparaten den Vorzug geben. Sie enthalten meist 120 Milligramm Kavapyrone pro Tablette. Niedrig dosierte Präparate liegen dagegen bei 40 bis 50 Milligramm Kavapyronen pro Tablette. Als Tee steht die Droge nicht zur Verfügung.

So wirkt Kava-Kava-Wurzel

Die Kavalactone als die wichtigsten Inhaltsstoffe im Kava-Kava-Wurzelstock wirken krampflösend, muskelentspannend und dämpfen die emotionale Erregbarkeit.

Stellenwert in der Therapie

Kavalactone eignen sich zur Behandlung depressiver Verstimmungen, bei denen Angstgefühle im Vordergrund stehen. Empfehlenswert sind sie auch zur Behandlung klimakterischer Beschwerden. Ähnlich wie bei Johanniskraut lässt die Wirkung zwei bis drei Wochen auf sich warten. Spätestens innerhalb von zwölf Wochen sollten Sie jedoch eine deutliche Besserung spüren. Mögliche Nebenwirkungen sind eine Gelbfärbung der Haut und Nägel sowie Störungen des Gleichgewichts.

Schlafstörungen

Wer gut schläft, ist am nächsten Tag fit und kann den Anforderungen gelassen ins Auge blicken. Wer sich dagegen die ganze Nacht im Bett gewälzt hat, ist beim Aufstehen oft wie gerädert und wird Mühe haben, den Tag zu überstehen. Gut schlafen ist deshalb wichtig. Oft genug wird für viele die Nacht zum Tag.

Wie viel Schlaf ist »normal«?

Etwa jeder dritte Deutsche klagt über Schlafstörungen. Doch mit dem Begriff »Schlafstörung« sollte etwas vorsichtiger umgegangen werden. Nicht jeder, der ab und an nicht schlafen kann, leidet tatsächlich darunter. Doch wie viel Schlaf braucht der Mensch? Das Schlafbedürfnis ist altersabhängig. Schlafen Neugeborene noch 16 Stunden täglich,

geht die Schlafdauer bei Kleinkindern auf zwölf Stunden, bei Schulkindern auf etwa zehn Stunden zurück. Erwachsene benötigen zwischen sechs und neun Stunden Schlaf. Wer über 70 Jahre alt ist, kann mit fünf bis sechs Stunden täglich zufrieden sein. Diese Richtwerte sind allerdings nicht allgemein gültig. Es gibt Kurzschläfer, die mit fünf Stunden täglich auskommen – Napoleon soll nur vier gebraucht haben –, während ausgesprochene Langschläfer erst nach acht bis neun Stunden in Morpheus' Armen wieder in die Gänge kommen.
Außerdem: Eine durchwachte Nacht pro Woche ist noch keine Schlafstörung. Erst wenn sich der Schlaf mehrmals wöchentlich über einen längeren Zeitraum nicht einstellen will, kann man von einer Schlafstörung sprechen.

Zu viel Alkohol beeinträchtigt den Schlaf. Er lässt uns oft zwar schneller einschlafen, der Schlaf ist aber oberflächlicher, und wir wachen häufiger auf. Ein Gläschen Wein am Abend kann dagegen den Schlaf fördern.

▶ Ursachen und Symptome

Bei den Schlafstörungen lassen sich Ein- und Durchschlafstörungen unterscheiden. Wer gar nicht zur Ruhe kommt oder sich länger als ein bis zwei Stunden wach im Bett wälzt, leidet unter Einschlafstörungen. Bei Durchschlafstörungen können Sie zwar problemlos einschlafen, wachen aber wieder auf und kommen dann schwer wieder zur Ruhe. Tagesmüdigkeit, Unausgeglichenheit, verminderte Leistungs- und Reaktionsfähigkeit sind die unmittelbaren Folgen. Langfristig kann auch das Immunsystem beeinträchtigt werden. Die Ursachen für Schlafstörungen sind vielfältig:

- Stress und seelische Belastungen, z. B. Ärger im Job, in der Beziehung, mit den Kindern
- Psychische Störungen, z. B. Depressionen
- Reizüberflutung durch Lärm, Licht, Wärme oder Kälte
- Übermäßiger Alkohol-, Koffein- oder Nikotingenuss
- Veränderter Tag-Nacht-Rhythmus, z. B. durch Schichtarbeit oder Wechsel zwischen Zeitzonen (Jetlag)
- Medikamentenmissbrauch (Aufputschmittel, Kreislaufmittel)
- Organische Ursachen, z. B. Schmerzen, Juckreiz, hoher Blutdruck
- Schlechte Schlafgelegenheit, z. B. alte Matratzen
- Schlechtes Raumklima, z. B. zu warm, zu wenig Luftfeuchtigkeit, zu wenig durchlüftet

Außerdem: Manche Menschen schlafen bei Vollmond oder Wetterumschwung schlecht.

▶ Vorbeugung ist möglich

Wer seelisch und körperlich ausgeglichen ist, hat keine Schlafprobleme. Mit einer gesunden Lebensführung können Sie deshalb am besten für einen gesunden Schlaf sorgen. Hier noch einige Tipps, die das Einschlafen unterstützen.

- Sorgen Sie für optimale Schlafbedingungen. Das Schlafzimmer sollte ein Raum sein, in dem Sie sich wohl fühlen. Er sollte ruhig, kühl und dunkel sein.
- Im Bett sollten Sie nur schlafen. Verbannen Sie Aktivitäten wie Lesen, Essen oder Fernsehen in andere Räume. So lernt der Körper, dass Bett gleichbedeutend mit Schlaf ist. Sex ist allerdings eine Ausnahme. Er hat eine entspannende Wirkung und deshalb im Bett durchaus seine Berechtigung.
- Wer unter Schlafstörungen leidet, sollte tagsüber auf ein Nickerchen verzichten. Besser ist es, den Tag zu überstehen und so die nötige Müdigkeit für den Nachtschlaf aufzubauen.
- Gehen Sie nur ins Bett, wenn Sie wirklich müde sind.
- Verzichten Sie abends auf aufreibende Tätigkeiten, spätes Fernsehen und belastende Gespräche.
- Nehmen Sie abends keine schweren Mahlzeiten zu sich. Sie kurbeln die Verdauung an und machen den Organismus wach.
- Verzichten Sie am späteren Abend auf sportliche Aktivitäten. Sie kurbeln den Kreislauf an und schalten den Körper auf »wach und aktiv«.
- Verzichten Sie auf Muntermacher wie Kaffee, schwarzen Tee oder Colagetränke – zumindest ab dem frühen Nachmittag.
- Wenn Sie nachts aufwachen, sollten Sie es vermeiden, auf den Wecker zu sehen. Drehen Sie sich einfach wieder um, und versuchen Sie weiterzuschlafen. Wer auf die Toilette muss, sollte möglichst wenig Licht anschalten, um dem Körper nicht das Signal »aufwachen« zu geben. Können Sie trotzdem nicht wieder einschlafen, ist es besser aufzustehen, statt sich im Bett zu wälzen. Blättern Sie in einem Buch oder Bildband, oder hören Sie angenehme Musik, und gehen Sie erst wieder zu Bett, wenn Sie müde sind.
- Geraten Sie nicht in Panik, wenn Sie hin und wieder eine Nacht lang nicht schlafen können. Das kann der Körper in der Regel ganz gut wegstecken.

Ein warmes Bad am Abend fördert das Einschlafen. Besonders günstig sind Badezusätze, die Baldrian oder Melisse enthalten. Aber passen Sie auf, dass Sie nicht in der Badewanne einschlafen!

Behandlung mit Naturheilmitteln

Baldrian

Die Standardpflanze gegen nervöse Unruhe, Angstzustände und Einschlafstörungen ist der Baldrian. Allein oder in Kombinationen eignen sich Extrakte aus der Wurzel bei leichten und mittelschweren Schlafstörungen sowie bei Unruhezuständen und nervöser Anspannung. Dabei ist es oft günstig, das Baldrianpräparat auch tagsüber einzunehmen, um die Nervosität insgesamt einzudämmen. Voraussetzung für die Wirkung: Der Baldrianextrakt muss ausreichend hoch dosiert werden. Als sinnvoll gilt eine optimale Tagesdosis von 500 bis 600 Milligramm Baldriantrockenextrakt im Verhältnis 1 : 5. Auch bei dieser Therapie ist etwas Geduld erforderlich: Die Wirkung tritt erst nach einigen Tagen ein. Baldrianwurzelextrakte werden auch häufig kombiniert – mit Hopfen, Passionsblume oder Melisse.

Apropos Schlafmittel: Wer Benzodiazepine einnimmt und auf pflanzliche Präparate umstellen möchte, sollte dies nicht in Eigenregie tun, sondern immer in Rücksprache mit dem Arzt. Die Umstellung muss ganz moderat durchgeführt werden.

So wirkt Baldrian

Die schlafanregende und schlaffördernde Wirkung von Baldrianextrakten, genauer gesagt des darin enthaltenen ätherischen Öls und der Valepotriate, ist seit langem bekannt. Neuer ist die Erkenntnis, dass die

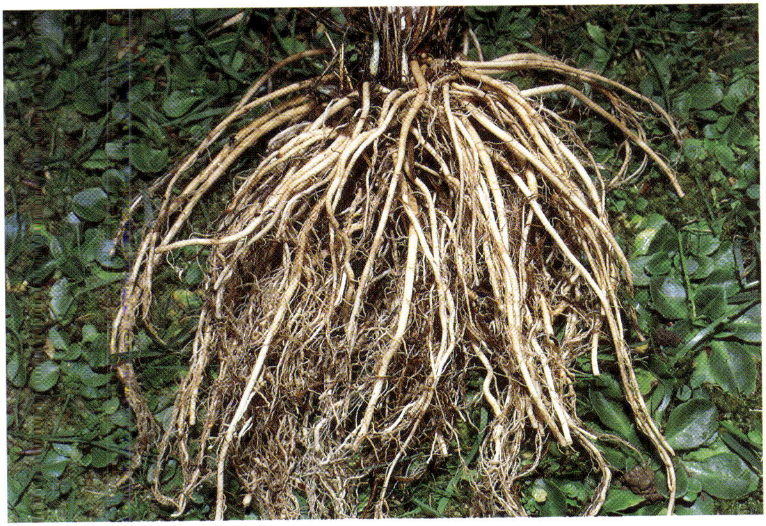

Baldrian (Valeriana officinalis) – heilkräftig sind nur die Wurzeln. Sie haben eine beruhigende und krampflösende Wirkung.

Die Kombination synthetischer Schlafmittel wie Diphenhydramin oder Doxylamin mit Pflanzenextrakten verbessert weder deren Wirksamkeit, noch machen sie die Präparate harmloser.

Wirkung von der Dosierung abhängig ist: In niedrigen Dosen wirkt Baldrian erregend, mit zunehmender Dosierung tritt dann der beruhigende Effekt in den Vordergrund.

Stellenwert in der Therapie

Baldrian ist allein oder in Kombination mit anderen beruhigenden Pflanzenextrakten zur Behandlung von Unruhezuständen und leichten Einschlafstörungen geeignet. Mit synthetischen Schlafmitteln lässt sich seine Wirkung allerdings nicht vergleichen. Synthetische Schlafmittel verändern das Schlafmuster: Der Schlaf wird dadurch weniger erholsam. Außerdem gewöhnt sich der Körper an diese Substanzen. Die Wirkung pflanzlicher Mittel zur Behandlung von Schlafstörungen ist dagegen wesentlich schwächer. Wer unter leichten Schlafproblemen leidet, dem sind Baldrianpräparate als erster Behandlungsversuch durchaus zu empfehlen. Ihr großer Vorteil: Sie machen nicht abhängig. Halten Sie sich aber vor Augen, dass Schlafstörungen und nervöse Unruhe keine Krankheit an sich, sondern immer nur ein Hinweis auf andere Beschwerden oder ungeklärte Probleme sind. Deshalb gilt: Auch wer mit pflanzlichen Schlafmitteln über die Runden kommt, sollte einen Arzt zu Rate ziehen, wenn die Schlafstörungen länger als vier Wochen anhalten.

Bier macht müde. Das liegt an der sehr beruhigenden Mischung von Hopfen und Alkohol.

TÜV-Studie – Baldrian macht nicht müde

Wer Auto fährt, obwohl er müde ist, lebt gefährlich. Einschlafen am Steuer gilt als häufigste Einzelursache aller Unfälle mit tödlichem Ausgang. Benzodiazepine, die am Abend vorher gegen Schlaflosigkeit eingenommen wurden, können auch am Tag darauf noch müde machen. Dieser »Overhang-Effekt« schränkt die Reaktionsfähigkeit am Steuer merklich ein. Baldrianextrakte, so das Ergebnis einer Studie des Technischen Überwachungsvereins, haben dagegen in normaler Dosierung keinerlei Einfluss auf die Fahrtauglichkeit – übrigens auch dann nicht, wenn sie über einen längeren Zeitraum eingenommen werden.

Hopfen, Melisse, Passionsblume

Baldrian wird oft mit Hopfenzapfen, Melisse und/oder Passionsblume kombiniert. Diese Kombinationen zeigen jedoch keinen Vorteil gegenüber reinen Baldrianpräparaten. Wie diese Extrakte genau wirken, liegt noch weitgehend im Dunkeln.

Melissenöl wirkt auch krampflösend. Ein Tee mit Melissenblättern eignet sich deshalb auch bei Magenkrämpfen.

Tees zum Träumen

In einem Tee sind weitaus weniger Inhaltsstoffe als in einem hoch dosierten Fertigpräparat. Dennoch kann ein heißer Beruhigungstee, gemütlich vor dem Zubettgehen getrunken, das Einschlafen erleichtern. Tee, der nur aus Baldrianwurzeln hergestellt wird, schmeckt nicht besonders gut. Probieren Sie vielleicht einmal die folgenden Mischungen aus.

- Beruhigungstee: 15 Gramm Baldrianwurzel, 25 Gramm Hopfenzapfen, 25 Gramm Lavendelblüten, 25 Gramm Melissenblätter, 5 Gramm Pomeranzenblüten und 5 Gramm Hagebutten mischen. 2 Teelöffel der Mischung mit 1 Tasse kochend heißem Wasser überbrühen und 10 Minuten ziehen lassen.
- Schlaftee: 30 Gramm Baldrianwurzel, 10 Gramm Orangenschalen, 20 Gramm Melissenblätter, 10 Gramm Bitterkleeblätter und 10 Gramm Pfefferminzblätter mischen. 2 Teelöffel dieser Teemischung mit 1 Tasse kochend heißem Wasser überbrühen und 10 Minuten ziehen lassen.

Als Schlaftee für Kinder ist die folgende Mischung empfehlenswert.

- Schlaftee für Kinder: 40 Gramm Melissenblätter, 30 Gramm Hopfenzapfen, 30 Gramm Passionsblume mischen. 2 Teelöffel der Mischung mit 1 Tasse kochend heißem Wasser überbrühen und 10 Minuten ziehen lassen.

Das können Sie sonst noch tun

Kräuterkissen – ein Geschenk für schlechte Schläfer: Wer gerne Schlaf »verschenken« möchte, kann ein Kräuterkissen kaufen oder selbst eines herstellen. Geeignet sind dafür Pflanzen, die beruhigende ätherische Öle freisetzen. Dazu gehören Melissenblätter, Lavendelblüten und Hopfenzapfen. Mischen Sie die Drogen im gleichen Verhältnis, und füllen Sie den Pflanzenmix in ein Baumwoll- oder Leinenkissen.

Synthetische Wirkstoffe bei Schlafstörungen

- **Bromazepam, Oxazepam, Temazepam**
- **Brotizolam**
- **Zopiclon, Zolpidem**
- **Chloralhydrat**
- **Diphenhydramin**

Monopräparate bei psychischen Beschwerden

Handelsname	Darreichungsform	Inhaltsstoffe
Aigin Kava Hevert	Dragees	1 Dragee enthält 120 bis 150 mg Kava-Kava-Trockenextrakt (≙ 40 mg Kavapyrone)
Antares 120	Tabletten	1 Tablette enthält Kava-Kava-Extrakt (≙ 120 mg Kavapyrone)
Ardeydystin forte	Dragees	1 Dragee enthält 75,2 bis 120,2 mg Kava-Kava-Trockenextrakt (≙ 50 mg Kavapyrone)
Aristoforat 180	Kapseln	1 Kapsel enthält 180 mg Johannis-krauttrockenextrakt

Indikationen	(Mögliche) Nebenwirkungen	Hinweise, Kontraindikationen
Nervöse Angst-, Spannungs- und Unruhezustände	Selten allergische Hautreaktionen, leichte Magenbeschwerden	Nicht bei endogenen Depressionen anwenden; keine Anwendung während Schwangerschaft und Stillzeit; nicht zusammen mit Alkohol, barbiturathaltigen Schlafmitteln sowie Psychopharmaka einnehmen; auch als Tropfen erhältlich; längerfristig nur nach ärztlicher Rücksprache einnehmen
Nervöse Angst-, Spannungs- und Unruhezustände	Selten allergische Hautreaktionen, leichte Magenbeschwerden	Hoch dosiertes Präparat; nicht bei endogenen Depressionen anwenden; keine Anwendung während Schwangerschaft und Stillzeit; nicht zusammen mit Alkohol, barbiturathaltigen Schlafmitteln sowie Psychopharmaka einnehmen; nicht geeignet für Kinder unter 12 Jahren; längerfristig nur nach ärztlicher Rücksprache einnehmen
Nervöse Angst-, Spannungs- und Unruhezustände	Selten allergische Hautreaktionen, leichte Magenbeschwerden	Nicht bei endogenen Depressionen anwenden; keine Anwendung während Schwangerschaft und Stillzeit; nicht zusammen mit Alkohol, barbiturathaltigen Schlafmitteln sowie Psychopharmaka einnehmen; längerfristig nur nach ärztlicher Rücksprache einnehmen
Leichte depressive Verstimmungen	Erhöhte Empfindlichkeit gegenüber Sonnenlicht	Bei Anwendung während Schwangerschaft und Stillzeit bitte erst den Arzt befragen; muss zur Entfaltung der Wirkung über einen längeren Zeitraum eingenommen werden; auch als Aristoforat 350 in der doppelt so hohen Dosierung erhältlich

Monopräparate bei psychischen Beschwerden

Handelsname	Darreichungsform	Inhaltsstoffe
Baldrian-Dispert	Dragees	1 Dragee enthält 45 mg Trockenextrakt aus Baldrianwurzel (4–6,7:1)
Baldrian-Phyton	Dragees	1 Dragee enthält 200 mg Trockenextrakt aus Baldrianwurzel (4–7:1)
Cesradyston 200	Kapseln	1 Kapsel enthält 200 mg Johanniskrauttrockenextrakt, standardisiert auf 0,24 mg Hypericin
Dysto-lux	Dragees	1 Dragee enthält 200 mg Johanniskrauttrockenextrakt (6,0:1)
Esbericum / -forte	Kapseln, Dragees	1 Kapsel / 1 Dragee enthält Johanniskrauttrockenextrakt, standardisiert auf 0,25 / 0,5 mg Hypericin
Felis	Dragees	1 Dragee enthält 250 mg Johanniskrauttrockenextrakt, standardisiert auf 0,25 bis 0,35 mg Hypericin

Indikationen	(Mögliche) Nebenwirkungen	Hinweise, Kontraindikationen
Unruhezustände, nervöse Einschlafstörungen	Keine bekannt	Bei Anwendung während Schwangerschaft und Stillzeit bitte erst den Arzt befragen
Unruhe, Einschlafstörungen	Keine bekannt	Auch als Tropfen (enthalten Alkohol) erhältlich
Depressive Verstimmungen, Angst, nervöse Unruhe	Erhöhte Empfindlichkeit gegenüber Sonnenlicht	Bei Anwendung während Schwangerschaft und Stillzeit bitte erst den Arzt befragen; muss zur Entfaltung der Wirkung über einen längeren Zeitraum eingenommen werden; auch als Tropfen (enthalten Alkohol) erhältlich
Depressive Verstimmungen, Angst, nervöse Unruhe	Erhöhte Empfindlichkeit gegenüber Sonnenlicht	Bei Anwendung während Schwangerschaft und Stillzeit bitte erst den Arzt befragen; muss zur Entfaltung der Wirkung über einen längeren Zeitraum eingenommen werden
Depressive Verstimmungen, Angst, nervöse Unruhe	Erhöhte Empfindlichkeit gegenüber Sonnenlicht	Bei Anwendung während Schwangerschaft und Stillzeit bitte erst den Arzt befragen; muss zur Entfaltung der Wirkung über einen längeren Zeitraum eingenommen werden; auch als Dragees (forte) mit einem doppelt so hohen Wirkstoffgehalt erhältlich
Depressive Verstimmungen, Angst, nervöse Unruhe	Erhöhte Empfindlichkeit gegenüber Sonnenlicht	Bei Anwendung während Schwangerschaft und Stillzeit bitte erst den Arzt befragen; muss zur Entfaltung der Wirkung über einen längeren Zeitraum eingenommen werden; auch als Felis forte und als Tropfen (Tropfen dürfen bei einer Fructoseunverträglichkeit nicht eingenommen werden) erhältlich

Monopräparate bei psychischen Beschwerden

Handelsname	Darreichungsform	Inhaltsstoffe
Florabio naturreiner Pflanzensaft Johanniskraut	Presssaft	100 ml enthalten 100 ml Presssaft aus frischem Johanniskraut (≙ 1,5 bis 3,3 mg Hypericin)
Helarium Hypericum	Dragees	1 Dragee enthält 255 bis 285 mg Johanniskrauttrockenextrakt (≙ 0,9 mg Hypericin)
Herbaneurin forte	Kapseln	1 Kapsel enthält 208 bis 250 mg Johanniskrauttrockenextrakt (≙ 0,5 mg Hypericin)
Hewepsychon uno	Dragees	1 Dragee enthält 95 bis 130 mg Johanniskrauttrockenextrakt, standardisiert auf 0,3 mg Hypericin
Hyperforat	Dragees	1 Dragee enthält 40 mg Johanniskrauttrockenextrakt, standardisiert auf 0,05 mg Hypericin
Hyperforat	Injektionslösung	1 Ampulle enthält 1 ml Johanniskrautextrakt, standardisiert auf 0,05 mg Hypericin

Indikationen	(Mögliche) Nebenwirkungen	Hinweise, Kontraindikationen
Leichte depressive Verstimmungen	Erhöhte Empfindlichkeit gegenüber Sonnenlicht	Bei Anwendung während Schwangerschaft und Stillzeit bitte erst den Arzt befragen; muss zur Entfaltung der Wirkung über einen längeren Zeitraum eingenommen werden
Depressive Verstimmungen, Angst, nervöse Unruhe	Erhöhte Empfindlichkeit gegenüber Sonnenlicht	Hoch dosiertes Präparat; bei Anwendung während Schwangerschaft und Stillzeit bitte erst den Arzt befragen; muss zur Entfaltung der Wirkung über einen längeren Zeitraum eingenommen werden
Depressive Verstimmungen, Angst, nervöse Unruhe	Erhöhte Empfindlichkeit gegenüber Sonnenlicht	Bei Anwendung während Schwangerschaft und Stillzeit bitte erst den Arzt befragen; muss zur Entfaltung der Wirkung über einen längeren Zeitraum eingenommen werden
Depressive Verstimmungen, Angst, nervöse Unruhe	Erhöhte Empfindlichkeit gegenüber Sonnenlicht	Bei Anwendung während Schwangerschaft und Stillzeit bitte erst den Arzt befragen; muss zur Entfaltung der Wirkung über einen längeren Zeitraum eingenommen werden
Depressive Verstimmungen, Angst, nervöse Unruhe	Erhöhte Empfindlichkeit gegenüber Sonnenlicht	Bei Anwendung während Schwangerschaft und Stillzeit bitte erst den Arzt befragen; muss zur Entfaltung der Wirkung über einen längeren Zeitraum eingenommen werden; Hyperforat ist auch in Form von Tropfen (enthalten Alkohol) erhältlich
Depressionen, Antriebsmangel, Angstzustände, nervöse Unruhe, Bettnässen, Stottern	Erhöhte Empfindlichkeit gegenüber Sonnenlicht	Nicht bei Fieber sowie schweren Leber- und Nierenerkrankungen anwenden

Monopräparate bei psychischen Beschwerden

Handelsname	Darreichungsform	Inhaltsstoffe
Hypericaps	Kapseln	1 Kapsel enthält 270 mg Johanniskrauttrockenextrakt
Hypericum 300	Dragees	1 Dragee enthält Johanniskrauttrockenextrakt, standardisiert auf 0,3 mg Hypericin
Hypericum Stada N	Kapseln	1 Kapsel enthält 100 bis 130 mg Johanniskrauttrockenextrakt, standardisiert auf 0,3 mg Hypericin
Hyperimerck 260 mg	Filmtabletten	1 Tablette enthält 260 mg Johanniskrauttrockenextrakt
Jarsin 300	Dragees	1 Dragee enthält 300 mg Johanniskrauttrockenextrakt, standardisiert auf 0,9 mg Hypericin
Johanniskraut Arkokaps	Kapseln	1 Kapsel enthält 185 mg Johanniskrauttrockenextrakt (≙ mindestens 0,5 mg Hypericin)

Indikationen	(Mögliche) Nebenwirkungen	Hinweise, Kontraindikationen
Psychovegetative Störungen, Angst, nervöse Unruhe	Erhöhte Empfindlichkeit gegenüber Sonnenlicht	Bei Anwendung während Schwangerschaft und Stillzeit bitte erst den Arzt befragen; muss zur Entfaltung der Wirkung über einen längeren Zeitraum eingenommen werden
Depressive Verstimmungen, Angst, nervöse Unruhe	Erhöhte Empfindlichkeit gegenüber Sonnenlicht	Bei Anwendung während Schwangerschaft und Stillzeit bitte erst den Arzt befragen; muss zur Entfaltung der Wirkung über einen längeren Zeitraum eingenommen werden
Depressive Verstimmungen, Angst, nervöse Unruhe	Erhöhte Empfindlichkeit gegenüber Sonnenlicht	Bei Anwendung während Schwangerschaft und Stillzeit bitte erst den Arzt befragen; muss zur Entfaltung der Wirkung über einen längeren Zeitraum eingenommen werden
Depressive Verstimmungen, Angst, nervöse Unruhe	Erhöhte Empfindlichkeit gegenüber Sonnenlicht	Bei Anwendung während Schwangerschaft und Stillzeit bitte erst den Arzt befragen; muss zur Entfaltung der Wirkung über einen längeren Zeitraum eingenommen werden
Depressive Verstimmungen, Angst, nervöse Unruhe	Erhöhte Empfindlichkeit gegenüber Sonnenlicht	Hoch dosiertes Präparat; bei Anwendung während Schwangerschaft und Stillzeit bitte erst den Arzt befragen; muss zur Entfaltung der Wirkung über einen längeren Zeitraum eingenommen werden
Depressive Verstimmungen, Angst, nervöse Unruhe	Erhöhte Empfindlichkeit gegenüber Sonnenlicht	Bei Anwendung während Schwangerschaft und Stillzeit bitte erst den Arzt befragen; muss zur Entfaltung der Wirkung über einen längeren Zeitraum eingenommen werden

Monopräparate bei psychischen Beschwerden		
Handelsname	**Darreichungsform**	**Inhaltsstoffe**
Johanniskrautdragees SN	Dragees	1 Dragee enthält 180 mg Johanniskrauttrockenextrakt
Johanniskraut Jocacaps	Dragees	1 Dragee enthält Johanniskrauttrockenextrakt (≙ 0,1 mg Hypericin)
Johanniskraut-ratiopharm	Kapseln	1 Kapsel enthält 213 bis 247 mg Johanniskrauttrockenextrakt
Kava-Phyton	Dragees	1 Dragee enthält 63,3 bis 115,7 mg Kava-Kava-Extrakt (≙ 45 mg Kavapyrone)
Kava-ratiopharm / -forte	Kapseln	1 Kapsel enthält 90 bis 144 mg / 173,2 bis 293,2 mg Kava-Kava-Wurzelstock-Extrakt, standardisiert auf 60 mg / 120 mg Kavapyrone

Indikationen	(Mögliche) Nebenwirkungen	Hinweise, Kontraindikationen
Depressive Verstimmungen, Angst, nervöse Unruhe	Erhöhte Empfindlichkeit gegenüber Sonnenlicht	Bei Anwendung während Schwangerschaft und Stillzeit bitte erst den Arzt befragen; muss zur Entfaltung der Wirkung über einen längeren Zeitraum eingenommen werden
Depressive Verstimmungen, Angst, nervöse Unruhe	Erhöhte Empfindlichkeit gegenüber Sonnenlicht	Bei Anwendung während Schwangerschaft und Stillzeit bitte erst den Arzt befragen; muss zur Entfaltung der Wirkung über einen längeren Zeitraum eingenommen werden
Depressive Verstimmungen, Angst, nervöse Unruhe	Erhöhte Empfindlichkeit gegenüber Sonnenlicht	Bei Anwendung während Schwangerschaft und Stillzeit bitte erst den Arzt befragen; muss zur Entfaltung der Wirkung über einen längeren Zeitraum eingenommen werden; auch als Tropfen (enthalten Alkohol) erhältlich
Nervöse Angst-, Spannungs- und Unruhezustände	Selten allergische Hautreaktionen, leichte Magenbeschwerden, bei längerer Einnahme vorübergehende Gelbfärbung der Haut, Störungen der Bewegungsabläufe	Nicht bei endogenen Depressionen anwenden; keine Anwendung während Schwangerschaft und Stillzeit; nicht zusammen mit Alkohol, barbiturathaltigen Schlafmitteln sowie Psychopharmaka einnehmen; nicht geeignet für Kinder unter 12 Jahren; längerfristig nur nach ärztlicher Rücksprache einnehmen
Nervöse Angst-, Spannungs- und Unruhezustände	Selten allergische Hautreaktionen, leichte Magenbeschwerden	Hoch dosiertes Präparat (forte); nicht bei endogenen Depressionen anwenden; keine Anwendung während Schwangerschaft und Stillzeit; nicht mit Alkohol, barbiturathaltigen Schlafmitteln sowie Psychopharmaka einnehmen; längerfristig nur nach ärztlicher Rücksprache einnehmen

Monopräparate bei psychischen Beschwerden

Handelsname	Darreichungsform	Inhaltsstoffe
Kavasedon	Kapseln	1 Kapsel enthält 100 mg Kawa-Kawa-Extrakt, standardisiert auf 50 mg Kayapyrone
Kavosporal forte	Kapseln	1 Kapsel enthält 150 mg Kava-Kava-Wurzelstock-Trockenextrakt, standardisiert auf 50 mg Kavapyrone
Kira	Dragees	1 Dragee enthält 135 bis 225 mg Johanniskrauttrockenextrakt, standardisiert auf 0,3 mg Hypericin
Kneipp Baldrian-Pflanzensaft Nerventrost	Saft	100 ml enthalten 100 ml Presssaft aus frischen Baldrianwurzeln
Kneipp Johanniskraut-Pflanzensaft N	Saft	100 ml enthalten Presssaft aus frischem Johanniskraut
Kneipp Melissen-Pflanzensaft	Saft	100 ml enthalten Presssaft aus frischem Melissenkraut
Kneipp Pflanzendragees Johanniskraut 300	Dragees	1 Dragee enthält 300 mg Johanniskraut

Indikationen	(Mögliche) Nebenwirkungen	Hinweise, Kontraindikationen
Nervöse Angst-, Spannungs- und Unruhezustände	Selten allergische Hautreaktionen, leichte Magenbeschwerden	Nicht bei endogenen Depressionen anwenden; nicht während Schwangerschaft und Stillzeit anwenden; nicht zusammen mit Alkohol, barbiturathaltigen Schlafmitteln sowie Psychopharmaka einnehmen; auch als Tropfen erhältlich; längerfristig nur nach ärztlicher Rücksprache einnehmen
Nervöse Angst- und Unruhezustände	Morgendliche Übelkeit (vor allem zu Behandlungsbeginn), allergische Hautreaktionen, nach längerer Einnahme Gelbverfärbung der Haut und Pupillenerweiterung möglich	Nicht einnehmen während Schwangerschaft und Stillzeit; nicht zusammen mit Alkohol, Beruhigungsmitteln und Schlafmitteln einnehmen; muss zur Entfaltung der Wirkung über einen längeren Zeitraum eingenommen werden; längerfristig nur nach ärztlicher Rücksprache einnehmen
Depressive Verstimmungen, Angst, nervöse Unruhe	Erhöhte Empfindlichkeit gegenüber Sonnenlicht	Bei Anwendung während Schwangerschaft und Stillzeit bitte erst den Arzt befragen; muss zur Entfaltung der Wirkung über einen längeren Zeitraum eingenommen werden
Unruhezustände, Einschlafstörungen	Keine bekannt	Nicht für Kinder geeignet; zur Einnahme während Schwangerschaft und Stillzeit bitte den Arzt befragen
Nervöse Unruhe, Reizbarkeit, Konzentrationsstörungen	Erhöhte Lichtempfindlichkeit der Haut	Keine bekannt
Nervöse Einschlafstörungen	Keine bekannt	Keine bekannt
Unruhezustände, Reizbarkeit	Erhöhte Lichtempfindlichkeit der Haut	Keine bekannt

Monopräparate bei psychischen Beschwerden

Handelsname	Darreichungsform	Inhaltsstoffe
Laitan 100	Kapseln	1 Kapsel enthält 90 bis 110 mg Kava-Kava-Extrakt, standardisiert auf 70 mg Kavapyrone
LomaHypericum	Dragees	1 Dragee enthält Johanniskraut-trockenextrakt (≙ 0,31 mg Hypericin)
Neuroplant 300	Filmtabletten	1 Tablette enthält 300 mg Johanniskrauttrockenextrakt
Neurovegetalin	Lösung	100 g enthalten 2,7 bis 3,0 g Johanniskrauttrockenextrakt, standardisiert auf 0,28 bis 0,35 % Hypericin
Passiflora Curarina	Tropfen	100 ml enthalten 100 ml Flüssig-extrakt aus Passionsblumenkraut
Passiflora Dragees Alsitan	Dragees	1 Dragee enthält 250 mg Trocken-extrakt aus Passionsblumen
Psychotonin 300	Kapseln	1 Kapsel enthält 306 mg Johanniskrauttrockenextrakt

Indikationen	(Mögliche) Nebenwirkungen	Hinweise, Kontraindikationen
Nervöse Angst-, Spannungs- und Unruhezustände	Selten allergische Hautreaktionen, leichte Magenbeschwerden	Nicht bei endogenen Depressionen anwenden; keine Anwendung während Schwangerschaft und Stillzeit; nicht mit Alkohol, barbiturathaltigen Schlafmitteln sowie Psychopharmaka einnehmen; nicht geeignet für Kinder unter 12 Jahren; längerfristig nur nach ärztlicher Rücksprache einnehmen
Depressive Verstimmungen, Angst, nervöse Unruhe	Erhöhte Empfindlichkeit gegenüber Sonnenlicht	Bei Anwendung während Schwangerschaft und Stillzeit bitte erst den Arzt befragen; muss zur Entfaltung der Wirkung über einen längeren Zeitraum eingenommen werden
Depressive Verstimmungen, Angst, nervöse Unruhe	Erhöhte Empfindlichkeit gegenüber Sonnenlicht	Bei Anwendung während Schwangerschaft und Stillzeit bitte erst den Arzt befragen; muss über einen längeren Zeitraum eingenommen werden
Depressive Verstimmungen, Angst, nervöse Unruhe	Erhöhte Empfindlichkeit gegenüber Sonnenlicht	Bei Anwendung während Schwangerschaft und Stillzeit bitte erst den Arzt befragen; muss zur Entfaltung der Wirkung über einen längeren Zeitraum eingenommen werden
Nervöse Unruhezustände	Keine bekannt	Enthält Alkohol
Nervliche Überreizung und Unruhe	Keine bekannt	Keine bekannt
Depressive Verstimmungen, Angst, nervöse Unruhe	Erhöhte Empfindlichkeit gegenüber Sonnenlicht	Bei Anwendung während Schwangerschaft und Stillzeit bitte erst den Arzt befragen; muss zur Entfaltung der Wirkung über einen längeren Zeitraum eingenommen werden; auch als Tinktur (enthält Alkohol) erhältlich

Monopräparate bei psychischen Beschwerden

Handelsname	Darreichungsform	Inhaltsstoffe
Regivital Baldrian Tropfen	Tropfen	1 ml enthält Auszug aus Baldrianwurzeln (1:5)
Remotiv	Filmtabletten	1 Tablette enthält 250 mg Johanniskrauttrockenextrakt (≙ 0,5 mg Hypericin)
Rephahyval	Filmtabletten	1 Tablette enthält 70 bis 100 mg Johanniskrauttrockenextrakt (≙ 0,25 mg Hypericin)
Sedovegan Caps	Kapseln	1 Kapsel enthält 86 bis 120 mg Johanniskrauttrockenextrakt (≙ 0,12 mg Hypericin)
Spilan 425	Kapseln	1 Kapsel enthält 425 mg Johanniskrauttrockenextrakt (≙ 1 mg Hypericin)
Texx 300	Filmtabletten	1 Tablette enthält 300 mg Johanniskrauttrockenextrakt (≙ 0,9 mg Hypericin)
Tonizin forte	Dragees	1 Dragee enthält 150 mg Johanniskrauttrockenextrakt

Indikationen	(Mögliche) Nebenwirkungen	Hinweise, Kontraindikationen
Unruhe, nervöse Einschlafstörungen	Keine bekannt	Enthält Alkohol
Depressive Verstimmungen, Angst, nervöse Unruhe	Erhöhte Empfindlichkeit gegenüber Sonnenlicht	Bei Anwendung während Schwangerschaft und Stillzeit bitte erst den Arzt befragen; muss zur Entfaltung der Wirkung über einen längeren Zeitraum eingenommen werden
Depressive Verstimmungen, Angst, nervöse Unruhe	Erhöhte Empfindlichkeit gegenüber Sonnenlicht	Bei Anwendung während Schwangerschaft und Stillzeit bitte erst den Arzt befragen; muss zur Entfaltung der Wirkung über einen längeren Zeitraum eingenommen werden
Depressive Verstimmungen, Angst, nervöse Unruhe	Erhöhte Empfindlichkeit gegenüber Sonnenlicht	Bei Anwendung während Schwangerschaft und Stillzeit bitte erst den Arzt befragen; muss zur Entfaltung der Wirkung über einen längeren Zeitraum eingenommen werden
Depressive Verstimmungen, Angst, nervöse Unruhe	Erhöhte Empfindlichkeit gegenüber Sonnenlicht	Bei Anwendung während Schwangerschaft und Stillzeit bitte erst den Arzt befragen; muss zur Entfaltung der Wirkung über einen längeren Zeitraum eingenommen werden
Depressive Verstimmungen, Angst, nervöse Unruhe	Erhöhte Empfindlichkeit gegenüber Sonnenlicht	Hoch dosiertes Präparat; bei Anwendung während Schwangerschaft und Stillzeit bitte erst den Arzt befragen; muss über einen längeren Zeitraum eingenommen werden
Depressive Verstimmungen, Angst, nervöse Unruhe	Erhöhte Empfindlichkeit gegenüber Sonnenlicht	Bei Anwendung während Schwangerschaft und Stillzeit bitte erst den Arzt befragen; muss über länger eingenommen werden; auch als Tropfen (enthalten Alkohol) erhältlich

Monopräparate bei psychischen Beschwerden

Handelsname	Darreichungsform	Inhaltsstoffe
Turineurin	Kapseln	1 Kapsel enthält 225 bis 237,5 mg Johanniskrauttrockenextrakt, standardisiert auf 0,1375 mg Hypericin
Valdispert	Dragees	1 Dragee enthält 45 mg Baldrianwurzel-Trockenextrakt
Viviplus	Dragees	1 Dragee enthält 200 mg Johanniskrauttrockenextrakt

Kombinationspräparate bei psychischen Beschwerden

Handelsname	Darreichungsform	Inhaltsstoffe
Baldriparan stark N	Dragees	1 Dragee enthält 95 mg Baldrianwurzel-Trockenextrakt, 15 mg Hopfenzapfen-Trockenextrakt, 85 mg Melissenblätter-Trockenextrakt
Einschlaf-Kapseln	Kapseln	1 Kapsel enthält 100 mg Baldrianwurzel-Trockenextrakt (5:1), 30 mg Hopfenzapfen-Trockenextrakt (5,5:1)
Euvegal forte	Dragees	1 Dragee enthält 160 mg Baldrianwurzel-Trockenextrakt (4–5:1), 80 mg Melissenblätter-Trockenextrakt (4–6:1)
Hewepsychon duo	Tropfen	1 ml enthält 100 mg Kava-Kava-Flüssigextrakt (standardisiert auf mindestens 0,24 mg Kavapyrone), 100 mg Johanniskrautextrakt (standardisiert auf mindestens 0,12 mg Hypericin)

Indikationen	(Mögliche) Nebenwirkungen	Hinweise, Kontraindikationen
Depressive Verstimmungen, Angst, nervöse Unruhe	Erhöhte Empfindlichkeit gegenüber Sonnenlicht	Bei Anwendung während Schwangerschaft und Stillzeit bitte erst den Arzt befragen; muss über einen längeren Zeitraum eingenommen werden
Unruhezustände, nervöse Einschlafstörungen	Keine bekannt	Bei Anwendung während Schwangerschaft und Stillzeit bitte erst den Arzt befragen
Depressive Verstimmungen, Angst, nervöse Unruhe	Erhöhte Empfindlichkeit gegenüber Sonnenlicht	Bei Anwendung während Schwangerschaft und Stillzeit bitte erst den Arzt befragen; muss über einen längeren Zeitraum eingenommen werden

Indikationen	(Mögliche) Nebenwirkungen	Hinweise, Kontraindikationen
Nervös bedingte Einschlafstörungen, Unruhe	Keine bekannt	Keine bekannt
Unruhezustände, nervös bedingte Einschlafstörungen	Keine bekannt	Keine bekannt
Nervös bedingte Einschlafstörungen, Unruhe, Stress, Lampenfieber	Keine bekannt	Auch als Tropfen ohne Alkohol erhältlich
Depressive Verstimmung Depressionen, Melancholie, Einnässen	Erhöhte Lichtempfindlichkeit der Haut	Kombination aus angstlösendem und stimmungsaufhellendem Extrakt, eher niedrig dosiert; enthält Alkohol

Kombinationspräparate bei psychischen Beschwerden

Handelsname	Darreichungsform	Inhaltsstoffe
Hovaletten N	Filmtabletten	1 Tablette enthält 200 mg Baldrianwurzel-Trockenextrakt (4–6,7:1), 45,5 mg Hopfenzapfen-Trockenextrakt (4,3–7,7:1)
Kavosporal comp.	Dragees	1 Dragee enthält 125 mg Kava-Kava-Wurzelstock-Trockenextrakt (standardisiert auf 8,0 bis 8,7 % Kavapyrone), 100 mg Baldrianwurzel-Trockenextrakt (4:1)
Kytta Sedativum f	Dragees	1 Dragee enthält 100 mg Baldrianwurzel-Trockenextrakt, 100 mg Hopfenzapfen-Trockenextrakt, 90 mg Passionsblumentrockenextrakt
Luvased	Dragees	1 Dragee enthält 75 mg Baldrianwurzel-Trockenextrakt, 70 mg Hopfenzapfen-Trockenextrakt
Moradorm S	Filmtabletten	1 Tablette enthält 300 mg Baldrianwurzel-Trockenextrakt, 100 mg Hopfenzapfen-Trockenextrakt, 140 mg Passionsblumentrockenextrakt
Nerven-Tropfen N	Pflanzentinktur	33 g Hafer-Urtinktur, 28 g Melissen-Urtinktur, 22 g Hopfen-Urtinktur, 17 g Baldrian-Urtinktur
Nervoregin forte	Dragees	1 Dragee enthält 80 mg Baldrianwurzel-Trockenextrakt, 20 mg Hopfenzapfen-Trockenextrakt, 67,5 mg Passionsblumentrockenextrakt

Indikationen	(Mögliche) Nebenwirkungen	Hinweise, Kontraindikationen
Nervös bedingte Einschlafstörungen, Unruhe	Keine bekannt	Keine bekannt
Nervöse Angst-, Spannungs- und Unruhezustände	Selten allergische Hautreaktionen, leichte Magenbeschwerden	Kombination aus angstlösendem und beruhigendem Extrakt; nicht bei endogenen Depressionen anwenden; keine Anwendung während Schwangerschaft und Stillzeit; nicht mit Alkohol, barbiturathaltigen Schlafmitteln sowie Psychopharmaka einnehmen; nicht geeignet für Kinder unter 12 Jahren
Nervös bedingte Einschlafstörungen, Unruhe	Keine bekannt	Auch als Tropfen (enthalten Alkohol) erhältlich
Nervös bedingte Einschlafstörungen, Unruhe	Keine bekannt	Auch als Tropfen (enthalten Alkohol) erhältlich
Nervös bedingte Einschlafstörungen, Unruhe, Stress, Lampenfieber	Keine bekannt	Keine bekannt
Unruhe, nervöses Herzklopfen, Einschlafstörungen	Keine bekannt	Enthält Alkohol
Nervös bedingte Einschlafstörungen, Unruhe	Keine bekannt	Reaktionsvermögen kann eingeschränkt sein

Kombinationspräparate bei psychischen Beschwerden

Handelsname	Darreichungsform	Inhaltsstoffe
Pascosedon	Tropfen	100 g enthalten 40 g Baldrianwurzel-Flüssigextrakt, 30 g Hopfenzapfen-Flüssigextrakt, 30 g Melissenblätter-Flüssigextrakt
Phytonoctu	Filmtabletten	1 Filmtablette enthält Trockenextrakte aus 60 mg Melissenblättern, 70 mg Passionsblumenkraut, 70 mg Baldrianwurzel
Plantival novo	Dragees	1 Dragee enthält 160 mg Baldrianwurzel-Trockenextrakt, 80 mg Melissenblätter-Trockenextrakt
Presselin K 1 N	Tabletten	1 Tablette enthält 50 mg Johanniskraut, 100 mg Baldrianwurzel, 100 mg Hopfenzapfen, 100 mg Passionsblumenkraut
Seda-Kneipp N	Dragees	1 Dragee enthält 77 mg Baldrianwurzel-Trockenextrakt, 18,8 mg Hopfenzapfen-Trockenextrakt
Sedariston Konzentrat	Kapseln	1 Kapsel enthält 80 bis 110 mg Johanniskrauttrockenextrakt (standardisiert auf 0,15 mg Gesamthypericin), 50 mg Baldrianwurzel (4–7:1)
SEDinfant N	Sirup für Kinder und Erwachsene	100 ml enthalten 2 g Baldrianwurzel-Flüssigextrakt, 2 g Melissenblätter-Flüssigextrakt, 8 g Passionsblumenkraut-Flüssigextrakt
Selon	Dragees	1 Dragee enthält 225 mg Baldrianwurzel-Trockenextrakt, 30 mg Hopfenzapfen-Trockenextrakt
Valdispert comp.	Dragees	1 Dragee enthält 100 mg Baldrianwurzel-Trockenextrakt, 24 mg Hopfenzapfen-Trockenextrakt

Indikationen	(Mögliche) Nebenwirkungen	Hinweise, Kontraindikationen
Unruhe, Einschlaf-störungen	Keine bekannt	Enthält Alkohol; auch als Dragees erhältlich
Unruhezustände, nervös bedingte Einschlafstörungen	Keine bekannt	Auch als Fluidextrakt (enthält Alkohol) erhältlich; Reaktionsvermögen kann eingeschränkt sein
Nervös bedingte Ein-schlafstörungen, Unruhe	Keine bekannt	Auch als alkoholische Tropfen erhäl-tich; Tropfen sind nicht für Kinder unter 12 Jahren geeignet
Nervöse Erschöpfungszu-stände, Nervenschwäche, nervöse Schlaflosigkeit	Lichtempfindlichkeit der Haut	Keine bekannt
Nervös bedingte Ein-schlafstörungen, Unruhe	Keine bekannt	Keine bekannt
Angstzustände, nervöse Unruhe, Gereiztheit, Ein-schlafstörungen	Erhöhte Lichtemp-findlichkeit der Haut	Auch als Tropfen erhältlich
Nervös bedingte Ein-schlafstörungen, Unruhe	Keine bekannt	Altersgerecht dosieren; enthält 6 % Alkohol; nicht bei Fructoseunver-träglichkeit einnehmen
Unruhezustände, nervös bedingte Einschlaf-störungen	Keine bekannt	Keine bekannt
Nervös bedingte Ein-schlafstörungen, Unruhe	Keine bekannt	Geeignet für Kinder ab dem 4. Lebensjahr

Kombinationspräparate bei psychischen Beschwerden

Handelsname	Darreichungsform	Inhaltsstoffe
Vivinox N Beruhigungsdragees	Dragees	1 Dragee enthält 72 mg Baldrianwurzel-Trockenextrakt, 16 mg Hopfenzapfen-Trockenextrakt, 60,9 mg Passionsblumentrockenextrakt

Heiltees bei psychischen Beschwerden

Handelsname	Darreichungsform	Inhaltsstoffe
Bad Heilbrunner Schlaf- und Nerventee	Pulver	100 g enthalten 50 g Baldrianwurzelextrakt, 50 g Melissenblätterextrakt, 12,5 g Hopfenzapfenextrakt
Heumann Beruhigungstee Tenerval	Pulver	1 TL enthält 160 mg Baldrianwurzel-Trockenextrakt (7:1), 80 mg Melissenkraut-Trockenextrakt (5,5:1), 2 mg Baldrianöl
H & S Nerven- und Schlaftee	Teebeutel à 2 g	100 g Tee enthalten 30 g Baldrianwurzel, 30 g Rosmarinblätter, 25 g Melissenblätter, 15 g Hopfenzapfen
Kneipp Nerven- und Schlaftee	Teebeutel	100 g Tee enthalten 56,7 g Melissenblätter, 31 g Baldrianwurzeln, 12,3 g Orangenschalen
Salus Nerven-Schlaf-Tee Nr. 22	Offener Tee	100 g Tee enthalten 8 g Fenchel, 3 g Gänseblümchen, 23 g Hopfenzapfen, 7 g Lavendel, 16 g Melisse, 4 g Pfingstrose, 19 g Orangenblüten, 3 g Stoechados
Sidroga Schlaf- und Nerventee neu	Teebeutel	100 g Tee enthalten 30 g Baldrianwurzel, 17,5 g Fischrinde, 17,5 g Melisse, 15 g Krauseminze, 15 g Passionsblume, 5 g Orangenblüten

Indikationen	(Mögliche) Nebenwirkungen	Hinweise, Kontraindikationen
Nervös bedingte Einschlafstörungen, Unruhe, Stress, Lampenfieber	Keine bekannt	Nicht geeignet für Kinder unter 12 Jahren

Indikationen	(Mögliche) Nebenwirkungen	Hinweise, Kontraindikationen
Nervöse Einschlafstörungen, Unruhe	Keine bekannt	Tee ist tassenfertig
Nervöse Einschlafstörungen, Unruhe	Keine bekannt	Tee ist tassenfertig
Nervöse Unruhezustände mit Spannung und Angst, Einschlafstörungen	Keine bekannt	3- bis 4-mal täglich 1 Tasse trinken, sofern der Arzt es nicht anders verordnet hat
Zur Entspannung und Beruhigung	Keine bekannt	Keine bekannt
Unruhe, Erregungszustände	Lichtempfindlichkeit der Haut, allergische Hautreaktionen	Keine bekannt
Unruhe, nervöse Einschlafstörungen	Keine bekannt	Keine bekannt

Schwäche- und Erschöpfungszustände

Schwäche- und Erschöpfungszustände treten in jedem Alter auf. In jüngeren Jahren können wir Stress und Krankheiten jedoch wesentlich schneller und besser wegstecken als im Alter. Deshalb sind es meist ältere Menschen, die nach Naturheilmitteln zur Stärkung und Vitalisierung greifen.

Menschen, die lange aktiv sind, werden oft sehr alt. Bekannte Beispiele sind der Schriftsteller Ernst Jünger, die Schauspieler Johannes Heesters und Inge Meisel oder der Dirigent Herbert von Karajan.

Anpassungsstörungen – wenn die Vitalität abnimmt

Ältere Menschen haben oft einen sehr gleichförmigen Tagesablauf. Wenn alles wie immer ist, fühlen sie sich am wohlsten. Geschieht etwas Außergewöhnliches, und sei es auch nur der Besuch der heiß geliebten Enkel, geraten sie leicht in »Stress«.

Der Hintergrund: Mit zunehmendem Alter verlieren wir immer mehr die Fähigkeit, uns an veränderte Umweltbedingungen und Gegebenheiten, sei es im Arbeits- oder Privatleben, anzupassen. Schon ein Urlaub in einem fremden Land kann so zum Stressor (zu einem Stressfaktor) werden, und der Erholungswert ist dahin. Man spricht hier aus diesem Grund von einem Adaptationssyndrom (Adaptation oder Adaption = Anpassung).

- Als Disstress wird der krank machende Stress bezeichnet. Hohe Stressoren sind etwa Tod des Partners, Scheidung, Trennung vom Partner, Inhaftierung, Tod eines nahen Verwandten, schwere Krankheit, Heirat, Arbeitslosigkeit, Ausscheiden aus dem Berufsleben.
- Eustress ist dagegen der Stress, der uns in positivem Sinn zu Höchstleistungen fähig macht.

Auf Disstress reagieren wir in drei Phasen:

- Alarmphase
- Widerstandsphase
- Erschöpfungsphase

Rechtzeitig auf die Signale des Körpers zu achten ist deshalb der beste Schutz vor Erschöpfung.

Ursachen und Symptome

Stress kann uns krank machen, vor allem wenn er über längere Zeit andauert. Ständige Überforderung im Beruf und ungelöste psychische Konflikte gehören zu den bekannten Stressoren. An unsere Grenzen kommen wir aber auch durch:

- Körperliche Schwerstarbeit
- Extreme Hitze und extreme Kälte
- Schmerz
- Lärm

Die Folgen sind bekannt: Schlafstörungen, Leistungsabfall und ein geschwächtes Immunsystem. Wer unter Stress steht, erkrankt deshalb häufiger. Und: Mit zunehmendem Alter reagieren wir immer empfindlicher auf außergewöhnliche Situationen. Wir erholen uns nach einer Krankheit langsamer, und andere Stressfaktoren wie Lärm oder Gedränge im Supermarkt machen uns mit zunehmendem Alter mehr zu schaffen. Hinzu kommt, dass die Körperfunktionen im Lauf des Lebens immer mehr abnehmen. Es geht alles ein bisschen langsamer.

Ältere Menschen ernähren sich oft unzureichend oder einseitig. Vitaminmangel ist deshalb in dieser Altersgruppe auch hierzulande nicht selten. Eine ausgewogene Ernährung ist aber auch im Alter das A und O für Gesundheit und Vitalität.

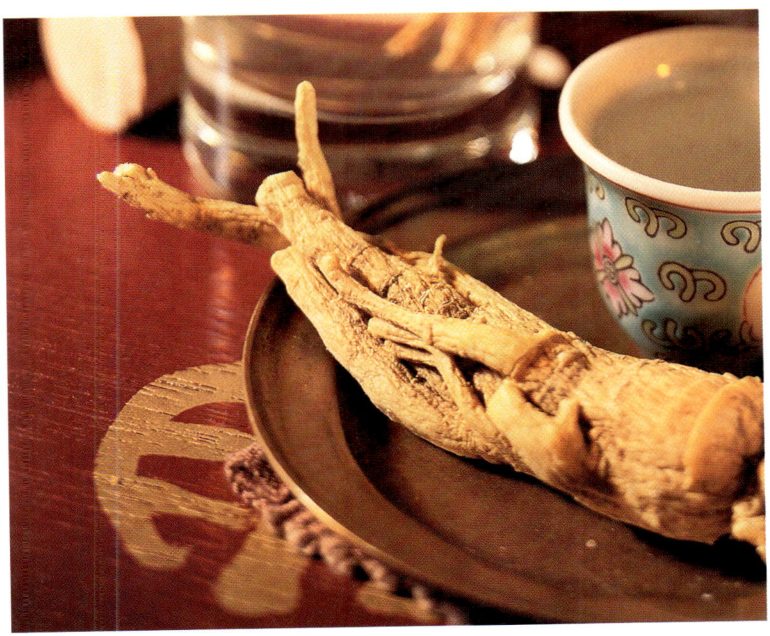

Ginsengwurzeln gelten seit alters als wahre Wundermittel, die eine besondere kraftspendende Wirkung besitzen.

▶ Vorbeugung ist möglich

Gegen das Älterwerden gibt es kein Rezept. Entscheidend ist jedoch, wie man älter wird. Wer gesund lebt und geistig rege bleibt, hat größere Chancen, ein »schönes« Alter zu haben, als beispielsweise ein dickleibiger Hypertoniker, der überhaupt nicht weiß, was er mit seiner Zeit anfangen soll.

▶ Selbstbehandlung – oder doch zum Arzt?

Wann zum Arzt?

Wenn Sie sehr erschöpft sind und zusätzlich psychische Probleme wie Depressionen oder Ängste haben, sollten Sie zum Arzt gehen – vor allem wenn dieser Zustand länger anhält.

Behandlung mit Naturheilmitteln

Die wichtigsten Pflanzen, die zur Stärkung und Vitalisierung eingesetzt werden, sind die Ginsengwurzel und die Eleutherokokk(us)wurzel.

Ginseng

Wer jemals eine Ginsengwurzel betrachtet hat, wird verstehen, weshalb sie bei den Chinesen Aufsehen erregt hat. Mit etwas Phantasie ist ihr ein menschenähnliches Aussehen nicht abzusprechen. In ihrem Ursprungsland China wird sie allgemein gegen körperliche Schwäche, Schlafstörungen und Ohrensausen verwendet. Ähnlich sind auch die Anwendungsgebiete in den westlichen Ländern: Vitalitätsstörungen, Rekonvaleszenz und erhöhte Infektanfälligkeit. Völlig unbedenklich ist die Ginsengwurzel allerdings nicht. Wer an hohem Blutdruck leidet, sollte besser darauf verzichten. Zu hohe Dosen können zu nervöser Unruhe und Schlafstörungen führen.

Ginsengwurzeln werden geerntet, wenn die Pflanze vier bis sieben Jahre alt ist. Dann ist der Gehalt an Wirkstoffen am größten.

So wirkt Ginseng

Für die Inhaltsstoffe in der Ginsengwurzel – zehn Saponine, die als Ginsenoside bezeichnet werden – wurden zahlreiche Wirkungen im Reagenzglas und im Tierversuch nachgewiesen. Psychischer und physikalischer Stress sollen besser toleriert, die Leistungsfähigkeit erhöht und das Immunsystem stimuliert werden. Außerdem wird der Stoffwechsel angeregt.

Stellenwert in der Therapie

Ginsengpräparate sind in kleineren klinischen Studien untersucht. Sie verbesserten die geistige und körperliche Leistungsfähigkeit und das subjektive Wohlbefinden. Auch ein Antiermüdungseffekt konnte gezeigt werden. Ein Versuch mit einem Ginsengpräparat kann deshalb bei Schwächezuständen durchaus sinnvoll sein – nicht nur im Alter. Stellt sich allerdings nach acht bis zehn Wochen kein merklicher Erfolg ein, sollten Sie das Präparat absetzen.

Die im Handel befindlichen Präparate sind nur schwer vergleichbar, da sie sehr unterschiedliche Extrakte enthalten, etwa pulverisierte Ginsengwurzel, Ginsengwurzelextrakt oder alkoholische Auszüge. Nur wenige Präparate sind auf einen Mindestgehalt an Ginsenosiden standardisiert und garantieren so eine gleich bleibende Zusammensetzung. Wichtig ist, dass die Menge an Ginsengwurzel bzw. Ginsengextrakt ausreichend hoch ist (siehe empfohlene Tagesdosen in der Randspalte). In Kombinationspräparaten ist dies meist nicht der Fall.

Empfohlene Tagesdosen für Ginseng: 1 bis 2 Gramm Ginsengwurzel, 20 bis 400 Milligramm Ginsengwurzelextrakt, 25 bis 30 Milligramm Ginsenoside.

Yohimbin – kein pflanzliches Viagra

Zur Potenzsteigerung griffen die Menschen immer schon zu »Naturprodukten«, wobei es sich häufig um Bestandteile von Tieren handelte – etwa Austern, Kantharidin (hergestellt aus der Spanischen Fliege) sowie ganz exotische Mischungen pulverisierter Tierteile, um sich deren (Mannes-)Kraft quasi einzuverleiben. Aber auch pflanzliche Aphrodisiaka gibt es zuhauf – Selleriekraut und Petersilie, Damiana und Potenzholz, um nur einige zu nennen. Der männlichen Potenz förderlich soll insbesondere der Yohimbinextrakt sein, der aus der Rinde von Yohimbe, einem in Westafrika beheimateten Baum, hergestellt wird. Das darin enthaltene Yohimbin erweitert die Gefäße im Unterleib und soll die Erektion unterstützen. Ob Yohimbin tatsächlich wirkt, wird von Männern, die den Extrakt im Rahmen einer Studie ausprobiert haben, unterschiedlich beurteilt. Möglicherweise ist auf dem sensiblen Gebiet der Sexualität die Psyche an der Wirkung wesentlich mit beteiligt.

Eleutherokokk

Wenn Sie Eleutherokokk-präparate kurmäßig anwenden, ist es empfehlenswert, nach drei- bis vierwöchiger Einnahme eine Pause einzulegen.

Für die aus Sibirien stammende Eleutherokokk- oder Taigawurzel gelten ähnliche Anwendungsgebiete wie für die Ginsengwurzel: nachlassende Leistungsfähigkeit, Müdigkeit und Schwächegefühl sowie Rekonvaleszenz. Stresssituatonen sollen sich besser überstehen lassen.

So wirkt Eleutherokokk

Die überwiegend von russischen Wissenschaftlern untersuchte Droge regt den Stoffwechsel und das zentrale Nervensystem an. Darüber hinaus soll sie die Abwehrkräfte stärken.

Stärkungsmittel – achten Sie auf das Etikett!

Zahlreiche Stärkungsmittel, meist in flüssiger Form, sind auf dem Markt insbesondere dafür da, älteren Menschen zu Geburtstagen und Feiertagen eine Freude zu bereiten. Beim Kauf dieser Tonika sollten Sie allerdings sehr genau auf die Zusammensetzung achten – unabhängig davon, ob Sie sie in der Apotheke, in der Drogerie oder im Reformhaus kaufen. Sie enthalten meist eine auf den ersten Blick beeindruckende Mischung von Ginseng-, Weißdornblättern-, Herzgespann- und/oder Johanniskrautextrakten sowie verschiedenste Vitamine. Allerdings: Sowohl Extrakte wie Vitamine sind meist deutlich unterdosiert. Einige Lösungen enthalten reichlich Zucker und Alkohol.

Es ist deshalb wesentlich besser, je nach Beschwerdebild gezielt ein ausreichend hoch dosiertes Ginseng-, Weißdorn- oder Johanniskrautpräparat – zur Stärkung, gegen die Beschwerden eines Altersherzes oder bei depressiver Verstimmung – einzunehmen und sich mittels Ernährung oder Multivitamintabletten (siehe auch Seite 341ff.) die notwendigen Vitmainmengen zuzuführen.

Übrigens: Wenn Sie nach einem Geschenk suchen, sind Senioren und Seniorinnen mit einem guten Rotwein besser bedient.

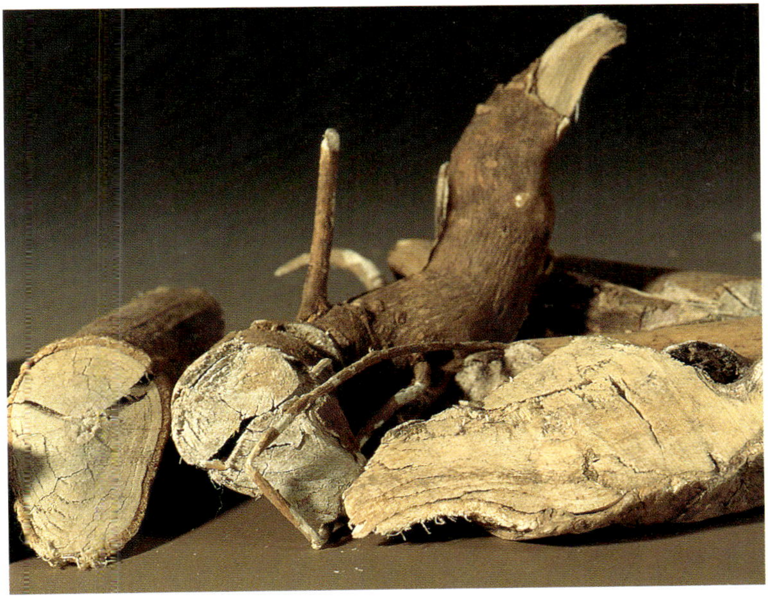

Eleutherokokk(us)-wurzel (Eleutherococcus senticosus oder Taigawurzel) wächst hauptsächlin in China, Korea und Japan. Heilkräftig ist nur der Wurzelstock.

Stellenwert in der Therapie

Bei Schwächezuständen und erhöhter Infektanfälligkeit ist ein Therapieversuch zu vertreten. Die Datenlage zu Eleutherokokkpräparaten ist allerdings eher dünn. In wenigen Untersuchungen wurde eine Verbesserung der Widerstandskraft gefunden. Ähnlich wie bei Ginsengextrakten sollte die Behandlung abgebrochen werden, wenn sich nach einigen Behandlungswochen kein merklicher Erfolg einstellt. Nicht geeignet sind Eleutherokokkextrakte bei hohem Blutdruck, nach einem Herzinfarkt und während eines Infekts.

Ginkgoblätterextrakte sollen die Hirndurchblutung verbessern und dadurch die Leistungsfähigkeit steigern (nähere Informationen finden Sie auf Seite 176f.).

Das können Sie sonst noch tun

Kneippsche Wasseranwendungen: Nicht nur in höherem Alter – aber dann vor allem – sind alle Wasseranwendungen günstig, die der Abhärtung dienen. Wechselduschen, Teilbäder und Teilwaschungen, Arm-, Bein- und Gesichtsgüsse, Wassertreten, Tautreten, aber auch trockene Bürstenmassagen. Der Kreislauf wird auf diese Weise angekurbelt, und die Abwehrkräfte werden gestärkt. Damit wird auch Schwächezuständen vorgebeugt.

Monopräparate bei Schwäche- und Erschöpfungszuständen

Handelsname	Darreichungsform	Inhaltsstoffe
Aktivon Mono Hevert	Dragees	150 mg Ginsengwurzel-Trockenextrakt (3,6:1)
Buerlecithin	Tonikum	100 ml enthalten 9 g Sojalecithin
Eleu-Kokk	Lösung	5 ml enthalten 0,98 g Eleutherokokkuswurzel-Trockenextrakt (1:1)
Eleutherococcus Lomapharm	Dragees	1 Dragee enthält 60 mg Eleutherokokkuswurzel-Trockenextrakt (15:1)
Eleutheroforce	Kapseln	1 Kapsel enthält 120 mg Eleutherokokkuswurzelextrakt (15–18:1)
Gerivit	Dragees	1 Dragee enthält 125 mg Ginsengwurzel-Trockenextrakt (4:1)
Ginsana	Kapseln	1 Kapsel enthält 100 mg Ginsengwurzelextrakt

Indikationen	(Mögliche) Nebenwirkungen	Hinweise, Kontraindikationen
Zur Stärkung und Kräftigung bei Müdigkeits- und Schwächegefühl, nachlassender Leistungs- und Konzentrationsfähigkeit	Keine bekannt	Bei länger dauernder Einnahme wird empfohlen, nach einer Anwendung von 3 Monaten eine Einnahmepause von mindestens 2 Wochen einzulegen
Leistungsabfall, rasche Ermüdbarkeit, Konzentrationsschwäche, Erholung nach Krankheiten	Keine bekannt	Wirksamkeit nicht eindeutig gesichert
Erhaltung und Aktivierung der körpereigenen Widerstandskraft, vor allem bei außergewöhnlichen körperlichen, geistigen und seelischen Belastungen	Keine bekannt	Enthält Alkohol; auch als Dragees erhältlich
Stärkungsmittel bei Müdigkeits- und Schwächegefühl, nachlassender Leistungs- und Konzentrationsfähigkeit, Rekonvaleszenz	Keine bekannt	Nicht bei Bluthochdruck anwenden
Schwäche, nachlassende Leistungsfähigkeit	Keine bekannt	Nicht bei Bluthochdruck anwenden
Stärkungsmittel bei Müdigkeits- und Schwächegefühlen sowie nachlassender Leistungs- und Konzentrationsfähigkeit	Keine bekannt	Keine bekannt
Zur körperlichen und geistigen Leistungssteigerung	Keine bekannt	Auch als Flüssigkeit (enthält Alkohol) erhältlich

Monopräparate bei Schwächezuständen

Handelsname	Darreichungsform	Inhaltsstoffe
Ginseng Tinktur P Gelfert	Tropfen	100 g enthalten 25 g Ginsengwurzel-Flüssigextrakt (1:1), standardisiert auf 250 mg Ginsenosid
Kneipp Ginsenetten	Kapseln	1 Kapsel enthält 250 mg Ginsengwurzel
Konstitutin / -forte	Kapseln	1 Kapsel enthält 50 mg / 100 mg Eleutherokokkuswurzel-Trockenextrakt (15:1)
Lebensenergie-Kapseln	Kapseln	1 Kapsel enthält 140 mg Eleutherokokkuswurzel-Trockenextrakt (16,5:1)
Tai Ginseng forte	Pastillen	1 Pastille enthält 100 mg Ginsengwurzel-Trockenextrakt (4:1)
testasa e	Kapseln	1 Kapsel enthält 50 mg Yohimbinrindenextrakt, standardisiert auf 10 mg Yohimbin
Vital-Kapseln-ratiopharm	Kapseln	1 Kapsel enthält 50 mg Eleutherokokkuswurzel-Trockenextrakt

Indikationen	(Mögliche) Nebenwirkungen	Hinweise, Kontraindikationen
Stärkungsmittel bei Müdigkeits- und Schwächegefühl, nachlassender Leistungs- und Konzentrationsfähigkeit, Rekonvaleszenz	Keine bekannt	Enthält Alkohol
Stärkungsmittel bei Müdigkeits und Schwächegefühl, nachlassender Leistungs- und Konzentrationsfähigkeit, Rekonvaleszenz	Keine bekannt	Keine bekannt
Stärkungsmittel bei Müdigkeits und Schwächegefühl, nachlassender Leistungs- und Konzentrationsfähigkeit, Rekonvaleszenz	Keine bekannt	Nicht bei Bluthochdruck anwenden
Müdigkeits- und Schwächegefühl, nachlassende Leistungs- und Konzentrationsfähigkeit, Rekonvaleszenz	Keine bekannt	Nicht bei hohem Blutdruck anwenden; nicht geeignet für Kinder unter 12 Jahren
Körperliche und geistige Überlastung	Keine bekannt	Keine bekannt
Sexuelle Erschöpfungszustände des Mannes	Erregungszustände, Zittern, Schlaflosigkeit, Angst, Blutdruckerhöhung	Nicht bei niedrigem Blutdruck, schweren Leber- und Nierenerkrankungen sowie schweren Depressionen anwenden
Zur Erhöhung der körperlichen und geistigen Leistungsfähigkeit	Keine bekannt	Nicht bei Bluthochdruck und bei fieberhaften Zuständen anwenden; nicht geeignet für Kinder unter 12 Jahren

Venenleiden

Krampfadern und chronische Venenschwäche

Frauen haben ein schwächeres Bindegewebe als Männer. Sie leiden deshalb auch häufiger unter Venenerkrankungen.

Venenleiden und »schwere Beine« sind zu einer Zivilisationkrankheit geworden. Das müsste nicht so sein. Pflanzliche Präparate können Sie bei der Vorbeugung unterstützen. Am meisten können Sie aber erreichen, wenn Sie Ihre Lebensgewohnheiten überdenken und »beingerecht« ändern.

▶ Ursachen und Symptome

Damit der Transport des Bluts von den Venen zum Herz reibungslos klappt, müssen die Muskeln der Venenwände ordentlich arbeiten: In regelmäßigem Rhythmus spannen sie sich an und erschlaffen wieder. Diese Muskelpumpe wird durch Venenklappen unterstützt. Sie sorgen dafür, dass das Blut nicht immer wieder zurückfließt. Je weiter die Venen vom Herz entfernt sind, umso höher ist die Zahl der Klappen.

Bei Venenerkrankungen führt eine Störung im Blutabfluss dazu, dass verbrauchtes Blut wieder zum Herz zurücktransportiert wird. Das Blut staut sich in den Beinvenen und »versackt« dort. Gibt es in den oberflächlichen Venen Abflussprobleme, sind die Folgen noch harmlos. Es treten Krampfadern auf, die vor allem kosmetisch stören. Liegt der Defekt tiefer, kann es dagegen zu Wasseransammlungen in den Beinen, Vergrößerungen der Venen und Hautveränderungen kommen – typische Symptome einer chronischen Venenschwäche.

Ein Merkspruch für die Gesundheit der Beine lautet: »Lobenswert sind Liegen und Laufen. Schlecht sind Sitzen und Stehen.«

Oberflächliche Venenerkrankungen gehen meist mit einer Bindegewebsschwäche einher. Kommen andere Risikofaktoren, etwa eine sitzende oder stehende Tätigkeit, Übergewicht und Bewegungsmangel, hinzu, schafft es die Muskelpumpe nicht mehr, das Blut zum Herz zu transportieren. Staut sich das Blut in den tiefen Venen, liegt dies häufig an einer defekten Venenklappe. Sie kann nicht mehr verhindern, dass Blut immer wieder zurückfließt. Erste Warnzeichen sind:

- Wasseransammlungen (Ödeme) in den Knöcheln und im Wadenbereich
- Schwere- und Spannungsgefühle sowie Schmerzen in den Beinen

Beim »offenen Bein« wird das Blut nicht mehr abtransportiert und das betroffene Gewebe nicht mehr ausreichend mit Sauerstoff versorgt. Es kommt zu Wasseransammlungen und Hautveränderungen mit offenen Geschwüren.

▶ Vorbeugung ist möglich

- Bewegen Sie sich viel. So können Sie die Muskelpumpe und damit den Bluttransport in Richtung Herz aktiv unterstützen.
- Gönnen Sie Ihren Beinen kalte Beingüsse. Ideal sind auch Wechselduschen, da die Elastizität der Blutgefäße trainiert wird.
- Legen Sie Ihre Beine möglichst oft hoch.
- Reduzieren Sie Übergewicht, und hören Sie auf zu rauchen.
- Machen Sie regelmäßige »Gehpausen«, wenn Sie lange stehen oder sitzen, und meiden Sie enge Schuhe.
- Tragen Sie bei längeren Flugreisen Stützstrümpfe.
- Schützen Sie Ihre Beine vor Wärmeeinstrahlung (Sonnenbäder vermeiden), wenn Sie bereits an einem Venenleiden erkrankt sind.

▶ Selbstbehandlung – oder doch zum Arzt?

Wann zum Arzt?

Bei größeren Krampfadern sollten Sie in jedem Fall den Arzt aufsuchen. Auch bei länger anhaltenden Wasseransammlungen in den Beinen ist ein ärztlicher Check sinnvoll, um zu prüfen, ob ihre Venenklappen in Ordnung sind und das Blut problemlos fließt. Die Behandlung des »offenen Beins« gehört ausschließlich in die Hand des Arztes.

Behandlung mit Naturheilmitteln

Pflanzliche Venenmittel

Zur Behandlung von Venenerkrankungen werden Extrakte der folgenden Pflanzenteile eingesetzt:

- Rosskastaniensamen
- Mäusedornwurzelstock
- Steinkleekraut
- Außerdem: isolierte Flavonoide wie Rutin oder Hesperidin

Die Wirksamkeit von Rosskastaniensamenextrakten und isolierten Flavonoidverbindungen ist am besten belegt. Zu Steinklee gibt es dagegen nur wenige Untersuchungen.

Das Flavonoid Hesperidin, das die Venentätigkeit unterstützt, ist vor allem in Zitrusfrüchten enthalten.

So wirken pflanzliche Venenmittel

Mit pflanzlichen Venenmitteln kann Folgendes erreicht werden:

- Schutz vor Wasseransammlung im Gewebe und Ausschwemmung von Ödemen (Ödemprotektion)
- Erhöhung des Venentonus (»Spannkraft der Venen«)

Rosskastaniensamenextrakt, Flavonoide und Steinklee dichten die Gefäße ab und verhindern so, dass Wasser und Schlacken aus den Venen ins Gewebe dringen. Sie werden deshalb auch als Ödemprotektiva bezeichnet, also als Extrakte, die vor Wasseransammlungen schützen. Die Inhaltsstoffe des Mäusedornwurzelstocks sollen für einen besseren Venentonus sorgen.

Viele scheuen die Behandlung mit Stützstrümpfen und ziehen deshalb die Einnahme von Venenmitteln vor. Doch Ventherapeutika sind kein Ersatz für eine Kompression.

Stellenwert in der Therapie

Bei der Behandlung von Venenerkrankungen gilt die Kompression des Beins mit Strümpfen oder Verbänden als beste Maßnahme. Der Blutfluss in Richtung Herz wird optimal unterstützt und der Blutstau in den Beinen verhindert. Je nach Schweregrad der Erkrankung muss die Stärke des Stützstrumpfs ausgewählt werden. Wichtig ist außerdem, dass das Bein ausreichend bewegt wird. Pflanzliche Venenmittel können eher unterstützend eingesetzt werden. Von Bedeutung sind vor allem Rosskastaniensamenextrakte sowie die isolierten Flavonoide, insbe-

Aescin – der »Wirkstoff« in Rosskastaniensamen

Rosskastaniensamenextrakte sind auf Aescin, ein Triterpengemisch, standardisiert. Auf der Packung ist meist zu lesen: »Extrakt aus Rosskastaniensamen entsprechend XX mg Triterpenglykoside, berechnet als Aescin«. Die geläufigsten Dosierungen sind 30 und 50 Milligramm Aescin pro Einnahmeeinheit (Dragee, Kapsel etc.).

Daneben sind Präparate auf dem Markt, die nur Aescin enthalten. Steinkleepräparate sind meist auf Cumarine standardisiert. Zusätzlich ist in manchen Kombinationspräparaten auch Hamamelisextrakt enthalten, der entzündungshemmend wirkt. Die Domäne der Zaubernuss ist allerdings die Behandlung von Hämorrhoidalleiden.

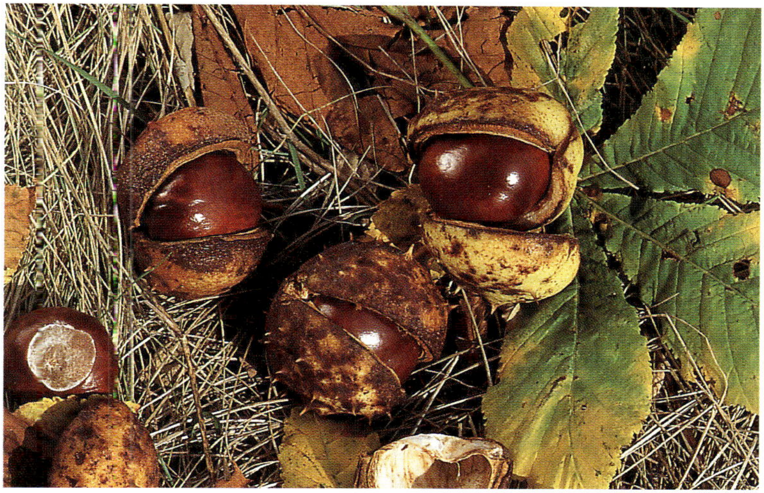

Zubereitungen aus Rosskastanien sind ein Klassiker bei leichten Venenproblemen.

sondere Rutin. Sie können in Form von Kapsel oder Dragees im Anfangsstadium einer Venenerkrankung Schweregefühl, Juckreiz und Wasseransammlungen in den Beinen lindern. Nehmen die Beschwerden zu, reichen diese Ödemprotektiva nicht mehr aus. Sie können sich allenfalls als zusätzliche Maßnahme zur Bewegungs- und Kompressionstherapie günstig auf den Krankheitsverlauf auswirken.
Äußerst umstritten ist dagegen die Anwendung von Pflanzenextrakten in Form von Salben oder Gels. Die in manchen Studien nachgewiesene Wirkung wird von Kritikern überwiegend auf den psychischen Effekt der »Streicheleinheiten« beim Einmassieren zurückgeführt. Die innerliche Anwendung ist deshalb vorzuziehen.
Zur Behandlung von Venenentzündungen werden auch Enzyme angeboten (siehe Seite 77).

Steinkleeextrakt kann auch äußerlich angewendet werden. Umschläge helfen gegen Prellungen, Verstauchungen und oberflächliche Blutergüsse.

Das können Sie sonst noch tun

Zur Vorbeugung Buchweizen: Buchweizentee und Buchweizentabletten können die Gefäße vor Venenerkrankungen schützen, wenn sie regelmäßig vorbeugend eingenommen werden. Hauptwirkstoff im Buchweizen ist das Rutin. Wenn Sie bereits an Beschwerden leiden, sollten Sie auf andere Präparate wechseln – und die Basismaßnahmen nicht vergessen.

Hämorrhoidalleiden

Hämorrhoidalgewebe hat jeder. Es handelt sich um ein Geflecht von Blutgefäßen, das in Bindegewebe eingebettet ist. Dieses Polster kleidet den After aus und sorgt dafür, dass er dicht abgeschlossen ist. Deshalb ist es falsch, von »Hämorrhoiden« als Krankheit zu sprechen. »Hämorrhoidalleiden« trifft den Kern der Sache besser. Es handelt sich dabei um eine Vergrößerung der Hämorrhoiden, die man treffend auch als Krampfadern im Po bezeichnen könnte.

Besonders häufig treten Hämorrhoidalleiden während der Schwangerschaft auf. Wegen ihrer guten Verträglichkeit sind in diesem Fall Naturheilmittel für die Behandlung besonders günstig.

▶ Ursachen und Symptome

Hellrotes Blut, das beim Stuhlgang aus dem After kommt, ist ein Signal für ein Hämorrhoidalleiden. Jucken, Schmerzen und Brennen, Stuhldrang, Druckgefühle sowie Ekzeme im Analbereich sind aber oft die ersten Anzeichen. Ähnlich wie bei den Venenleiden begünstigt eine Bindegewebsschwäche die Entstehung. Langes Stehen, mangelnde Bewegung und Übergewicht sowie falsche Ess- und Stuhlgewohnheiten entscheiden letztlich über das Ob oder Ob-nicht.

▶ Vorbeugung ist möglich

Krampfadern im Po müssen nicht sein. Das Folgende können Sie tun, um sie zu verhindern.

- Gehen Sie nur zur Toilette, wenn Sie tatsächlich müssen.
- Vermeiden Sie beim Stuhlgang übermäßiges Pressen und lange »Sitzungen«. Die Zeitung sollten Sie von der Toilette verbannen.
- Verzichten Sie auf Abführmittel, da der Körper dadurch häufig ein normales Stuhlverhalten verlernt.
- Essen Sie ballaststoffreich, und trinken Sie genügend.
- Reinigen Sie den Analbereich nach jedem Stuhlgang mit klarem Wasser.

▶ Selbstbehandlung – oder doch zum Arzt?

Wann zum Arzt?

Wenn Sie erstmals Blutungen aus dem After feststellen, müssen Sie die Ursache unbedingt abklären lassen. Es können nämlich auch Anzeichen für schwer wiegende Erkrankungen wie Darmtumoren sein. Bei starken Beschwerden, die stark wirksame Medikamente oder gar einen operativen Eingriff erfordern, brauchen Sie den Arzt ohnehin.

Behandlung mit Naturheilmitteln

Hamamelis & Co.

Hämorrhoidalerkrankungen werden lokal mit Salben oder Zäpfchen behandelt. Lindernd sind auch Sitzbäder. An Naturheilmitteln eignen sich neben Rosskastaniensamenextrakten, wie sie auch bei einer Venenschwäche eingesetzt werden, vor allem Extrakte aus gerbstoffhaltigen Drogen wie Hamamelisblättern und Hamamelisrinde (Hamamelis = Zaubernuss), Eichenrinde und Tormentillwurzel. Manche Salben enthalten zusätzlich entzündungshemmende Arnika- oder Kamillenextrakte. Wer allerdings auf Korbblütler allergisch reagiert, sollte auf solche Zusätze in Salben verzichten.

Sind die Schmerzen sehr stark, kann eine lokale Behandlung mit Glukokortikoiden notwendig werden. Sie sollte allerdings nur kurzfristig sein, da Glukokortikoide der empfindlichen Haut im Analbereich eher schaden.

So wirken Hamamelis & Co.

Gerbstoffhaltige Drogen wirken adstringierend und entzündungshemmend. Hamamelisblätter sollen zudem noch einen blutstillenden Effekt haben.

Stellenwert in der Therapie

Leichtere Beschwerden bei Hämorrhoidalleiden lassen sich mit pflanzlichen Präparaten in Form von Salben oder Zäpfchen meist recht gut behandeln. Sie eignen sich auch bei Entzündungen oder Rissen im Analbereich. Besonders günstig sind dabei Kombinationen mit entzündungshemmenden Pflanzenextrakten, beispielsweise der Kamille.

Bei »äußeren Hämorrhoiden« und bei Entzündungen im Bereich des Afters bieten sich auch Sitzbäder an. Gut geeignet dafür ist die Eichenrinde. Einen geeigneten Sud können Sie nach der folgenden Rezeptur zubereiten:

- 4 Teelöffel geschnittene Eichenrinde mit 1/2 Liter Wasser übergießen, erhitzen und etwa 5 Minuten aufkochen. Lauwarm anwenden.

Auch Kamillensitzbäder sind wohltuend. Es gibt bereits fertige Extrakte für die Zubereitung. Sie können aber auch einen »starken« Kamillentee, am besten aus Kamillenblüten, selbst herstellen und für ein Sitzbad verwenden.

Kombinationspräparate, die neben pflanzlichen Extrakten gleichzeitig ein schmerzstillendes Lokalanästhetikum, z. B. Benzocain, enthalten, können bei stärkeren Beschwerden helfen.

Gerbstoffhaltige Drogen helfen auch äußerlich bei Entzündungen des Zahnfleischs und der Mundschleimhaut sowie innerlich bei Durchfall.

Monopräparate bei Venenleiden

Handelsname	Darreichungsform	Inhaltsstoffe
Aescorin forte	Kapseln	1 Kapsel enthält 180 bis 260 mg Rosskastaniensamen-Trockenextrakt (≙ 50 mg Aescin)
Aescuven forte	Dragees	1 Dragee enthält 150 mg Rosskastaniensamen-Trockenextrakt (≙ 30 mg Aescin)
Fagorutin Ruscus Kapseln	Kapseln	1 Kapsel enthält 36 bis 37,5 mg Mäusedornwurzelstock-Trockenextrakt, standardisiert auf 4,5 mg Gesamtruskogenine
Noricaven novo	Dragees	1 Dragee enthält 200 bis 237,5 mg Rosskastaniensamen-Trockenextrakt (≙ 50 mg Aescin)
Presselin VE	Tropfen	100 g enthalten 85 g Steinklee-extrakt (1:1)
Rhenus med.	Dragees	1 Dragee enthält 122,5 mg Mäusedornwurzelstock-Trockenextrakt
Sanaven Venentabletten	Retardtabletten	1 Retardtablette enthält 263,2 mg Rosskastaniensamen-Trockenextrakt (≙ 50 mg Aescin)
Vasotonin	Kapseln	1 Dragee enthält 62,5 mg Rosskastaniensamen-Trockenextrakt (≙ 10 mg Aescin)

Indikationen	(Mögliche) Nebenwirkungen	Hinweise, Kontraindikationen
Juckreiz, Schmerzen, Schweregefühl, Wasseransammlungen in den Beinen	Selten Schleimhautreizungen des Magen-Darm-Trakts	Keine bekannt; unterstützend anwenden
Juckreiz, Schmerzen, Schweregefühl, Wasseransammlungen in den Beinen	Selten Schleimhautreizungen des Magen-Darm-Trakts	Keine bekannt; unterstützend anwenden
Venenschwäche, Hämorrhoidalleiden	Selten Magenbeschwerden, Übelkeit	Keine bekannt; unterstützend anwenden
Juckreiz, Schmerzen, Schweregefühl, Wasseransammlungen in den Beinen	Selten Schleimhautreizungen des Magen-Darm-Trakts	Keine bekannt; unterstützend anwenden
Krampfaderbeschwerden, Juckreiz, Schmerzen, Schweregefühl in den Beinen, Hämorrhoidalleiden	Selten Kopfschmerzen	Enthält Alkohol
Schweregefühl in den Beinen, Juckreiz und Schwellungen, Hämorrhoidalleiden	Selten Magenbeschwerden und Übelkeit	Keine bekannt; unterstützend anwenden
Juckreiz, Schmerzen, Schweregefühl, Wasseransammlungen in den Beinen	Selten Schleimhautreizungen des Magen-Darm-Trakts	Keine bekannt; unterstützend anwenden
Juckreiz, Schmerzen, Schweregefühl, Wasseransammlungen in den Beinen	Selten Schleimhautreizungen des Magen-Darm-Trakts	Keine bekannt; unterstützend anwenden

Monopräparate bei Venenleiden

Handelsname	Darreichungsform	Inhaltsstoffe
Venalot novo depot	Retardkapseln	1 Retardkapsel enthält 240 bis 290 mg Rosskastaniensamen-Trockenextrakt (≙ 50 mg Aescin)
Venentabs retard-ratio-pharm	Retardtabletten	1 Retardtablette enthält 263,2 mg Rosskastaniensamen-Trockenextrakt (≙ 50 mg Aescin)
Venobiase mono	Kapseln	1 Kapsel enthält 48 bis 63 mg Mäusedornwurzelstock-Trockenextrakt, standardisiert auf 3,5 mg Gesamtruskogenine
Venoplant retard S	Retardtabletten	1 Retardtablette enthält 263,2 mg Rosskastaniensamen-Trockenextrakt (≙ 50 mg Aescin)
Venopyronum N forte	Kapseln	1 Kapsel enthält 166,67 bis 250 mg Rosskastaniensamen-Trockenextrakt (≙ 40 mg Aescin)
Venopyronum retard	Retardtabletten	1 Retardtablette enthält 263,2 mg Rosskastaniensamen-Trockenextrakt (≙ 50 mg Aescin)
Venostasin retard	Retardkapseln	1 Retardkapsel enthält 240 bis 290 mg Rosskastaniensamen-Trockenextrakt (≙ 50 mg Aescin)
Venostasin S Retardkapseln	Retardkapseln	1 Retardkapsel enthält 353 bis 400 mg Rosskastaniensamen-Trockenextrakt (≙ 75 mg Aescin)

Indikationen	(Mögliche) Nebenwirkungen	Hinweise, Kontraindikationen
Juckreiz, Schmerzen, Wasseransammlungen in den Beinen	Selten Schleimhautreizungen des Magen-Darm-Trakts	Keine bekannt; unterstützend anwenden
Juckreiz, Schmerzen, Schweregefühl, Wasseransammlungen in den Beinen	Selten Schleimhautreizungen des Magen-Darm-Trakts	Keine bekannt; unterstützend anwenden
Venenschwäche, Hämorrhoidalleiden	Selten Magenbeschwerden und Übelkeit	Erfahrungen zur Anwendung während der Schwangerschaft liegen nicht vor
Juckreiz, Schmerzen, Schweregefühl, Wasseransammlungen in den Beinen	Selten Schleimhautreizungen des Magen-Darm-Trakts	Keine bekannt; unterstützend anwenden
Langzeitbehandlung von Venenerkrankungen	Selten Schleimhautreizungen des Magen-Darm-Trakts	Keine bekannt; unterstützend anwenden
Juckreiz, Schmerzen, Schweregefühl, Wasseransammlungen in den Beinen	Selten Schleimhautreizungen des Magen-Darm-Trakts	Keine bekannt; unterstützend anwenden
Juckreiz, Schmerzen, Schweregefühl, Wasseransammlungen in den Beinen	Selten Schleimhautreizungen des Magen-Darm-Trakts	Keine bekannt; unterstützend anwenden
Juckreiz, Schmerzen, Schweregefühl, Wasseransammlungen in den Beinen	Selten Schleimhautreizungen des Magen-Darm-Trakts	Keine bekannt; unterstützend anwenden

Kombinationspräparate bei Venenleiden

Handelsname	Darreichungsform	Inhaltsstoffe
Antistax	Kapseln	1 Kapsel enthält 180 mg Trockenextrakt aus roten Weinlaubblättern, 3 mg Aesculin
Cycloven forte N	Dragees	1 Dragee enthält 93,1 mg Rosskastaniensamen-Trockenextrakt (standardisiert auf 20 mg Aescin), 1,5 mg Aesculin, 10 mg Rutosid
Essaven N Kapseln	Kapseln	1 Kapsel enthält 135 mg Rosskastanientrockenextrakt (standardisiert auf 23 mg Aescin), 65 mg Trimethylhesperidinchalkon
Fagorutin Buchweizen-Tabletten	Tabletten	1 Tablette enthält 500 mg Buchweizenpulver, 30 mg Troxerutin
Fagorutin Rosskastanien-Balsam F	Emulsion	150 ml enthalten 4,05 g Rosskastaniensamen-Fluidextrakt (1:1), 1,35 g Arnikablüten-Fluidextrakt (1:1), 0,135 g Rutosid-Schwefelsäureester-Natriumsalze, 0,675 g Levomenthol, 0,054 g Rosmarinöl
Heneven P3 Venendragees	Dragees	1 Dragee enthält 100 mg Rosskastaniensamenextrakt (standardisiert auf 20 mg Aescin), 10 mg Aescin, 20 mg Hamamelisblätter-Trockenextrakt
Intradermi forte	Tropfen	100 g enthalten 5 g Troxerutin, 6 g Rosskastaniensamen-Fluidextrakt (1:1), 5 g Besenginsterfluidextrakt (1:1)

Indikationen	(Mögliche) Nebenwirkungen	Hinweise, Kontraindikationen
Krampfadern, Schmerzen, Schweregefühl in den Beinen	Keine bekannt	Volksmedizinische Anwendung; 4 Wochen lang einnehmen; auch als Tropfen und als Creme zum Einmassieren erhältlich
Venöse Durchblutungsstörungen, Krampfadern	Selten Schleimhautreizungen des Magens	Keine bekannt
Venöse Durchblutungsstörungen, Unterschenkelgeschwür	Selten Magenbeschwerden	Viel trinken beim Einnehmen
Venenerkrankungen	Bei Einnahme höherer Dosen erhöhte Lichtempfindlichkeit der Haut	Anwendung sollte über einen längeren Zeitraum erfolgen
Zur Förderung der Durchblutung der Beine	Allergische Reaktionen, bei längerer Anwendung Ekzeme und Bläschenbildung der Haut möglich	Nach der Anwendung Beine einige Minuten hochlagern
Venöse Durchblutungsstörungen mit Schwellungen, Schweregefühl, Krampfadern, Hämorrhoidalleiden	Magen-Darm-Beschwerden	Keine bekannt
Durchblutungsstörungen, Venenschwäche	Keine bekannt	Enthält Alkohol

Kombinationspräparate bei Venenleiden

Handelsname	Darreichungsform	Inhaltsstoffe
Lindigoa S	Filmtabletten	1 Filmtablette enthält 186 bis 243 mg Rosskastaniensamen-Trockenextrakt (≙ 45 mg Aescin), 75 mg Rutoside (enthalten mindestens 85 % Troxerutin)
Pascovenol novo	Dragees	1 Dragee enthält 44 bis 95 mg Rosskastanienextrakt (standardisiert auf 16 mg Aescin), 40 bis 63 mg Steinkleekraut-Trockenextrakt (standardisiert auf 0,6 mg Cumarin), 21 mg Hamamelisblätter-Trockenextrakt
Phlebodril	Kapseln	1 Kapsel enthält 75 mg Mäusedornwurzelstock-Trockenextrakt (standardisiert auf 1,86 mg Ruskogenine), 75 mg Trimethylhesperidinchalkon
Salus Venen Kräuter-Dragees	Dragees	1 Dragee enthält 100 mg Rosskastaniensamen-Trockenextrakt (standardisiert auf 20 mg Aescin), 50 mg Steinkleetrockenextrakt (standardisiert auf 0,5 mg Cumarinderivate)
Venobiase	Brausetabletten	1 Brausetablette enthält 60 mg Mäusedornwurzelstock-Trockenextrakt, 550 mg Schwarzen Johannisbeersaft (sprühgetrocknet)

Heiltees bei Venenleiden

Handelsname	Darreichungsform	Inhaltsstoffe
Fagorutin Buchweizen-Tee	Offener Tee	100 g enthalten 100 g Buchweizenkraut

Indikationen	(Mögliche) Nebenwirkungen	Hinweise, Kontraindikationen
Venöse Durchblutungsstörungen, Schweregefühl in den Beinen, Unterschenkelgeschwür, Hämorrhoidalleiden	Selten Schleimhautreizungen des Magens, Kopfschmerzen, allergische Hautreaktionen	Nicht geeignet für Patienten mit vorgeschädigten Nieren; die Wirkung von Blutgerinnungshemmern kann verstärkt werden
Vorbeugung einer Thrombose, chronische Venenschwäche	Keine bekannt	Auch als Tropfen (enthalten Alkohol) erhältlich
Venöse Durchblutungsstörungen	Magenbeschwerden, Übelkeit, Durchfall	Bei Auftreten von Durchfall absetzen; im ersten Schwangerschaftsdrittel und während der Stillzeit nur nach Befragung des Arztes anwenden
Schwere, müde Beine, zur Durchblutungsförderung	Keine bekannt	Keine bekannt
Erkrankungen der Beinvenen	Magenunverträglichkeit, Hautausschlag, Durchfall	Anwendung während Schwangerschaft und Stillzeit nur nach Befragung des Arztes; nicht bei schweren Nierenfunktionsstörungen und akuten Magenerkrankungen anwenden

Indikationen	(Mögliche) Nebenwirkungen	Hinweise, Kontraindikationen
Vorbeugend zum Schutz vor Venenerkrankungen	Bei höheren Dosen erhöhte Lichtempfindlichkeit der Haut	Regelmäßige Einnahme über einen längeren Zeitraum erforderlich

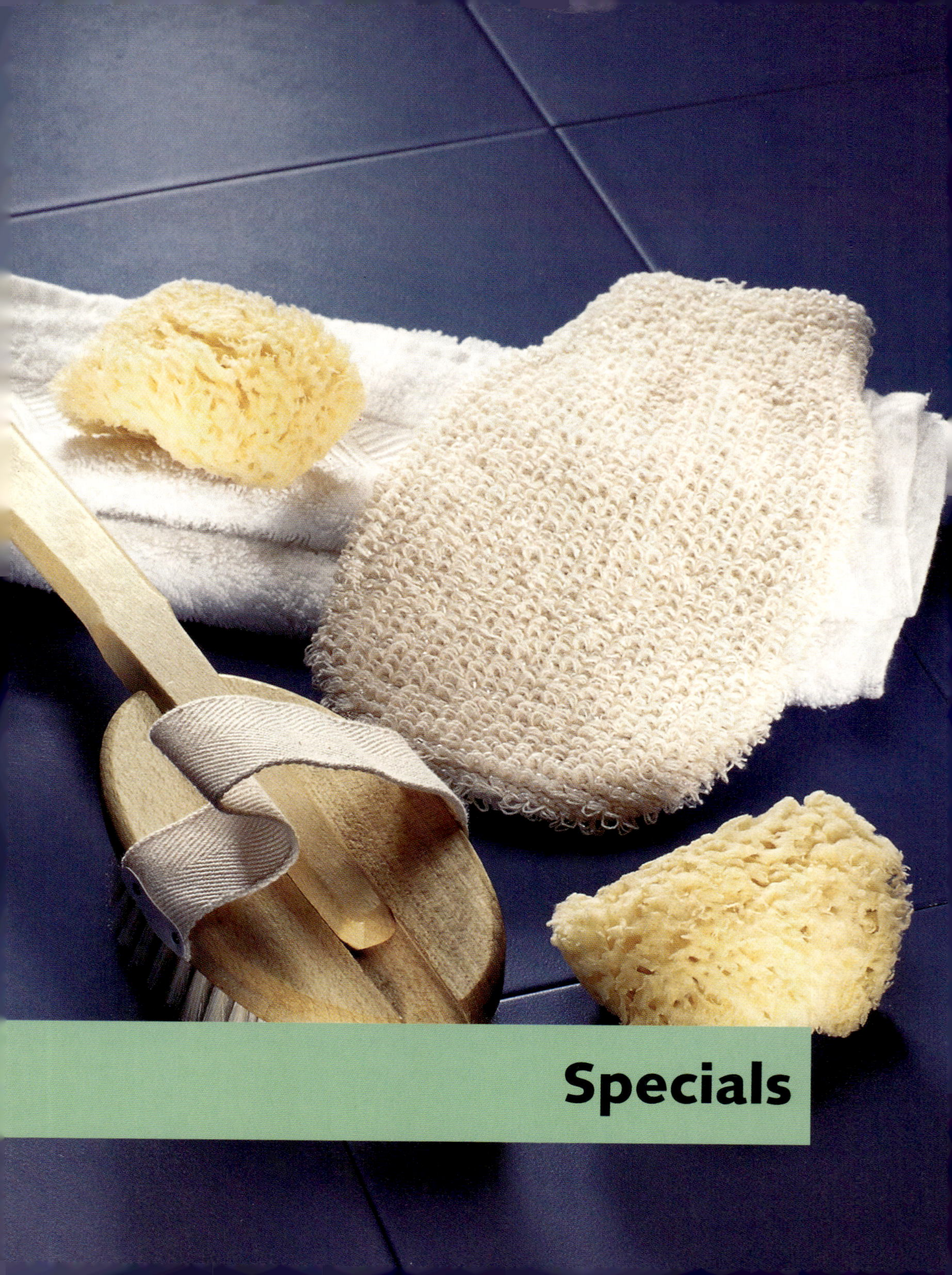

Specials

Zum Wohlfühlen und für die Gesundheit

Dieses Buch schließt mit drei Themen, die nicht ganz in den Rahmen des Krankheitskapitels und der Behandlung mit den entsprechenden Phytopharmaka passen – gleichwohl Beziehungen dazu aufweisen. Es handelt sich um:

- Bädertherapie (Balneotherapie)
- Vitamine
- Mineralstoffe in Mineralwässern

Am Ende von »Bädertherapie« und »Vitamine – ohne geht es nicht« stehen – wie schon im vorhergehenden Krankheitsteil – Präparatelisten mit Badezusätzen bzw. Vitaminpräparaten.

Bädertherapie

Schon der berühmteste Wasserdoktor, Pfarrer Sebastian Kneipp, machte auf die Vorzüge des Wassers zur Behandlung von Krankheiten aufmerksam. In diesem Kapitel geht es nur um eine der vielen möglichen Wasseranwendungen – nämlich um das Bad. Baden hat viele Vorzüge: Es dient der Hygiene, ist von hohem Erholungswert, macht Spaß und kann darüber hinaus sehr gesund sein. Lesen Sie nach, welche Art von Bädern und Badezusätzen für welche Beschwerden geeignet sind.

Vitamine

Vitamine sind für den Stoffwechsel des Menschen unentbehrlich. Sie müssen über die Nahrung zugeführt werden. Doch manchmal kann es auch sinnvoll sein, Multivitaminpräparate einzunehmen. Außerdem lassen sich Vitamine gezielt zur Vorbeugung und Behandlung von Krankheiten einsetzen. Wann und wie erfahren Sie ab Seite 338.

Mineralwässer

Den Abschluss der Spezialthemen bildet ein Kapitel über die verschiedenen Trinkwasserarten – Mineralwasser, Quellwasser, Tafelwasser und Leitungswasser. Mineralwässer kann man gezielt nutzen, um sich ausreichend mit Mineralien zu versorgen und ein Defizit zu vermeiden. Hier erfahren Sie, worauf Sie bei der Auswahl »Ihres« Mineralwassers achten sollten.

Bädertherapie

Die meisten Menschen lieben Schaumbäder. Erst wenn die Wanne so richtig voll der weißen Pracht ist, ist der Badespaß perfekt. Des Rätsels Lösung für den Schaum ist ein hoher Anteil an Tensiden (waschaktiven Substanzen). Der Nachteil: Schaumbäder können die Haut stark austrocknen, vor allem wenn sie häufig angewendet werden.

Bereits die Ägypter und Chinesen kannten das Bad, und wer jemals in der Nähe von Rom die Thermen bewundert hat, weiß eines genau: Schon die alten Römer hatten eine verfeinerte Badekultur. Auch in unseren Tagen macht den meisten das Baden Spaß, und es steigert das Wohlbefinden – vor allem wenn es draußen kalt und ungemütlich ist. Doch der Aufenthalt in der Wanne kann noch viel mehr. Mit den richtigen Badezusätzen wird das reine Badevergnügen auch zu einem gesundheitlich sinnvollen Unterfangen. Bei zahlreichen Erkrankungen kann ein Bad wohltuend sein und den Krankheitsverlauf positiv beeinflussen. Es gibt aber auch Erkrankungen, bei denen es besser ist, auf das Bad zu verzichten.

Wirkung auf und unter der Haut

Wenn Sie sich in warmes Wasser legen, hat dies bereits Auswirkungen auf Ihren Körper. Die Wärme und der äußere Druck, den das Wasser ausübt, aktivieren das Herz-Kreislauf-System und die Nierenfunktion und entspannen die Muskulatur. Werden Zubereitungen aus Pflanzen, beispielsweise ätherische Öle oder alkoholische Extrakte, dem Wasser zugefügt, können zahlreiche andere Körperfunktionen beeinflusst werden. Die Wirkstoffe in Badezusätzen wirken dann nicht nur auf der Haut, sondern werden über die Haut in den Blutkreislauf aufgenommen. Da die Haut durch die Wärme besonders gut durchblutet ist, gelangt ein besonders hoher Anteil auch »unter die Haut«. Bei Badezusätzen, die leicht flüchtige Substanzen, etwa ätherische Öle enthalten, verdampft ein Teil der heilbringenden Essenzen und wird über die Lunge inhaliert. Gerade Erkältungsbäder wirken so auch direkt über die Atemwege.

Badezusätze – je nach Gusto

Pflanzen können Sie in verschiedenster Form ins Badewaser geben:

- Teedrogen können geschnitten oder als Pulver in die Badewanne gegeben werden. Wer nicht mit Blättern und Wurzeln in einer Wanne liegen will, kann die Pflanzenteile in ein Leinensäckchen geben und ins Bad hängen. Heublumen, die den Stoffwechsel anregen, werden häufig so verwendet. Der Nachteil: Das Bad hat keinen pflegenden Effekt. Es enthält kein fettes Öl und macht keinen Schaum. Genau betrachtet setzen Sie sich in ein Teewasser.

- Wässrige Extrakte aus Pflanzenteilen gibt es in der Apotheke. Sie mischen sich von Haus aus mit Wasser. Solche Extrakte können Sie aber auch selbst herstellen, indem Sie Teedrogen mit Wasser aufkochen bzw. mit heißem Wasser übergießen (siehe auch Seite 23).
- Für Ölbäder werden fette Öle wie Sojaöl, Erdnussöl oder Paraffin allein oder in Kombination mit ätherischen Ölen verwendet. Die fetten Öle sorgen dafür, dass die Haut auch bei häufigem Baden nicht austrocknet. Sie sind auch geeignet, wenn die Haut juckt, brennt oder trocken ist. Von Hautärzten werden sie gegen Ekzeme unterschiedlichster Ursache verordnet (siehe auch Seite 143ff.). Damit sich die Öle im Wasser lösen, werden Emulgatoren beigefügt.
- Molke- und Kleiebäder eignen sich bei Kleinkindern zur Behandlung empfindlicher und geröteter Haut.

Bei der Aromatherapie werden die ätherischen Öle allmählich verdunstet. In der Badewanne erzielen Sie einen ähnlichen Effekt. Auch hier können Sie, wenn Sie das richtige Öl wählen, Körperfunktionen und Sinne über die Riechorgane beeinflussen.

Ätherische Öle – aber immer mit Sahne

Ätherische Öle duften wundervoll. Auch wenn Sie gesund sind, ist deshalb ein Bad im Lieblingsduft äußerst wohltuend. Geben Sie reines ätherisches Öl ins Badewasser, löst sich nur ein minimaler Anteil im Wasser. Der Rest bleibt in Form von Tröpfchen an der Wasseroberfläche und verdunstet, je nach Wassertemperatur, mehr oder weniger schnell. Wollen Sie dennoch keinen fertigen Badezusatz, sondern ein spezielles ätherisches Öl verwenden, verrühren Sie es mit süßer Sahne und geben es dann ins Badewasser. Die Sahne wirkt als Emulgator, der das Öl löslich macht.

Wer extrem trockene Haut hat, sollte rückfettende Badezusätze verwenden. Sie überziehen die Haut während des Badens mit einer dünnen Ölschicht und schützen vor dem Austrocknen.

Bäder bei Hauterkrankungen

- Gegen Entzündungen auf der Haut oder den Schleimhäuten, beispielsweise im Genitalbereich, helfen Bäder mit Kamillenöl, Kamillenextrakten, Schachtelhalm oder Schafgarbe. Insbesondere im Genital- und Analbereich bieten sich auch Aufgüsse mit gerbstoffhaltigen Drogen wie Eichenrinde oder Tormentillwurzel an. Sie wirken gegen die Entzündung, fördern das Abheilen und können auch Juckreiz stillen.
- Gegen sehr trockene Haut, Neurodermitis und Ekzeme helfen Bäder mit Sojaöl oder Erdnussöl.

Badezusätze können auch über die »Ferne« wirken. Sie reizen die Thermorezeptoren auf der Haut, um einen Effekt an anderen Körperteilen zu bewirken.

Wenn Sie ein Erkältungsbad nehmen, dann atmen Sie kräftig durch. So gelangen die ätherischen Öle über Nase und Rachen in die oberen und unteren Atemwege.

Bad ist nicht gleich Bad

Unter einem Bad versteht man gemeinhin, dass man die heimische Badewanne mit warmem Wasser füllt, einen Badezusatz dazugibt und sich hineinlegt, solange es Spaß macht. So weit, so gut. Sie können aber auch nach bestimmten Vorschriften baden und damit Ihren Körper gezielt beeinflussen. Hier ein kurzer Überblick.

Vollbäder

- Warmes Bad: Wassertemperatur 37 bis 39 °C; Dauer maximal 15 bis 20 Minuten – abhängig vom Badezusatz.
  Wirkung: Erwärmung, Stoffwechselaktivierung, Entspannung, Schlafförderung, Blutdrucksenkung.
- Ansteigendes Bad: Ausgangstemperatur 35 °C, allmählicher Anstieg auf 39 bis 41 °C durch zufließendes heißes Wasser innerhalb von 10 Minuten; Dauer 15 bis 20 Minuten – Abbruch bei Schweißausbruch.
  Wirkung: krampflösende, stärkere Erwärmung und stärkeres Schwitzen; geeignet für Erkältungsbäder.
- Wechselwarmes Bad: warmes Bad 3 bis 5 Minuten, kaltes Bad 10 bis 20 Sekunden (kann zu Hause durch eine kalte Dusche ersetzt werden); immer mit warmem Bad beginnen und mit kaltem Bad aufhören.
  Wirkung: Training der Gefäße, Vorbeugung von Venenleiden, Stärkung der Immunabwehr.
- Dreiviertelbad: Durchführung wie beim Vollbad; allerdings wird der Badende nur bis zum unteren Brustbereich mit Wasser bedeckt.
  Wirkung: geeignet vor allem bei älteren Menschen, da der Druck auf den Brustkorb gering ist.

Sitzbäder

- Verwendet werden spezielle Sitzbadewannen aus Plastik; Badewanne oder Dusche tun es aber genauso.
- Warmes Sitzbad: Temperatur 38 bis 39 °C; Dauer 15 Minuten. Oberkörper unbekleidet in Wolldecken hüllen, mit einer kalten Waschung beenden, 30 bis 60 Minuten ruhen.
  Wirkung: Linderung bei Krämpfen in den Harnwegen und Unterleibsorganen, Kräftigung des Beckenbodens, auch während der Schwangerschaft geeignet.
  Mit entsprechenden Zusätzen ist das Sitzbad zur Behandlung von Entzündungen und Ekzemen im Anal- und Genitalbereich geeignet. Wird ein ansteigendes Sitzbad gemacht, lässt sich die Wirkung verstärken.

Bad ist nicht gleich Bad

- Kaltes Sitzbad: Dauer 5 bis 20 Sekunden; Oberkörper bleibt bekleidet. Wirkung: Linderung bei Hämorrhoidalleiden, Verstopfung, Blähungen. Eine ähnliche Wirkung hat auch ein wechselwarmes Sitzbad. Variante für zu Hause: warm baden, alle 3 Minuten mit kalter Dusche unterbrechen.

Armbäder

- Verwenden Sie eine Wanne, in der beide Arme bis zur Mitte des Oberarms mit Wasser bedeckt werden können.
- Durchführung: Erst die Fingerspitzen eintauchen, dann allmählich Hand, Unterarm und Oberarm nachschieben. Beginnen Sie mit dem rechten Arm, dann kommt der linke an die Reihe.
- Kaltes Armbad: Dauer 20 bis 30 Sekunden, bis sich eine leichte Rötung bzw. ein Wärmegefühl einstellt.
  Wirkung: allgemeine Anregung; günstiger Einfluss auf Harnblase und Geschlechtsorgane, gut bei Verstopfung.
- Warmes Armbad: Wassertemperatur: 35 bis 36 °C; Dauer 10 bis 20 Minuten; mit kaltem Armguss abschließen und anschließend trockenreiben.
  Wirkung: Entlastung des Herz-und Kreislaufsystems, bei rheumatischen Beschwerden an Armen und Händen sowie bei Krämpfen der Arm-Hand-Muskulatur geeignet.

Fußbäder

- Verwenden Sie ein Gefäß, in dem Sie Ihre Beine mindestens bis über die Mitte der Wade mit Wasser bedecken können. Tauchen Sie beide Beine gleichzeitig langsam ein.
- Kaltes Fußbad: Dauer 5 bis 10 Sekunden, dann Füße abtrocknen und Beingymnastik betreiben.
  Wirkung: Steigerung der Abwehrkräfte, schlaffördernd.
- Warmes Fußbad: Wassertemperatur 38 bis 39 °C; Dauer 15 Minuten; mit kaltem Knieguss beenden, trockenreiben. Zusatz: Heublumen, Kamille, Zinnkraut.
  Wirkung: Vorbeugung gegen Erkältungskrankheiten, bei chronisch kalten Füßen und gegen Schweißfüße.
- Wechselfußbäder: Dauer warmes Bad 3 Minuten, Dauer kaltes Bad 5 bis 10 Sekunden. 3-mal wechseln, mit kaltem Fußbad beenden.
  Wirkung: Steigerung der Abwehrkräfte, günstig bei Durchblutungsstörungen in den Beinen.

Bei medizinischen Badezusätzen werden neben Vollbädern auch Teilbäder angeboten. Sie eignen sich für lokale Erkrankungen, bei denen nur ein bestimmter Körperteil gebadet werden soll, beispielsweise bei Frauenleiden oder Hämorrhoidalleiden.

Die folgenden Extrakte haben laut Bundesgesundheitsamt keinen positiven Effekt als Badezusatz (aber auch keinen negativen): Lavendelextrakt, Kalmusextrakt, Salbeiextrakt und Rosskastanienextrakt.

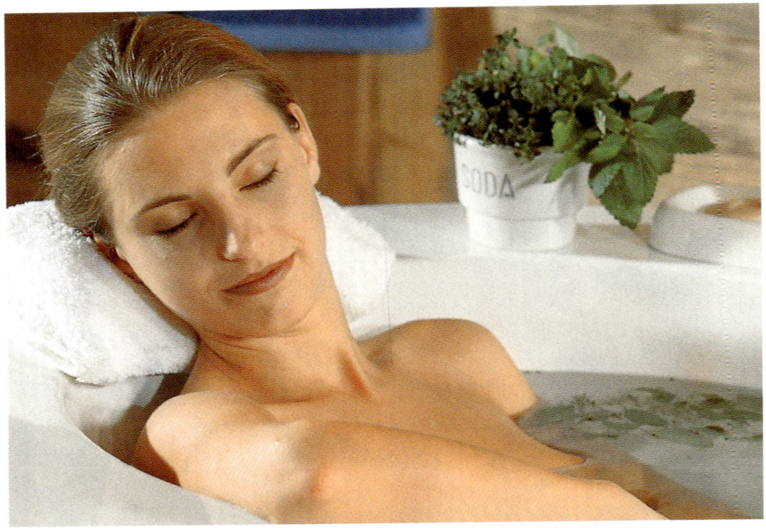

Angenehm und gesund: Bei vielen frauenspezifischen Leiden helfen Bäder mit Kräuterzusätzen.

Bäder bei Frauenleiden

(Sitz-)Bäder können bei vielen Frauenleiden Linderung bringen. Sie eignen sich bei Entzündungen und Ekzemen im Genitalbereich, bei Krämpfen im kleinen Becken ebenso wie bei Zyklusstörungen.

Meersalz regt an und aktiviert den Stoffwechsel. Auf 100 Liter Badewasser müssen Sie allerdings zwei bis drei Kilogramm Meersalz geben.

- Kamillenblüten und Schafgarbenblüten wirken entzündungshemmend. Aber auch Eichenrinde hat aufgrund ihrer zusammenziehenden Wirkung einen positiven Effekt auf Entzündungen und Ekzeme.
- Gegen krampfartige Menstruationsbeschwerden hilft ein Schafgarbenkrautbad: Bereiten Sie einen Extrakt aus Schafgarbenkraut, und geben Sie etwa einen Liter des Extrakts in die volle Badewanne. Für Sitzbäder genügt die Hälfte.
- Geeignet bei Entzündungen, aber auch Zyklusstörungen und Krämpfen sind Moorbäder; sie besitzen eine schmerzstillende und durchblutungsfördernde Wirkung. Moorbäder werden aus Badetorfen hergestellt, die einen hohen Anteil an Huminsäuren besitzen. Torfe können Wärme sehr gut speichern und geben sie nur sehr langsam ab. Diese Eigenschaft eignet sich gut, um bestimmte Körperteile, beispielsweise das kleine Becken, zu erwärmen. Moorbäder dürfen allerdings nicht während der Schwangerschaft angewendet werden. Auch bei Myomen oder Eierstocktumoren sind sie nicht geeignet.

Bäder bei rheumatischen Erkrankungen

Chronische degenerative, d. h. nichtentzündliche Formen rheumatischer Erkrankungen wie beispielsweise Arthrosen, aber auch Muskelverspannungen sind die Domäne der so genannten Rheumabäder. Sie können die Durchblutung verbessern und dadurch Muskelverspannungen lösen und Schmerzen lindern. Geeignete Zusätze sind Eukalyptusöl, Wacholderöl, Fichtennadelöl, Rosmarinblätter und Rosmarinöl, Heublumen und Torf.

Leiden Sie unter einer entzündlichen Gelenkerkrankung, sollten Sie zumindest während eines akuten Schubs auf Bäder jeglicher Art, auch auf Rheumabäder, verzichten. Stellen Sie sich während dieser Phase unter die Dusche.

Bäder bei Kreislaufschwäche

Kreislaufanregend wirken Bäder mit Rosmarin. Sie können den Kreislauf stabilisieren, bei Schwäche- und Erschöpfungszuständen aktivieren und zudem den Stoffwechsel auf Vordermann bringen. Ein Tipp: Baden Sie vormittags. Abends werden Sie möglicherweise so fit, dass Sie nicht einschlafen können. Sie können einen fertigen Badezusatz verwenden oder selbst einen Aufguss (50 Gramm Rosmarinblätter mit 1/2 Liter heißem Wasser aufgießen) zubereiten.

Bäder bei Nervosität und Einschlafstörungen

Beruhigend bei Nervosität und Schlafproblemen wirken Badezusätze, die Öle bzw. Extrakte aus Baldrian, Hopfen oder der besonders wohlriechenden Melisse enthalten.

Erkältungsbad – nimmt der »Grippe« den Schrecken

Gönnen Sie sich ein Erkältungsbad – allerdings nur zur Vorbeugung, im Anfangsstadium einer Erkältung und wenn Sie noch kein Fieber haben. Es enthält wohltuende ätherische Essenzen aus Eukalyptusöl, Fichtennadelöl, Latschenkiefernöl, Thymianöl oder Pfefferminzöl. Empfehlenswert ist ein ansteigendes Bad mit einer Anfangstemperatur von 35 bis 36 °C, die durch zulaufendes Wasser auf 38 bis 40 °C gesteigert wird. Baden Sie aber nicht zu lange (maximal 15 bis 20 Minuten), und vermeiden Sie eine anschließende Abkühlung. Für Säuglinge und Kleinkinder gibt es spezielle Bäder, die Sie auch benutzen sollten. Denn einige ätherische Öle, z. B. Campher, können bei den Kleinen unerwünschte Wirkungen hervorrufen und sind in diesen Bädern nicht enthalten. Abkühlende Bäder zur Fiebersenkung sollten nur nach ärztlicher Anweisung durchgeführt werden.

Wer an Herz-Kreislauf-Erkrankungen leidet, sollte auf Vollbäder besser verzichten. Duschen Sie, und machen Sie kalte Güsse.

Monopräparate für Bäder

Handelsname	Darreichungsform	Inhaltsstoffe
Balneum Hermal	Badezusatz	100 g enthalten 84,75 g Sojabohnenöl
Bronchicum Medizinalbad mit Thymian	Badezusatz	100 ml enthalten 15 g Thymianöl
Eichenrindeextrakt FS	Badezusatz	100 g enthalten 99,96 g Eichenrinden-Dickextrakt, standardisiert auf 44 bis 49 % native Extraktivstoffe
Kamillen-Bad-Robugen	Badezusatz	100 ml enthalten 94,2 g Kamillenblütenauszug (1:2,0–2,8), standardisiert auf 50 mg Levomenol
Kamillosan Wund- und Heilbad N	Badezusatz	100 g enthalten 100 g Kamillenblütenauszug (1:4,0–4,5), standardisiert auf 5 bis 25 mg Levomenol

Indikationen	(Mögliche) Nebenwirkungen	Hinweise, Kontraindikationen
Trockene, juckende Haut, Ekzeme, Schuppenflechte	Selten Hautreaktionen möglich	Für Kinder geeignet; nicht bei größeren Hautverletzungen, Fieber, Bluthochdruck und Herzinsuffizienz anwenden; nicht in die Augen bringen; nicht bei frischen Psoriasisherden anwenden; der zusätzliche Gebrauch von Seifen oder Syndets hebt die Wirkung von Sojabohnenöl auf
Akute und chronische Erkrankungen der Luftwege	Allergisch bedingte Hautreaktionen	Nicht geeignet für Säuglinge und Kleinkinder; nicht bei größeren Hautverletzungen, bei Fieber sowie bei Bluthochdruck und Herzinsuffizienz anwenden
Frostbeulen, nässende Ausschläge, Körper- und Fußschweiß	Überempfindlichkeitsreaktionen	Nicht bei größeren Hautverletzungen, bei Fieber, Bluthochdruck und Herzinsuffizienz anwenden
Entzündliche Erkrankungen des Enddarms und der Geschlechtsorgane, Juckreiz am Darmausgang, Hämorrhoidalleiden (Sitzbad); entzündliche Hauterkrankungen, Abszesse, Furunkel (Teilbad)	Keine bekannt	Nicht bei größeren Hautverletzungen, bei Fieber, Bluthochdruck und Herzinsuffizienz anwenden; enthält Alkohol
Entzündliche Erkrankungen des Enddarms und der Geschlechtsorgane, Juckreiz am Darmausgang, Hämorrhoidalleiden (Sitzbad); entzündliche Hauterkrankungen, Abszesse, Furunkel (Teilbad und Umschläge)	Keine bekannt	Nicht bei größeren Hautverletzungen, bei Fieber, Bluthochdruck und Herzinsuffizienz anwenden; nicht in die Augen bringen; nicht bei Allergie gegen Korbblütler anwenden; enthält Alkohol

Monopräparate für Bäder		
Handelsname	**Darreichungsform**	**Inhaltsstoffe**
Kneipp Erkältungsbad	Badezusatz	100 g enthält 10 g Thymianöl
Kneipp Neurodermitis Bad	Badezusatz	100 g enthalten 89,65 g Sojabohnenöl
Kneipp Rosmarinölbad	Badezusatz	Rosmarinöl
Moorlauge Bastian	Flüssiges Badekonzentrat	100 g enthalten 5 g alkalischen Mooraufschluss, standardisiert auf 4,5 g Huminsäuren
Nasivin gegen Erkältung Kinderbad	Badezusatz	100 g enthalten 14 g Eukalyptusöl
Oleatum	Badezusatz	100 g enthalten 63,4 g dünnflüssiges Paraffin

Indikationen	(Mögliche) Nebenwirkungen	Hinweise, Kontraindikationen
Erkältungskrankheiten der oberen Luftwege	Keine bekannt	Nicht bei größeren Hautverletzungen, bei Fieber, Bluthochdruck und Herzinsuffizienz anwenden
Unterstützend bei Neurodermitis, Windelekzem, Waschekzem, Schuppenflechte	Selten Hautreaktionen möglich	Für Kinder geeignet; nicht bei größeren Hautverletzungen, bei Fieber, Bluthochdruck und Herzinsuffizienz anwenden; nicht in die Augen bringen; nicht bei frischen Psoriasis-pustulosa-Herden anwenden; der zusätzliche Gebrauch von Seifen oder Syndets hebt die Wirkung von Sojabohnenöl auf
Zur Körperbelebung, Anregung des Kreislaufs	Keine bekannt	Keine bekannt
Rheumatische Erkrankungen, Eierstockentzündung	Keine bekannt	Nicht mehr als 3 Bäder pro Woche nehmen; nicht bei größeren Hautverletzungen, schweren fieberhaften oder infektiösen Erkrankungen sowie Bluthochdruck oder Herzschwäche anwenden
Unterstützend bei akuten und chronischen Katarrhen der Luftwege	Keine bekannt	Nicht geeignet für Säuglinge und Kleinkinder; nicht bei Asthma bronchiale und bei größeren Hautverletzungen anwenden; Badedauer 10 bis 20 Minuten, nach dem Bad möglichst zugedeckt ruhen
Trockene Haut, Ekzeme, Schuppenflechte, Pflege der Alters- und Säuglingshaut	Keine bekannt	Nicht bei größeren Hautverletzungen, bei Fieber, Bluthochdruck und Herzinsuffizienz anwenden

Monopräparate bei Bädern

Handelsname	Darreichungsform	Inhaltsstoffe
Ölbad Cordes	Badezusatz	100 g enthalten 78,1 g Sojabohnenöl
Ölbad Cordes F	Badezusatz	100 g enthalten 88,5 g Erdnussöl
Perozon Rosmarin Ölbad mono	Badezusatz	100 g enthalten 20 g Rosmarinöl
Schupp's Lavendel Ölbad	Badezusatz	100 g enthalten 13,79 g Lavendelöl
Schupp's Melissen Ölbad	Badezusatz	100 g enthalten 21,87 g Citronellöl
Schupp's Rosmarinölbad	Badezusatz	100 g enthalten 17,75 g Rosmarinöl
Schwarzwälder Heublumen Extrakt	Badezusatz	100 g enthalten 99,96 g Auszug aus Gramineen und Wiesenkräutern
Weizenkleie Extrakt FS	Badezusatz	100 g enthalten 99,1 g Auszug aus Weizenkleie, standardisiert auf 48 bis 52 % native Extraktivstoffe

Indikationen	(Mögliche) Nebenwirkungen	Hinweise, Kontraindikationen
Trockene, juckende Haut, Ekzeme, Schuppenflechte	Keine bekannt	Nicht bei größeren Hautverletzungen, bei Fieber, Bluthochdruck und Herzinsuffizienz anwenden; nicht bei frischen Psoriasis-pustulosa-Herden anwenden
Trockene, juckende Haut, Ekzeme, Schuppenflechte	Selten allergische Reaktionen, bei Augenkontakt vorübergehende Hornhautschäden möglich	Nicht bei größeren Hautverletzungen, bei Fieber, Bluthochdruck und Herzinsuffizienz anwenden; nicht bei frischen Psoriasis-pustulosa-Herden anwenden
Erschöpfungszustände, Förderung der Hautdurchblutung	Keine bekannt	Nicht bei größeren Hautverletzungen, bei Fieber, Bluthochdruck und Herzinsuffizienz anwenden
Erschöpfungszustände	Keine bekannt	Nicht bei größeren Hautverletzungen, bei Fieber, Bluthochdruck und Herzinsuffizienz anwenden
Nervosität, Einschlafstörungen	Keine bekannt	Nicht bei größeren Hautverletzungen, bei Fieber, Bluthochdruck und Herzinsuffizienz anwenden
Zur Förderung der Hautdurchblutung	Keine bekannt	Nicht bei größeren Hautverletzungen, bei Fieber, Bluthochdruck und Herzinsuffizienz anwenden
Zur Linderung rheumatischer Beschwerden	Keine bekannt	Nicht bei größeren Hautverletzungen, bei Fieber, Bluthochdruck und Herzinsuffizienz anwenden; nicht bei akuten rheumatischen Krankheitsschüben anwenden
Wundsein, Hautreizungen, Juckreiz, Wundliegen	Überempfindlichkeitsreaktionen	Nicht bei größeren Hautverletzungen, bei Fieber, Bluthochdruck und Herzinsuffizienz anwenden

Kombinationspräparate für Bäder		
Handelsname	**Darreichungsform**	**Inhaltsstoffe**
Balneum Hermal F	Badezusatz	100 g enthalten 46,45 g Erdnussöl, 47 g dünnflüssiges Paraffin
Kneipp Erkältungsbad spezial	Badezusatz	100 g enthalten 40 g Eukalyptusöl, 2,5 g Campher
Kneipp Milch-Molkebad	Badezusatz	100 g enthalten 46 g Magermilchpulver, 46 g süßes Molkepulver, 5 g Milchsäure
Kneipp Rheumabad spezial	Badezusatz	100 g enthalten 18 g Wacholderholzöl, 14 g Wintergrünöl, standardisiert auf 96 bis 99 % Methylsalicylat
Kytta-Rheumabad N	Badezusatz	100 g enthalten 7,5 g Edeltannenöl, 7,5 g Fichtennadelöl
Leukona Eukalpin Bad	Badezusatz	100 g enthalten 20 g Eukalyptusöl, 4 g Fichtennadelöl

Indikationen	(Mögliche) Nebenwirkungen	Hinweise, Kontraindikationen
Trockene, juckende Haut, Ekzeme, Schuppenflechte	Selten Hautreaktionen	Nicht bei größeren Hautverletzungen, bei Fieber, Bluthochdruck und Herzinsuffizienz anwenden; nicht in die Augen bringen; nicht bei frischen Psoriasis-pustulosa-Herden anwenden; der zusätzliche Gebrauch von Seifen oder Syndets hebt die Wirkung von Balneum Hermal F auf
Erkältungskrankheiten der oberen Luftwege	Kontaktekzem, Reizerscheinungen	Nicht bei größeren Hautverletzungen, bei Fieber, Bluthochdruck und Herzinsuffizienz anwenden; nicht geeignet für Säuglinge und Kleinkinder; nicht bei Bronchialasthma anwenden
Verbrennungen, Sonnenbrand, Akne, nichtinfektiöse Hauterkrankungen	Keine bekannt	Nicht bei größeren Hautverletzungen, bei Fieber, Bluthochdruck und Herzinsuffizienz anwenden
Rheumatische Beschwerden und Bandscheibenbeschwerden	Keine bekannt	Nicht bei größeren Hautverletzungen, bei Fieber, Bluthochdruck und Herzinsuffizienz anwenden
Rheumatische Erkrankungen	Keine bekannt	Nicht bei größeren Hautverletzungen, bei Fieber, Bluthochdruck und Herzinsuffizienz anwenden; nicht bei akuten Rheumaschüben oder bei Entzündungen der Atmungsorgane anwenden; nicht bei Überempfindlichkeit gegen ätherische Öle anwenden
Erkältungskrankheiten der Luftwege	Reizerscheinungen	Nicht bei größeren Hautverletzungen, bei Fieber, Bluthochdruck und Herzinsuffizienz anwenden; nicht geeignet für Säuglinge und Kleinkinder; nicht bei Bronchialasthma anwenden

Kombinationspräparate für Bäder

Handelsname	Darreichungsform	Inhaltsstoffe
Leukona Kreislaufbad	Badezusatz	100 g enthalten 22,5 g Rosmarinöl, 12,5 g Campher, 1,5 g Eukalyptusöl
Melrosum Medizinalbad für Kinder	Badezusatz	100 ml enthalten 3 g Thymianöl, 17,5 g Kiefernnadelöl
Oleobal	Badezusatz	100 g enthalten 50 g Sojabohnenöl, 43,95 g dünnflüssiges Paraffin
Parfenac Basisbad	Badezusatz	100 g enthalten 38 g Erdnussöl, 38 g dünnflüssiges Paraffin
Pinimenthol Bad N	Badezusatz	100 g enthalten 13,35 g Eukalyptusöl, 2,15 g Campher, 0,65 g Levomenthol
Schupp's Baldrian Ölbad Sedativbad	Badezusatz	100 g enthalten 13,95 g Baldrianwurzelextrakt (2,5–3,5:1), 1,66 g Citronellöl, 1,39 g Hopfenzapfenextrakt (2,5–3,5:1)

Indikationen	(Mögliche) Nebenwirkungen	Hinweise, Kontraindikationen
Kreislaufstörungen, niedriger Blutdruck	Reizerscheinungen	Nicht bei größeren Hautverletzungen, bei Fieber, Bluthochdruck und Herzinsuffizienz anwenden; nicht geeignet für Säuglinge und Kleinkinder; nicht bei Asthma bronchiale anwenden
Erkrankungen der Luftwege	Keine bekannt	Nicht bei Überempfindlichkeit gegen Terpentinöl sowie bei größeren Hautverletzungen, bei Fieber, Bluthochdruck und Herzinsuffizienz anwenden
Schuppenflechte, Ekzeme	Selten Hautrötung und Juckreiz, allergische Reaktionen	Nicht bei größeren Hautverletzungen, bei Fieber, Bluthochdruck und Herzinsuffizienz anwenden; nicht in die Augen bringen; keine zusätzliche Anwendung von Seifen oder Syndets
Trockene, juckende Haut, Schuppenflechte, Ekzeme	Selten Hautrötung und Juckreiz, allergische Reaktionen	Nicht bei größeren Hautverletzungen, bei Fieber, Bluthochdruck und Herzinsuffizienz anwenden; nicht in die Augen bringen; keine zusätzliche Anwendung von Seifen oder Syndets
Erkältungskrankheiten, rheumatische Beschwerden, Kreislaufstörungen	Reizerscheinungen, Überempfindlichkeitsreaktionen	Nicht bei größeren Hautverletzungen, bei Fieber, Bluthochdruck und Herzinsuffizienz anwenden; nicht bei Asthma bronchiale anwenden; nicht geeignet für Säuglinge und Kleinkinder; während Schwangerschaft und Stillzeit nur nach Befragung des Arztes anwenden; nicht in die Augen bringen
Schlafstörungen, Nervosität, Stresserscheinungen	Keine bekannt	Nicht bei größeren Hautverletzungen, bei Fieber, Bluthochdruck und Herzinsuffizienz anwenden

Vitamine – ohne geht es nicht

Die Vitaminmengen, die wir benötigen, sind im Vergleich zu den Grundbestandteilen unserer Nahrung – Eiweiß, Fett und Kohlenhydrate – sehr gering. Sie liegen im Milligramm-, teilweise sogar im Mikrogrammbereich.

Vitamine sind lebenswichtige Substanzen. Das zeigt schon der Name, denn das lateinische Wort »vita« heißt »Leben«. Ohne Vitamine ist menschliches Leben nicht möglich. Diese organischen Verbindungen werden von Pflanzen und Mikroorganismen produziert und sind in tierischen und pflanzlichen Nahrungsmitteln enthalten. Der Mensch kann sie, mit Ausnahme von Vitamin D, nicht selbst herstellen. Wir müssen sie deshalb dem Körper mit der Nahrung regelmäßig und in ausreichender Menge zur Verfügung stellen.
Bei manchen Vitaminen genügen auch Vorstufen, so genannte Provitamine, aus denen der Körper dann das Vitamin selbst produzieren kann. Bekanntestes Beispiel für ein Provitamin ist das Beta-Karotin oder Provitamin A. Es wird in der Darmwand zu Vitamin A umgewandelt.

Wasser- und fettlösliche Vitamine

Vitamine lassen sich in eine wasserlösliche und eine fettlösliche Gruppe einteilen.

- Wasserlösliche Vitamine sind Thiamin (Vitamin B1), Riboflavin (Vitamin B2), Niacin, Folsäure, Pantothensäure, Biotin, Pyridoxin (Vitamin B6), Cobalamin (Vitamin B12) und Ascorbinsäure (Vitamin C).
- Fettlösliche Vitamine sind Retinol (Vitamin A), Cholecalciferol (Vitamin D), Tocopherole (Vitamin E) und Phyllochinon (Vitamin K).

Neben der rein chemischen Charakterisierung hat diese Einteilung auch praktische Bedeutung.

- Wasserlösliche Vitamine können nicht im Körper angereichert werden. Was zu viel ist, wird mit dem Harn wieder ausgeschieden. Sie müssen deshalb ganz regelmäßig zugeführt werden. Der Vorteil: Eine Überdosierung ist ungefährlich.
- Fettlösliche Vitamine können im Fettgewebe gespeichert werden. Der Körper kann sich ein Depot anlegen, von dem er einige Zeit leben kann. Es besteht allerdings die Gefahr, dass sich die Vitamine anreichern und Vergiftungserscheinungen auslösen. Dies kann durchaus

riskant werden. Man spricht in diesem Zusammenhang von Hypervitaminosen. Die fettlöslichen Vitamine A, D und K dürfen deshalb in frei verkäuflichen Vitaminpräparaten nur in streng begrenzter Menge enthalten sein. Damit der Körper ausreichende Mengen an fettlöslichen Vitaminen aus der Nahrung aufnehmen kann, muss gleichzeitig immer auch Fett gegessen werden.

Vitamine für Stoffwechsel und Zellerneuerung

Auf Vitamine können wir nicht verzichten: Sie sorgen dafür, dass unser Stoffwechsel wie am Schnürchen funktioniert. Außerdem sind sie für die Bildung und Erneuerung von Gewebe unentbehrlich. Wie wichtig Vitamine sind, zeigt sich an den Mangelerscheinungen. Je nachdem, welches Vitamin fehlt, können nahezu alle Funktionen und Gewebe des Körpers betroffen sein: Haut und Schleimhäute, Muskulatur und Skelett, Wachstum und Fortpflanzung, Leistungsfähigkeit und Immunsystem.

Vitamine gehören zu den essenziellen Nahrungsstoffen. Als essenziell werden Nahrungsbestandteile bezeichnet, die der Körper zum Leben braucht, die er jedoch nicht selbst herstellen kann. Ebenfalls essenziell sind beispielsweise bestimmte Aminosäuren, Linolensäure, Spurenelemente und Mineralien.

Vitamine schützen sich gegenseitig

Vitamine erfüllen nicht nur in unserem Körper wichtige Aufgaben. Sie sind auch füreinander da – indem sie sich gegenseitig vor Abbau schützen und wieder regenerieren. So kann beispielsweise Vitamin E das instabile Vitamin A vor der Zersetzung im Verdauungstrakt schützen und verbessert seine Aufnahme in den Darm. Vitamin C wiederum kann verbrauchtes Vitamin E regenerieren. Pantothensäure, ein Vitamin aus der Gruppe der B-Vitamine, verbessert die Ausnutzung von Vitamin C. Ein besonders intensives Verhältnis besteht zwischen Folsäure und Vitamin B12. Mangelt es unserem Organismus an Vitamin B12, kann Folsäure nicht in seine aktive Form umgewandelt werden.

Wenn Vitamine fehlen

Wer an einem Vitaminmangel leidet, erkennt dies oft nicht auf den ersten Blick. Die Beschwerden sind ziemlich unspezifisch. So können Appetitverlust, Müdigkeit, Konzentrationsmangel oder erhöhte Reizbarkeit auf einen Vitaminmangel hindeuten. Auf jeden Fall kann unser Organismus nicht seine volle Leistungskraft bringen. Fehlt ein spezielles Vitamin, kann sich eine Vitaminmangelkrankheit entwickeln (siehe dazu die folgenden Seiten unter dem jeweiligen Vitamin).

Der Bedarf an Vitamin D wird überwiegend durch Eigensynthese gedeckt. Da der Körper dazu UV-Licht benötigt, ist ausreichende Bewegung in der freien Natur auch im Hinblick auf die Vitaminversorgung empfehlenswert.

Wie gut ist unsere Vitaminversorgung?

Die Möglichkeiten, sich gesund zu ernähren und sich so ausreichend mit Vitaminen zu versorgen, sind hierzulande so gut wie nie. Dennoch zeigt der aktuelle Ernährungsbericht der Deutschen Gesellschaft für Ernährung (DGE), dass die Versorgung mit Vitaminen alles andere als optimal ist. Lediglich die Vitamine A und C sowie die meisten B-Vitamine nehmen wir in den empfohlenen Mengen zu uns. Dagegen mangelt es den meisten von uns an Vitamin E und Beta-Karotin. Frauen nehmen nur etwa 86 Prozent der für Vitamin E vorgegebenen Menge zu sich. Besonders kritisch ist die Versorgungslage mit Folsäure. Frauen erreichen hier nur knapp 70 Prozent, Männer zwischen 80 und 90 Prozent der empfohlenen Menge. Dem weiblichen Geschlecht mangelt es außerdem häufig an Vitamin B6, dem »typischen Frauenvitamin«.

Deckung des Bedarfs – am besten mit der Nahrung!

Der beste Weg, sich ausreichend mit Vitaminen zu versorgen, ist die Nahrung. Der Hauptgrund: Frisches Obst und Gemüse, die Hauptlieferanten für Vitamine, aber auch Fleisch und Fisch enthalten zusätzlich Stoffe, die für unseren Körper sehr wichtig sind. Dazu gehören neben Mineralien und Spurenelementen vor allem sekundäre Pflanzeninhaltsstoffe wie Flavonoide sowie Ballaststoffe. Multivitamintabletten können diese Stoffe nicht ersetzen. Schlechte Ernährung mit Multivitamintabletten auszugleichen ist deshalb falsch. Besser ist es, den Speisezettel entsprechend umzustellen.

Ob es Ihnen an Vitaminen mangelt, kann durch eine Blutuntersuchung im Labor festgestellt werden. Sie ist allerdings nur in Ausnahmefällen notwendig.

So schützen Sie Vitamine beim Kochen

Auch wenn Sie bei der Zusammenstellung Ihres Speiseplans auf eine ausreichende Vitaminzufuhr achten, können Sie durch unsachgemäße Zubereitung der Nahrungsmittel die Vitaminmengen nahezu auf Null herunterfahren. Beachten Sie die folgenden Tipps.

- Achten Sie beim Kauf von Obst und Gemüse darauf, dass die Nahrungsmittel wirklich frisch sind.
- Bewahren Sie frische Nahrungsmittel möglichst nicht zu lange auf, sondern bereiten Sie sie baldmöglichst zu. Bei der Lagerung sollten die Lebensmittel vor Sonne und Hitze geschützt sein.
- Das Zerkleinern von Obst und Gemüse kann Vitamine zerstören. Je geringer der Zerkleinerungsgrad, desto höher der Vitamingehalt.

- Obst und Gemüse aus der Tiefkühltruhe enthalten mehr Vitamine als das gleiche Produkt aus der Dose. Oft sind sie sogar vitaminreicher als frische Ware, die tagelang im Obstladen oder in der Speisekammer gelagert wurde, da sie in frischem Zustand eingefroren werden.
- Verzichten Sie auf allzu ausgiebiges Waschen der Lebensmittel. Wasser entzieht dem Gemüse wichtige Nährstoffe.
- Falls Sie eine Sauce zubereiten, können Sie das Kochwasser mit verwenden. Es enthält wertvolle Vitamine.
- Schälen Sie die Nahrungsmittel erst nach dem Kochen. Die Schale schützt die Vitamine bis zu einem gewissen Grad.
- Dünsten Sie Gemüse mit nur wenig Wasser und nur so lange, wie es notwendig ist. Verkochtes Gemüse enthält kaum noch Vitamine.

Raucher haben einen beschleunigten Vitaminumsatz. Sie benötigen etwa 40 Prozent mehr Vitamin C, wahrscheinlich brauchen sie auch mehr B-Vitamine. Die Alternative zu Multivitamintabletten ist der vollständige Verzicht auf Zigaretten.

Multivitamintabletten – für wen?

Es gibt einige Personengruppen, bei denen die Gefahr eines Vitaminmangels besteht. Für sie sind Multivitamintabletten eine echte Alternative. Dies gilt insbesondere für:

- Alte Menschen, die sich nicht mehr ausreichend oder ausgewogen ernähren oder ungenügend versorgt werden
- Jugendliche, die sich überwiegend mit Fastfood und Fertiggerichten ernähren

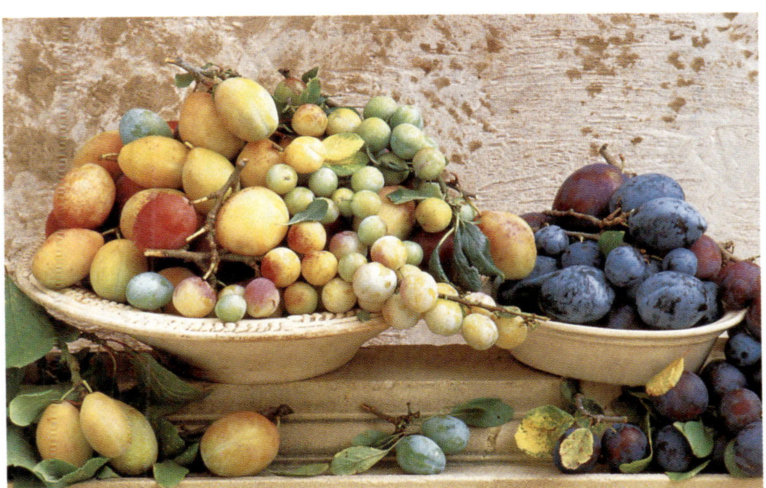

Vitamine – am besten aus der Nahrung: Multivitamintabletten sollten nur eine Zeit lang genommen werden, um Mangelzustände zu beheben.

- Personen, die täglich in einer Kantine essen müssen, in der nicht ausgewogen gekocht wird und wo keine frischen Nahrungsmittel angeboten werden
- Wer längere Zeit unter Stress steht, braucht mehr Vitamine, insbesondere Vitamin C sowie Vitamin B1, B2 und B6
- Personen, die längere Zeit strenge Diät halten
- Personen, die mit bestimmten Medikamenten behandelt werden
- Personen mit gestörter Nahrungsaufnahme aus dem Darm
- Leistungssportler, insbesondere bei Sport in Höhenlagen, unter UV-Licht-Einwirkung oder unter Smogbedingungen
- Raucher und Schwerarbeiter

Vorsicht, Salatbuffet! Salate, die stundenlang Luft und Licht ausgesetzt sind, büßen erheblich an ihrem Vitamingehalt ein.

Alkoholkranken, Frauen, die dauerhaft die »Pille« einnehmen, sowie Schwangeren und Stillenden fehlen oft spezielle Vitamine. Sie müssen dann gezielt ergänzt werden. In der Regel werden hier höhere Dosen als die allgemein üblichen Empfehlungen eingesetzt. Auch wenn mit Vitaminen bestimmte Krankheiten behandelt werden sollen, z. B. rheumatische Erkrankungen mit Vitamin E, müssen hoch dosierte Präparate verwendet werden.

Senioren sind oft unterversorgt

Besonders schlecht versorgt mit Vitaminen sind Senioren. Das hat verschiedene Gründe: Ältere Menschen nehmen häufig zu geringe Nahrungsmengen zu sich, die den Vitaminbedarf nicht decken. Oft ist die Ernährung in Altenheimen auch unausgewogen. Außerdem werden die Nahrungsbestandteile vom Darm nicht mehr so gut aufgenommen.

Alkohol bringt den Vitaminspiegel aus dem Gleichgewicht. Bereits ein feuchtfröhlicher Abend senkt den Spiegel an Thiamin deutlich.

Medikamente als Vitaminräuber

Die folgenden Medikamente können sich negativ auf die Vitaminversorgung auswirken.

- Orale Kontrazeptiva (»Pille«): B1, B2, B6, Niacin, B12, C, A, E, Folsäure
- Glukokortikoide: B1, B2, B6, C, D, Folsäure
- Thyroxin (Schilddrüsenhormon): B1, B2, B6, Folsäure, B12, C, A, E
- Indometacin: C
- Acetylsalicylsäure: B1, C, K, Folsäure

Und: Ältere Menschen müssen oft Medikamente einnehmen, die Vitamine abfangen. Es ist deshalb kein Wunder, dass etwa ein Viertel der über 70-Jährigen, so der aktuelle Ernährungsbericht der DGE, unterernährt sind. Etwa zwei Drittel der Senioren sind nicht ausreichend mit Vitaminen versorgt. Besonders kritisch sind die fettlöslichen Vitamine A und D sowie die B-Vitamine. Hier spielen die mangelnde Bewegung an frischer Luft und die Unterversorgung mit Lebensmitteln wie Vollkornprodukten, Milch, Fisch und Margarine die entscheidende Rolle.

In Multivitamintabletten wird statt Vitamin A oft auch das Provitamin Beta-Karotin verwendet, weil dabei keine Gefahr einer Überdosierung besteht.

Multivitaminpräparat – aber welches?

Wenn es darum geht, die Nahrung aus einem der oben genannten Gründe durch Vitamine zu ergänzen, sollten Sie zu einem Multivitaminpräparat greifen. Die handelsüblichen Vitaminpräparate enthalten bis zu 13 verschiedene Vitamine. Welche Vitamine in welcher Menge enthalten sind, steht auf der Packungsbeilage oder direkt auf der Verpackung. Nehmen Sie sich die Zeit, und studieren Sie die Angaben genau. Sie werden dabei erstaunliche Unterschiede feststellen können – und nicht immer ist ein hoher Preis auch ein Garant für ein optimales Präparat. Mit Multivitaminpräparaten, die die folgenden Vitamine mindestens in den angegebenen Mengen enthalten, können Sie Ihren Tagesbedarf decken:

- Vitamin B1 (Thiamin): 1,3 Milligramm
- Vitamin B2 (Riboflavin): 1,7 Milligramm
- Vitamin B6 (Pyridoxin): 1,8 Milligramm
- Vitamin B12 (Cyanocobalamin oder Cobalamin): 0,003 Milligramm (= 3 Mikrogramm)
- Folsäure: 400 Mikrogramm
- Nicotinsäureamid (auch Niacin oder Nikotinamid): 18 Milligramm
- Vitamin C (Ascorbinsäure): 125 Milligramm
- Vitamin E (Tocopherol): 15 bis 30 Milligramm
- Vitamin A (Retinol): 1,0 Milligramm = 3333 Internationale Einheiten (I. E.)

Oft finden sich zusätzlich noch Biotin und Pantothensäure. Die Vitamine D und K müssen in Multivitamintabletten nicht enthalten sein. Verzichtbar sind auch alle anderen Zusätze, die sich, aus welchen Gründen auch immer, in Multivitaminpräparate »einschmuggeln«. Dazu gehören beispielsweise Rutosid, Lecithin oder Methionin.

Wenn Sie Multivitamintabletten einnehmen, kann sich der Urin gelb färben. Das ist kein Grund zur Besorgnis. Die Farbe kommt von den ausgeschiedenen B-Vitaminen.

Vitamin A

Vitamin A – was ist das?

Die Menge an Vitamin A in einem Vitaminpräparat wird oft in Internationalen Einheiten (I. E.) angegeben). 3333 I. E. entsprechen der empfohlenen Tagesdosis von 1 Milligramm Vitamin A.

Vitamin A, auch Retinol genannt, ist ein fettlösliches Vitamin. Es kann dem Körper direkt oder in seiner chemischen Vorstufe, dem Beta-Karotin, zugeführt werden. Das Provitamin Beta-Karotin wird in der Darmwand in Vitamin A umgewandelt. Vitamin A wird in der Leber gespeichert. Ein Erwachsener kann etwa 60 Tage ohne Vitamin-A-Zufuhr auskommen und von diesem Vorrat zehren.

Wozu benötigt der Körper Vitamin A?

Vitamin A ist das »Augenvitamin« schlechthin, denn es ist ein wichtiger Bestandteil des Sehpigments. Es unterstützt die Sehkraft und schützt vor Nachtblindheit. Bei Vitamin-A-Mangel verschlechtert sich unser Sehvermögen. Retinol greift aber auch in die Zellreifung und -differenzierung ein. Dies macht sich vor allem an der Haut bemerkbar, denn Vitamin A fördert die Erneuerung von Hautzellen und unterstützt die Wundheilung. Wichtig ist es außerdem für die körperliche Entwicklung und das Wachstum.

Neuere Untersuchungen haben zudem gezeigt, dass eine optimale Versorgung des Körpers mit Vitamin A die Infektabwehr verbessert. Außerdem können Beta-Karotinoide ähnlich wie Vitamin E aggressiven Sauerstoffmolekülen den Garaus machen.

Vitamin A wird besser resorbiert als Beta-Karotin. So hat 1 Milligramm Vitamin A die gleiche Wirkung wie 2 Milligramm Beta-Karotin in Milch oder 12 Milligramm Beta-Karotin in gekochten passierten Karotten.

Vitamin-A-reiche Ernährung ist besonders günstig, wenn Sie unter Nachtblindheit, schwerer Akne oder einer Verhornungsstörung leiden. In diesen Fällen kann es auch nützlich sein, Vitamin A medikamentös zu ergänzen. Wegen der Gefahr einer Hypervitaminose sollten Sie dies jedoch mit Ihrem Arzt oder Apotheker besprechen!

Wo kommt Vitamin A vor?

Welche Nahrungsmittel größere Mengen an Vitamin A oder Beta-Karotinoiden enthalten, lässt sich leicht merken: alle, die (leicht) gelb gefärbt sind. Dazu gehören Karotten, Tomaten, grünes Gemüse, Leber, Butter, Milch, Käse und Eigelb. Das liegt daran, dass Beta-Karotinoide und Vitamin A selbst eine gelbliche Färbung haben. Der rotgelbe Pflanzenfarbstoff Karotin, ein ungesättigter Kohlenwasserstoff, gehört zur Gruppe der Karotinoide.

Kann Nahrung den Bedarf decken?

Die Deutsche Gesellschaft für Ernährung (DGE) empfiehlt 0,8 bis 1,0 Milligramm Retinol. Dies entspricht etwa 2,0 bis 12,0 Milligramm Beta-Karotin. Diese Menge lässt sich durch eine ausgewogene Ernährung problemlos erreichen. Der Körper kann Vitamin A allerdings nur aufnehmen, wenn er gleichzeitig auch mit Fett versorgt wird. Milch, Butter und Eier enthalten von Haus aus Fett und Vitamin A. Werden Karotten roh verzehrt, sollten sie mit Öl beträufelt oder zusammen mit einem Butterbrot verzehrt werden. Auch Karottensaft wird erst richtig gesund, wenn er mit einigen Spritzern Speiseöl versehen wird.

Vitamin A kann in hohen Mengen das ungeborene Kind im Mutterleib schädigen. Schwangere und Frauen, die schwanger werden können, sollten deshalb auf den übermäßigen Verzehr von Leber sowie auf die Einnahme hoch dosierter Vitamin-A-Präparate verzichten. Tagesdosen von über 10 000 I. E. dürfen von Schwangeren nicht eingenommen werden, Tagesdosen von über 25 000 I. E. sollten im gebärfähigen Alter nicht eingenommen werden.

Den Tagesbedarf an Vitamin A decken Sie mit

200 Gramm Spinat oder
200 Gramm Thunfisch oder
150 Gramm Mascarpone

Gefahren bei Überdosierung

Vitamin A kann sich im Fettgewebe einlagern. Deshalb können Vergiftungserscheinungen auftreten, wenn Sie über längere Zeit Lebertran oder hoch dosierte Vitamin-A-Präparate einnehmen. Die typischen Symptome sind Schwellung der Fuß- und Handgelenke, Haarausfall, Gewichtsverlust und Wasseransammlungen in den Unterschenkeln sowie Störungen des Menstruationszyklus. Wegen der schädigenden Wirkung hoher Vitamin-A-Dosen dürfen frei verkäufliche Arzneimittel nur eine begrenzte Menge an Vitamin A enthalten.

Vorbeugung und Behandlung von Krankheiten

Vitamin A gegen Krebs

Wer sich reichlich mit Obst und Gemüse ernährt, hat ein geringeres Risiko an Krebs zu erkranken – dies steht inzwischen fest. Verantwortlich dafür werden die Beta-Karotinoide gemacht, die zumindest in Tierversuchen eine Schutzwirkung zeigten. Die antioxidative Wirkung von Beta-Karotinoiden allein kann allerdings nicht der Grund sein, denn sie ist deutlich schwächer als die von Vitamin E. Woher die Schutzwirkung kommt, ist noch offen. Eine gezielte Behandlung oder Prävention von Krebserkrankungen mit Vitamin A ist allerdings nicht möglich.

Die B-Vitamine

Wenn die Haare übermäßig stark ausfallen, kann ein Vitamin-B1-Mangel dahinterstecken.

Unter die Bezeichnung »B-Vitamine« fallen zahlreiche Stoffe. Dass sie in einer Gruppe zusammengefasst werden, hat ausschließlich historische Gründe. Außer ihrer gemeinsamen Geschichte haben Sie nichts gemeinsam. Sie erfüllen unterschiedlichste Aufgaben und kommen in verschiedenen Nahrungsmitteln vor. Echten Vitamincharakter haben allerdings nur Thiamin (Vitamin B1), Riboflavin (Vitamin B2), Pyridoxin (Vitamin B6), Cobalamin (Vitamin B12), Nicotinsäure (Niacin) und Folsäure. Dagegen sind Pantothensäure, Inosit, Cholin und Orotsäure, die ebenfalls zum Vitamin-B-Komplex zählen, für den Menschen nicht essenziell – und damit keine Vitamine im engeren Sinn.
Der Begriff »Vitamin-B-Komplex« ist inzwischen veraltet. Man spricht heute von den B-Vitaminen.

Thiamin – Defizite bei Alkoholikern

Thiamin – was ist das?

Thiamin ist ein wasserlöslicher Stoff, der zur Gruppe der B-Vitamine gehört. Besser bekannt ist er unter der Bezeichnung »Vitamin B1«.

Wozu benötigt der Körper Thiamin?

Thiamin mischt beim Kohlenhydratstoffwechsel kräftig mit. Außerdem ist es für die Funktion der Nervenbahnen wichtig. Bei einem Mangel können Nervenschmerzen, Kribbeln und »Ameisenlaufen« in Armen und Beinen auftreten. Es kann sich aber auch eine Herzschwäche entwickeln. Ein schwerer Mangel an Vitamin B1 führt zu der Krankheit Beri-Beri, bei der Herz- und Nervenfunktionsstörungen vorkommen. Hierzulande tritt diese Vitaminmangelkrankheit jedoch nicht mehr auf.

Vitamine vertragen keine Hitze. Thiamin ist besonders empfindlich. Beim Garen kann es zu Verlusten bis zu 70 Prozent kommen.

Wo kommt Thiamin vor?

Getreide, Kartoffeln, Sojabohnen und Schweinefleisch sind besonders reich an Vitamin B1. Viel Vitamin B1 ist auch in Hefe enthalten.

Kann Nahrung den Bedarf decken?

Die Deutsche Gesellschaft für Ernährung (DGE) empfiehlt eine tägliche Dosis von 1,1 bis 1,3 Milligramm Thiamin. Diese Menge können Sie mit

der Ernährung zuführen. Sinnvoll ist eine Ergänzung der Nahrung mit Vitamin B1 bei Personen, die regelmäßig viel Alkohol trinken. Sie können insbesondere B-Vitamine schlecht aufnehmen und verwerten. Besser ist es natürlich, den Alkoholkonsum einzuschränken.
Auch Diabetiker, die unter Missempfindungen der Nervenbahnen oder an Nervenschmerzen leiden, profitieren von der zusätzlichen Einnahme von Vitamin B1.

Da Thiamin schlecht aufgenommen wird, sollten Sie bei Bedarf Benfotiamin einnehmen. Diese Vorstufe wird im Darm besser resorbiert und im Körper dann zu Vitamin B1 umgewandelt.

Den Tagesbedarf an Vitamin B1 decken Sie mit
200 Gramm Hühnerbrust oder
150 Gramm Sojabohnen oder
10 Gramm Bierhefe oder
60 Gramm Sonnenblumenkernen

▶ Eine Gefahr durch Überdosierung besteht bei Thiamin nicht, da überflüssige Mengen ausgeschieden werden.

Pyridoxin – das »Frauenvitamin«

Pyridoxin – was ist das?

Pyridoxin ist ein wasserlöslicher Stoff, der zur Gruppe der B-Vitamine gehört. Besser bekannt ist er allerdings unter seiner Bezeichnung »Vitamin B6«.

Vitamin B1 lässt sich auch als Mückenschutz einsetzen. Der ausgeprägte Geruch dieses Vitamins dringt nach der Einnahme durch die Poren und hält Mücken fern. Dieses Prinzip scheint allerdings nicht immer zu funktionieren. Probieren Sie es aus.

Wozu benötigt der Körper Pyridoxin?

Pyridoxin spielt eine wichtige Rolle beim Auf- und Abbau von Eiweißstoffen in unserem Körper. Es ist beteiligt an der Herstellung des roten Blutfarbstoffs Hämoglobin. Auch das Immunsystem kommt nicht ohne dieses Vitamin aus. Ein Mangel an Vitamin B6 zeigt sich vor allem an der Haut: Sie wird insbesondere im Gesicht trocken und kann sich entzünden. Auch depressive Verstimmungen lassen sich, speziell bei Frauen, manchmal auf einen Vitamin-B6-Mangel zurückführen.

Wo kommt Pyridoxin vor?

Pyridoxin ist keine Mangelware. Fleisch, Fisch und Vollkornprodukte, aber auch Weizenkeime, Honigmelonen und Feldsalat sind reich an Vitamin B6.

Kann Nahrung den Bedarf decken?

Die Deutsche Gesellschaft für Ernährung (DGE) empfiehlt Tagesdosen von 1,6 bis 1,8 Milligramm. Diese Menge lässt sich durch eine ausgewogene Ernährung problemlos erreichen. Deutlich mehr Pyridoxin, nämlich etwa doppelt so viel, benötigen allerdings Frauen während der Schwangerschaft. Auch Frauen, die die »Pille« schlucken, rutschen oft in ein Vitamin-B6-Defizit. Sie sollten vor allem auf pyridoxinreiche Ernährung achten bzw. dieses Vitamin gezielt ergänzen. Auch wer auf Glutamat überempfindlich reagiert, also unter dem »China-Restaurant-Syndrom« leidet, kann von einer zusätzlichen Pyridoxinzufuhr profitieren.

Den Tagesbedarf an Vitamin B6 decken Sie mit
200 Gramm Lachs oder
50 Gramm Weizenkeimen oder
170 Gramm Sojabohnen

Gefahren bei Überdosierung

Die Vitamine B1, B6 und B12 werden auch als neurotrope (nervenwirksame) Vitamine bezeichnet. Sie unterstützen die schmerzlindernde Wirkung von Schmerzmitteln.

Die Gefahr der Überdosierung besteht bei Vitamin B6 nicht, da überflüssige Mengen des wasserlöslichen Vitamins ausgeschieden werden. Kritisch scheint es erst ab Mengen von 500 Milligramm täglich zu werden, also etwa dem 500fachen der empfohlenen Tagesdosis.

Vorbeugung und Behandlung von Krankheiten

Pyridoxin gegen das prämenstruelle Syndrom

Viele Frauen leiden an den Tagen vor den Tagen darunter: Empfindlichkeit der Brust, Kopfschmerz, erhöhte Reizbarkeit, Blähungen – sie leiden unter dem prämenstruellen Syndrom. Manchen Frauen hilft die Einnahme von zweimal 100 Milligramm Pyridoxin über diese kritische Zeit hinweg. Diese Therapie ist allerdings nicht allgemein anerkannt.

Pyridoxin gegen Herz-Kreislauf-Erkrankungen

Ob und in welchen Dosen Vitamin B6 gegen Arteriosklerose und Herzinfarkt vorbeugen kann, lässt sich noch nicht genau sagen. Es gilt jedoch als vergleichsweise sicher, dass Pyridoxin zumindest einen positiven Einfluss auf das Geschehen in den Gefäßwänden hat. Der Hintergrund: Pyridoxin senkt im Zusammenspiel mit Folsäure die Menge an Homocystein im Blut, das als Risikofaktor für Herz-Kreislauf-Erkrankungen gilt. Wer viel Homocystein im Blut hat, so einige Wissenschaftler, entwickelt eher eine Arteriosklerose. Die Pyridoxinmengen, die die untersuchten Patienten schluckten, lagen mit bis zu fünf Milligramm täglich allerdings deutlich über den derzeitigen Empfehlungen.

Eine streng vegetarische Kost kann zu einem Vitamin-B12-Mangel führen, wenn sie über Jahre hinweg eingehalten wird. Vegetariern mangelt es übrigens häufig auch an Vitamin A.

Cobalamin – gegen die Blutarmut

Cobalamin – was ist das?

Cobalamine sind wasserlösliche Stoffe, die zur Gruppe der B-Vitamine gehören. Besser bekannt sind sie unter der Bezeichnung »Vitamin B12«. Die wichtigste Substanz ist das Cyanocobalamin.

Wozu benötigt der Körper Cobalamin?

Vitamin B12 ist an der Bildung von Nukleinsäuren beteiligt, die unser Körper für den Aufbau von Zellen benötigt. Ein Mangel an Cobalamin äußert sich in einer Form von Blutarmut, der perniziösen Anämie.

Wo kommt Cobalamin vor?

Vitamin B12 kommt nur in Fleisch oder Fisch sowie in Milchprodukten vor, nicht jedoch in pflanzlichen Nahrungsmitteln. Besonders reichhaltig sind Leber, Rind- und Schweinefleisch, Lachs, Hering oder Makrele, aber auch Eier, Käse und Quark.

Nur bei intakter Magenschleimhaut

Damit Vitamin B12 aus der Nahrung aufgenommen wird, muss es sich an den »intrinsic factor« binden, eine Substanz, die von der Magenschleimhaut produziert wird. Wird dieser »intrinsic factor« nicht mehr in ausreichenden Mengen hergestellt, etwa bei einer chronischen Magenschleimhautentzündung oder nach der Entfernung des Magens, kann kein Vitamin B12 mehr resorbiert werden – auch wenn die Mengen in der Nahrung noch so groß sind. Um eine Blutarmut zu verhindern, muss dann Cobalamin injiziert werden.

Kann Nahrung den Bedarf decken?

Die Deutsche Gesellschaft für Ernährung (DGE) empfiehlt als Tagesdosis 3,0 Mikrogramm Vitamin B12. Wer sich ausgewogen ernährt, wird diese Menge problemlos erreichen. Eine Ergänzung ist notwendig bei entsprechenden Erkrankungen des Magens oder des Dünndarms. Bei Vegetariern, die auch keine Milchprodukte zu sich nehmen, kann es langfristig zu einem Defizit kommen. Zumindest bei schwangeren Frauen, die sich streng vegetarisch ernähren, kann die zusätzliche Gabe von Vitamin B12 sinnvoll sein. Sprechen Sie mit Ihrem Arzt.

Den Tagesbedarf an Vitamin B12 decken Sie mit

150 Gramm Rinderfilet oder
100 Gramm Seelachs oder
5 Gramm Rinderleber oder
2 Eiern oder
100 Gramm Camembert

Gefahren bei Überdosierung

Eine Überdosierung ist bei Vitamin B12 nicht zu befürchten. Allerdings nimmt Cobalamin unter den wasserlöslichen Vitaminen eine Sonderstellung ein: Es wird in ganz erheblichen Mengen in der Leber gespeichert. Mangelerscheinungen treten deshalb auch nach einer operativen Entfernung des Magens erst nach ein bis zwei Jahren auf. So lange kann der Körper von den Reserven leben.

Bei Frauen, die über lange Zeit hormonelle Verhütungsmittel einnehmen oder extreme Schlankheitsdiäten machen, kann der Folsäurespiegel in den Keller gehen.

Folsäure – Versorgung oft mangelhaft

Folsäure – was ist das?

Folsäure ist ein wasserlöslicher Stoff, der zur Gruppe der B-Vitamine gehört. Andere, allerdings nicht geläufige Bezeichnungen sind Vitamin B9 und Pteroylglutaminsäure.

Wozu benötigt der Körper Folsäure?

Folsäure wird für die Bildung von Nukleinsäuren und damit für die Bildung der Zellkernsubstanz dringend benötigt. Es ist deshalb an allen Wachstumsprozessen im Körper beteiligt. Bei einem Mangel ist die Bildung neuer Zellen gestört. Das ungeborene Kind ist auf eine ausreichende Zufuhr von Folsäure besonders angewiesen. Ein Folsäuremangel kann zu einem Neuralrohrdefekt führen. Dabei handelt es sich um Schädigungen, die das Gehirn oder das Rückenmark betreffen, beispielsweise ein offener Rücken (Spina bifida).

In Deutschland kommen zwei von 1000 Kindern mit einem Neuralrohrdefekt zur Welt. Eine ausreichende Folsäurezufuhr während der Schwangerschaft kann dieses Risiko stark verringern.

Wo kommt Folsäure vor?

Folsäure kommt in nahezu allen Lebensmitteln vor. Besonders reichhaltig sind grüne Gemüse wie Feldsalat, Rosenkohl, Grünkohl, Lauch und Erbsen sowie Leber und Zitrusfrüchte.

Kann Nahrung den Bedarf decken?

Die Deutsche Gesellschaft für Ernährung (DGE) rät derzeit noch zu einer Tagesdosis von 0,3 Milligramm. Bereits diese Menge erreichen die meisten Deutschen nicht. So nehmen Frauen mit der Nahrung täglich nur etwa 0,25 Milligramm Folsäure zu sich. Es ist zu erwarten, dass aufgrund neuer Erkenntnisse die Empfehlungen künftig auf 0,4 Milligramm pro Tag erhöht werden. Um diese Menge zu erreichen, muss besonderer Wert auf eine folsäurereiche Ernährung gelegt werden.
Ganz wichtig ist Folsäure für Schwangere. Der tägliche Folsäurebedarf wird hier mit 0,8 Milligramm doppelt so hoch angesetzt. Dies lässt sich mit der Ernährung nicht mehr erreichen. Schwangere sollten deshalb vor allem in den ersten drei bis vier Schwangerschaftsmonaten zusätzlich zur Nahrung täglich 0,4 Milligramm Folsäure in Form von Tabletten zu sich nehmen. Da eine Deckung des Bedarfs schon in den ersten Wochen wichtig ist, also zu einem Zeitpunkt, an dem die Schwangerschaft oft noch gar nicht bekannt ist, gilt die Einnahme von Folsäurepräparaten deshalb auch für Frauen als sinnvoll, die eine Schwangerschaft planen.

Ein Folsäuremangel kann auch durch Medikamente hervorgerufen werden. Kritisch sind einige Antiepileptika und das Zytostatikum Methotrexat. Wer damit behandelt wird, sollte ebenfalls zusätzlich Folsäure einnehmen. Fragen Sie Ihren Arzt.

Den Tagesbedarf an Folsäure decken Sie mit

450 Gramm Erdbeeren oder
150 Gramm Rosenkohl oder
100 Gramm Hühnerleber oder
1000 Milliliter frisch gepresstem Orangensaft oder
80 Gramm Weizenkeimen

▶ Eine Überdosierung ist bei Folsäure nicht zu befürchten.

Vorbeugung und Behandlung von Krankheiten

Folsäure gegen Herz-Kreislauf-Erkrankungen

Ähnlich wie Pyridoxin kann Folsäure die Homocysteinspiegel im Blut, die das Risiko einer Arteriosklerose erhöhen, senken. Besonders günstig scheint die Wirkung zu sein, wenn Pyridoxin und Folsäure gleichzeitig eingenommen werden. Wer nun allerdings glaubt, mit Vitaminen sein Herzinfarktrisiko trotz hohen Blutdrucks, hoher Cholesterinwerte und Übergewichts senken zu können, der irrt. Wer sich vor Herz-Kreislauf-Erkrankungen wirklich schützen will, sollte rundum gesund leben. Nur an einer Ecke anzugreifen ist zu wenig.

Nicht nur Pflanzen, auch Kühe sind in der Lage, Vitamin C herzustellen – allerdings nur in geringen Mengen. 100 Milliliter Kuhmilch enthalten gerade einmal 1,6 Milligramm Ascorbinsäure.

Vitamin C

Vitamin C ist das Vitamin, das jeder kennt. Das schmälert seine Bedeutung jedoch keinesfalls.

Vitamin C – was ist das?

Weniger geläufig ist die chemische Bezeichnung von Vitamin C – nämlich Ascorbinsäure. Sie findet sich aber auf den meisten Vitaminpräparaten. Es handelt sich dabei um ein relativ kleines, wasserlösliches Molekül, das vor allem von Pflanzen, in geringen Mengen aber auch von den meisten Tieren hergestellt wird. Der Mensch hat diese Fähigkeit im Lauf der Evolution verloren.

Je mehr Ascorbinsäure eingenommen wird, desto weniger gelangt vom Darm ins Blut. Von 180 Milligramm Vitamin C werden noch bis zu 90 Prozent resorbiert, von drei Gramm dagegen nur noch etwa 40 Prozent.

Wozu benötigt der Körper Vitamin C?

Vitamin C ist für zahlreiche Stoffwechselvorgänge notwendig. Es unterstützt die Bildung von Kollagen, einem wesentlichen Bestandteil des Bindegewebes, fördert die Aufnahme von Eisen aus der Nahrung, unterstützt die Wundheilung und sorgt dafür, dass unser Immunsystem optimal funktioniert. Außerdem kann es als Antioxidans ähnlich wie Vitamin E vor aggressiven Sauerstoffradikalen schützen. Vitamin-C-Mangel führt zu Skorbut, einer Krankheit, an der früher vor allem Seefahrer litten: Bindegewebe wird nicht mehr richtig hergestellt, die Gefäße werden brüchig, das Zahnfleisch blutet, und die Zähne fallen aus. Hierzulande tritt jedoch kein Skorbut mehr auf.

Wo kommt Vitamin C vor?

Frisches Obst und Gemüse sind die Vitamin-C-Lieferanten Nummer eins. Wer denkt bei Vitamin C nicht sofort an Zitrusfrüche? Doch Zitronen und Orangen nehmen mit etwa 50 Milligramm Ascorbinsäure pro 100 Gramm allerdings einen mittleren Rang ein. Die Spitzenplätze belegen Sanddorn (450 Milligramm) und Johannisbeeren (180 Milligramm). Bei den Gemüsesorten sind Paprika (140 Milligramm) sowie Brokkoli und Grünkohl (je 110 Milligramm) besonders ergiebig.

Nehmen Sie Ascorbinsäure immer nach dem Essen ein. Sie wird dann vom Magen besser vertragen.

Kann Nahrung den Bedarf decken?

Über die Frage, wie viel Ascorbinsäure der Mensch täglich zu sich nehmen sollte, ist schon mancher wissenschaftliche Streit entbrannt. Vor allem der Nobelpreisträger Linus Pauling hat mit seiner Forderung nach Mengen zwischen drei und vier Gramm täglich für Furore gesorgt. Inzwischen ist es etwas ruhiger geworden. Die optimale Tagesdosis, so der momentane Wissensstand, liegt wahrscheinlich zwischen 100 und 200 Milligramm, mit Sicherheit jedoch unter 500 Milligramm. Die Deutsche Gesellschaft für Ernährung empfiehlt derzeit für Erwachsene noch eine Tagesdosis von 75 Milligramm. Es wird allerdings erwartet, dass diese Empfehlung in Kürze auf 100 bis 125 Milligramm erhöht wird – eine Menge, die sich mit der Nahrung problemlos erreichen lässt. Schwangere und Stillende sowie Raucher benötigen mehr Vitamin C. Aber auch sie können ihren Bedarf mit ausreichenden Mengen an frischem Obst und Gemüse decken.

Vitamin C kann die aus der Nahrung aufgenommene Menge an Eisen bis zum Zehnfachen erhöhen. Wer unter Eisenmangel leidet, sollte deshalb gleichzeitig mit den Mahlzeiten besonders viel Vitamin C, beispielsweise in Form von Orangensaft, zu sich nehmen.

Den Tagesbedarf an Vitamin C decken Sie mit

30 Gramm Sanddornbeeren (oder der entsprechenden Menge an Sanddornsaft) oder
300 Gramm Orangen (oder 200 Milliliter Orangensaft) oder
100 Gramm Paprika oder
200 Gramm Brokkoli

Gefahren bei Überdosierung

Vitamin C ist wasserlöslich und kann – im Gegensatz zu Vitamin E oder A – im Körper nicht gespeichert werden. Was überflüssig ist, wird daher mit dem Urin einfach ausgeschieden. Eine gefährliche Überdosierung ist deshalb so gut wie ausgeschlossen.

Vorbeugung und Behandlung von Krankheiten

Vitamin C gegen Erkältungskrankheiten

Ein Vitamin-C-Mangel schwächt unser Immunsystem. In »Erkältungszeiten« greifen deshalb viele Menschen zu Vitamin C, um sich vor einer Ansteckung zu schützen. Ob dies sinnvoll ist, war lange Zeit umstritten. Inzwischen gilt es als erwiesen, dass Vitamin C zumindest die Infektionsdauer verkürzen und dafür sorgen kann, dass es uns nicht ganz so schwer erwischt. Wichtig ist aber, Ascorbinsäure bereits bei den allerersten Symptomen einzunehmen. Ein Gramm Vitamin C pro Tag ist völlig ausreichend.

Wer zu Oxalatsteinen neigt, sollte die empfohlene Menge an Ascorbinsäure nicht wesentlich überschreiten.

Vitamin C gegen rheumatische Erkrankungen

Wer unter einer rheumatischen Erkrankung leidet, beispielsweise einer chronischen Polyarthritis oder auch einer Sehnenscheidenentzündung, sollte nicht nur ausreichend Vitamin E, sondern auch genügend Vitamin C zu sich nehmen. Ebenfalls wichtig ist eine optimale Versorgung mit Vitamin A und den Spurenelementen Selen und Zink, um die Bildung von entzündlichen Stoffen zu verringern.

Vitamin-C-Präparate

Wenn Sie Ihre Nahrung mit Vitamin C ergänzen wollen, um sich beispielsweise im Herbst vor einer Erkältung zu schützen, müssen Sie nicht unbedingt zu teuren Vitamin-C-Brausetabletten greifen. Ascorbinsäure in Form eines Pulvers, das es in der Apotheke zu kaufen gibt, erfüllt den gleichen Zweck und ist erheblich billiger.

In Deutschland werden hauptsächlich Babynahrung und Margarine mit Vitamin D angereichert.

Vitamin D

Vitamin D – was ist das?

Vitamin D ist ein Sammelbegriff, unter den verschiedene Substanzen mit einer Vitamin-D-Wirkung zusammengefasst werden. Am wichtigsten ist das Vitamin D3, auch Cholecalciferol genannt (synthetische Bezeichnung: Colecalciverol). Ebenfalls von Bedeutung ist Vitamin D2 (Ergocalciferol). Unser Körper kann das Vitamin D aus Cholesterin in der Haut selbst herstellen. Er benötigt dazu allerdings Sonnenlicht.

Wozu benötigt der Körper Vitamin D?

Vitamin D reguliert den Kalziumhaushalt. Es sorgt u. a. dafür, dass Knochen und Zähne ausreichend mit diesem Mineral versorgt werden. Ein Mangel an Vitamin D schwächt deshalb vor allem den Knochenaufbau. Erhalten Kinder zu wenig Vitamin D, kann sich eine Rachitis entwickeln. Bei Erwachsenen besteht die Gefahr einer Osteomalazie, d. h., die Knochen werden weich und sind nicht mehr so stabil.

Muttermilch und Kuhmilch enthalten zwar Vitamin D – die Mengen sind aber vor allem in den dunklen Wintermonaten oft nicht ausreichend für eine gesunde Entwicklung des Kindes. In Deutschland erhalten die Säuglinge gleichzeitig mit Vitamin D auch Fluorid, das den Knochen- und Zahnaufbau unterstützt.

Wo kommt Vitamin D vor?

Vitamin D ist hauptsächlich in Milchprodukten, Eigelb, Leber und Fisch enthalten. Vor allem Thunfisch ist Vitamin-D-reich. Ergosterin, die Vorstufe von Vitamin D2 (Ergocalciferol), findet sich in besonders hohen Mengen in der Hefe. Sie diente ursprünglich als Quelle für die Herstellung von Vitamin D.

Kann Nahrung den Bedarf decken?

Pro Tag benötigen wir, so die Deutsche Gesellschaft für Ernährung (DGE), 5,0 Mikrogramm Vitamin D. Erwachsene können diesen Bedarf durch selbst produziertes Vitamin D plus Vitamin D aus der Nahrung decken. Da unser Körper für die Herstellung von Vitamin D Sonnenlicht benötigt, können Mangelerscheinungen bei Personen auftreten, die sich überwiegend im Dunkeln aufhalten, z. B. Nacht- oder Bergarbeiter. Sie sollten in Absprache mit dem Arzt eventuell zusätzlich Vitamin D einnehmen. Auch wenn chronische Magen-Darm-Erkrankungen die Aufnahme von Vitamin D aus der Nahrung unmöglich machen, kann die Versorgungslage kritisch werden. Säuglinge und Kleinkinder kommen nicht ohne die Ergänzung von Vitamin D aus.

Gefahren bei Überdosierung

Vitamin D gehört zu den fettlöslichen Vitaminen, die sich im Körper anreichern können. Ein Zuviel an Vitamin D kann zu einer Überschwemmung des Bluts mit Kalziumionen führen. Wenn man sehr lange zu viel Vitamin D einnimmt, kann dies zu einer Entkalkung der Knochen führen. Eine Überdosierung mit der Nahrung ist allerdings kaum möglich. Bei Vitamin-D-Tabletten sollten Sie sich dagegen genau an die Einnahmevorschriften halten. Tabletten, die mehr als 25 Mikrogramm Vitamin D enthalten, gibt es ohnehin nur auf Rezept.

Vorbeugung und Behandlung von Krankheiten

Vitamin D als Rachitisprophylaxe

Die Empfehlungen sind eindeutig: Um einer Rachitis, also einem mangelhaften Knochenaufbau, vorzubeugen, sollten Säuglinge während des ersten Lebensjahrs zusätzlich zur Brust- oder Flaschennahrung Vitamin D erhalten. Die Dosis muss der Kinderarzt bestimmen. In der Regel werden täglich 500 Internationale Einheiten Vitamin D verabreicht. Dies entspricht einer Menge von 0,0125 Milligramm Cholecalciferol. Seit die Rachitisprophylaxe konsequent bei allen Neugeborenen durchgeführt wird, ist diese Knochenkrankheit in Deutschland nahezu ausgestorben.

Außer Vitamin E wirken auch Vitamin C und Beta-Karotin antioxidativ. Da Vitamin E im Gegensatz zu Vitamin C fettlöslich ist, kann es auch in den Zellmembranen von Körperzellen die Zerstörung von Fettsäuren verhindern.

Vitamin D gegen Osteoporose

Bei älteren Menschen, die an Osteoporose (Knochenschwund) leiden, ist es günstig, zusätzlich zu Kalzium auch Vitamin D zu verabreichen. Sprechen Sie mit Ihrem Arzt.

Vitamin E

Vitamin E hatte in den letzten zehn Jahren in der Medizin seinen großen Auftritt. Nachdem es lange Zeit überwiegend als zwar notwendiges, aber wenig auffälliges Vitamin sein Dasein fristete, wurden nun seine äußerst positiven Eigenschaften entdeckt und gezielt zum Nutzen der Gesundheit eingesetzt. Entsprechend viele große Untersuchungen wurden in den vergangenen Jahren mit Vitamin E durchgeführt. Ergebnis: Vitamin E ist nicht nur notwendig, um einen reibungslosen Ablauf unserer Körperfunktionen zu garantieren. Mit Vitamin E lassen sich auch Krankheiten gezielt verhindern oder unterstützend behandeln.

Vitamin E – was ist das?

Unter den Begriff »Vitamin E« oder »Tocopherole« fallen eine Reihe von fettlöslichen Substanzen – Alpha-, Beta-, Gamma- und Delta-Tocopherol. Sie werden ausschließlich in Pflanzen synthetisiert. Die weitaus größte biologische Wirkung und damit die größte Bedeutung für unseren Organismus besitzt das Alpha-Tocopherol.

Wozu benötigt der Körper Vitamin E?

Unser Körper ist ständig bestimmten aggressiven Molekülen ausgesetzt; dies sind die so genannten freien Radikale (siehe auch den Kasten Seite 358), die zerstörerisch in den Zellstoffwechsel eingreifen und Gewebe zerstören. Der Organismus verfügt aber über eine Reihe von Abwehrmechanismen, um sich vor diesen Angriffen zu schützen. Dazu gehören verschiedene Enzyme und auch antioxidativ wirksame Substanzen. Vitamin E besitzt solche antioxidativen Eigenschaften. Es kann aus den angriffslustigen Stoffen völlig ungefährliche Substanzen machen und so Zellen und Gewebestrukturen schützen. Vitamin E wird deshalb auch oft als Radikalefänger bezeichnet.

Raucher haben einen erhöhten Vitamin-E-Bedarf. Sie benötigen aber auch besonders viel Vitamin C.

Wo kommt Vitamin E vor?

Die beste Vitamin-E-Quelle sind Pflanzenöle wie Weizenkeimöl und Sonnenblumenöl, da sie besonders viel wertvolles Alpha-Tocopherol enthalten. Sojaöl ist zwar ebenfalls reich an Vitamin E, doch der Anteil an Alpha-Tocopherol ist gering, so dass das Öl zumindest im Hinblick auf die Vitaminversorgung nicht besonders hochwertig ist. Ebenfalls viel Vitamin E findet sich in Vollkorngetreideprodukten, Eiern, Nüssen, Mandeln und verschiedenen Gemüsesorten, beispielsweise Fenchel, Schwarzwurzeln oder Wirsing. Weitere Vitamin-E-Lieferanten sind Kaviar und Aal.

Vitamin E sollte immer gleichzeitig mit Vitamin C eingenommen werden. Vitamin C, das selbst antioxidative Eigenschaften besitzt, kann verbrauchtes Alpha-Tocopherol wieder einsatzfähig machen.

Kann Nahrung den Bedarf decken?

Die Deutsche Gesellschaft für Ernährung (DGE) empfiehlt derzeit noch eine Tagesdosis von 12,0 Milligramm Vitamin E. Es ist allerdings zu erwarten, dass aufgrund neuer Erkenntnisse die empfohlene Menge in Kürze auf 15 bis 30 Milligramm angehoben werden wird. Diese Vitamin-E-Mengen können mit der täglichen Nahrung erreicht werden, wenn konsequent auf eine ausreichende Tocopherolzufuhr geachtet wird, beispielsweise durch die regelmäßige Verwendung von Sonnenblumenöl.

Den Tagesbedarf an Vitamin E decken Sie mit

1 Esslöffel Weizenkeimöl oder
2 1/2 Esslöffeln Sonnenblumenöl oder
100 Gramm Haselnüssen

Gefahren bei Überdosierung

Da Vitamin E zu den fettlöslichen Vitaminen gehört, reichert es sich im Fettgewebe an. Tagesdosen bis zu maximal 1000 Milligramm sind unproblematisch. Hohe Mengen können dagegen Übelkeit, Erbrechen, Kopfschmerzen, Schwindelgefühl und Zahnfleischbluten auslösen.

Diabetiker haben ein hohes Risiko, an einer Arteriosklerose zu erkranken und einen Herzinfarkt zu erleiden. Patienten, die an der Zuckerkrankheit leiden, ist deshalb eine ausreichende Vitamin-E-Zufuhr besonders zu empfehlen.

Vorbeugung und Behandlung von Krankheiten

Vitamin E gegen Arteriosklerose

Hohe Cholesterinspiegel sind immer kritisch. Cholesterinmoleküle können sich in der Gefäßwand ablagern und das Gefäß allmählich verschließen. Seit einiger Zeit weiß man, dass Cholesterin nur gefährlich ist, wenn es oxidiert ist. Denn nur oxidiertes Cholesterin wird von den

Antioxidanzien gegen Radikale

Viele Zellen in unserem Körper reagieren empfindlich auf so genannte Radikale. Bei diesen Substanzen handelt es sich um sehr reaktionsfreudige Moleküle, z. B. Hydroperoxide, die andere Substanzen oxidieren können, d. h., sie zerstören Zellen und Gewebe. Diese Radikale können bei Stoffwechselprozessen direkt in unserem Körper entstehen, bilden sich aber auch unter dem Einfluss äußerer Faktoren. So fördern bestimmte Nahrungsbestandteile, z. B. Nitrosamine, Zigarettenrauch oder UV-Strahlen, die Entstehung reaktiver Substanzen. Vieles spricht inzwischen dafür, dass Radikale im Körper großen Schaden anrichten und verschiedenste krank machende Prozesse ins Rollen bringen können. So fördern sie die Entstehung von Arteriosklerose, entzündlichen rheumatischen Erkrankungen und bösartigen Tumoren. Auch am grauem Star sowie an Hirnfunktionsstörungen im Alter scheinen sie nicht ganz unbeteiligt zu sein. Antioxidanzien können die Wirkung dieser Radikale verringern, indem sie sie schachmatt setzen. Dabei verbrauchen sich die Antioxidanzien allerdings. Es müssen deshalb dem Körper immer ausreichend hohe Mengen angeboten werden.

Makrophagen, den »Fresszellen« unseres Immunsystems, aufgenommen und zu so genannten Schaumzellen umgewandelt. Sie erst setzen sich in der Gefäßwand fest und bringen den arteriosklerotischen Prozess in Gang. Vitamin E kann die Oxidation von Cholesterin verhindern und so wirksam vor Arteriosklerose, Herzinfarkt und Schlaganfall schützen.

- Wenn Sie gesund sind und das Risiko einer Arteriosklerose senken wollen, sollten Sie täglich 200 Milligramm Tocopherol zusätzlich zur Nahrung einnehmen.
- Wer bereits an einer Arteriosklerose leidet, für den scheint Vitamin E doppelt wichtig zu sein. Untersuchungen haben nämlich gezeigt, dass die Herzinfarktrate bei Patienten mit einer Arteriosklerose durch Vitamin E gesenkt werden kann. Um einem Herzinfarkt vorzubeugen, sind allerdings Tagesdosen von 400 Milligramm, besser noch 800 Milligramm Vitamin E notwendig.

Auch wenn Sie Vitamin E zusätzlich einnehmen, sollten Sie auf eine ausgewogene Ernährung und eine gesunde Lebensweise achten. Gleiches gilt für die Medikamente, die Ihnen der Arzt verordnet hat. Bestimmte Arzneimittel müssen Sie auf jeden Fall weiter einnehmen. Acetylsalicylsäure, Beta-Blocker, ACE-Hemmer oder Diuretika können durch Vitamin E nicht ersetzt, sondern allenfalls ergänzt werden.

Vitamin E gegen rheumatische Erkrankungen

Erkrankungen des Bewegungsapparats basieren oft auf einem Entzündungsprozess in den Gelenken, der durch Sauerstoffradikale unterstützt und vorangetrieben wird. Vor diesem Hintergrund gilt es inzwischen als »vernünftig«, Vitamin E bei entzündlichen Gelenkerkrankungen einzusetzen. Denn Patienten mit bestimmten Erkrankungen des rheumatischen Formenkreises benötigen aufgrund des chronischen Entzündungsprozesses generell mehr Vitamin E. Außerdem lässt sich wohl auch der Krankheitszustand bessern. Die notwendigen Mengen liegen dabei deutlich über den generell empfohlenen Tagesdosen. Bis zu täglich 1,2 Gramm sind im Gespräch. Als empfehlenswert für die unterstützende Behandlung gelten derzeit Mengen zwischen 600 und 900 Milligramm pro Tag.

Vitamin E gegen Krebs und für das Immunsystem

Auch bei der Entstehung bösartiger Tumorzellen sind freie Radikale beteiligt. Bislang gibt es allerdings noch keinen eindeutigen Nachweis, dass mit Antioxidanzien auch einer Krebserkrankung vorgebeugt werden kann. Für Krebspatienten ist dennoch der reichliche Verzehr von Früchten und Gemüse – also von Vitamin C, E und Beta-Karotin – zu empfehlen.

Vitamin-A-Präparate

Handelsname	Darreichungsform	Inhaltsstoffe
A-Mulsin forte *Rp*	Emulsion zum Einnehmen	1 ml Emulsion enthält 30 000 I. E. (Internationale Einheiten) Vitamin A
A-Vicotrat *Rp*	Kapseln, Tropfen	1 Kapsel enthält 50 000 I. E. Vitamin A 1 ml Tropfenlösung enthält 40 000 I. E. Vitamin A
Vitamin-A-Kapseln (Twardy)	Kapseln	1 Kapsel enthält 6000 I. E. Vitamin A
Vitamin-A-Saar	Dragees	1 Dragee enthält 10 000 I. E. Vitamin A
Vitamin A 30 000 I. E. Jenapharm *Rp*	Kapseln	1 Kapsel enthält 30 000 I. E. Vitamin A (Retinolpalmitat)

Indikationen	(Mögliche) Nebenwirkungen	Hinweise, Kontraindikationen
Vitamin-A-Mangelzustände, Nachtblindheit	Gefahr einer Hypervitaminose; es empfiehlt sich, behandlungsfreie Intervalle einzulegen	Enthält etwa das 10fache der empfohlenen Tagesdosis; keine Anwendung während der Schwangerschaft; nicht bei einer Hypervitaminose anwenden; vor der Einnahme grundsätzlich Arzt oder Apotheker befragen
Vitamin-A-Mangelzustände (z. B. entsprechende Hauterkrankungen), Verbesserung der Nachtsehschärfe	Gefahr einer Hypervitaminose; es empfiehlt sich, behandlungsfreie Intervalle einzulegen	Enthält etwa das 15fache der empfohlenen Tagesdosis; keine Anwendung während der Schwangerschaft; nicht bei einer Hypervitaminose anwenden; nicht gleichzeitig mit Retinoiden zur Behandlung von Akne einnehmen; vor der Einnahme Arzt oder Apotheker befragen
Sehschwäche, Augenmüdigkeit, Sehstörung in der Dämmerung, Nachtblindheit	Gefahr einer Hypervitaminose (relativ gering); es empfiehlt sich dennoch, behandlungsfreie Intervalle einzulegen	Enthält etwa das Doppelte der empfohlenen Tagesdosis; keine Anwendung während der Schwangerschaft
Therapie und Vorbeugung von Vitamin-A-Mangelzuständen	Gefahr einer Hypervitaminose (relativ gering); es empfiehlt sich dennoch, behandlungsfreie Intervalle einzulegen	Enthält etwa das 3fache der empfohlenen Tagesdosis; keine Anwendung während der Schwangerschaft
Therapie und Vorbeugung von Vitamin-A-Mangelzuständen	Gefahr einer Hypervitaminose; es empfiehlt sich, behandlungsfreie Intervalle einzulegen	Enthält etwa das 10fache der empfohlenen Tagesdosis; keine Anwendung während der Schwangerschaft; nicht bei einer Hypervitaminose anwenden; vor der Einnahme grundsätzlich Arzt oder Apotheker befragen

Vitamin-B-Präparate (Vitamin B1)		
Handelsname	**Darreichungsform**	**Inhaltsstoffe**
Aneurin-AS	Filmtabletten, Dragees	1 Filmtablette enthält 50 mg Thiamin 1 Dragee enthält 100 mg Thiamin
B1-Vicotrat	Dragees	1 Dragee enthält 100 mg Thiamin
Benfogamma 50 / -150	Dragees	1 Dragee enthält 50 mg / 150 mg Benfotiamin
Betabion 10 / -100	Tabletten	1 Tablette enthält 10 mg / 100 mg Thiamin
Vitamin B1-ratiopharm	Tabletten	1 Tablette enthält 200 mg Thiamin

Indikationen	(Mögliche) Nebenwirkungen	Hinweise, Kontraindikationen
Vitamin-B1-Mangelzustände, die durch Ernährung nicht behoben werden können, beispielsweise durch längere Mangel- oder Fehlernährung, Nulldiät, chronischen Alkoholismus und Resorptionsstörungen	Überempfindlichkeitsreaktionen, in Einzelfällen Schweißausbrüche, Herzklopfen, Juckreiz, Nesselsucht	Anwendung während Schwangerschaft und Stillzeit nur nach Rücksprache mit dem Arzt; durch Alkohol, schwarzen Tee und Antacida wird die Aufnahme beeinträchtigt
Behandlung und Vorbeugung von Vitamin-B1-Mangelzuständen	Überempfindlichkeitsreaktionen, in Einzelfällen Schweißausbrüche, Herzklopfen, Juckreiz, Nesselsucht	Durch Alkohol, schwarzen Tee und Antacida wird die Aufnahme beeinträchtigt
Behandlung und Vorbeugung von Vitamin-B1-Mangelzuständen	In Einzelfällen Überempfindlichkeitsreaktionen der Haut	Benfotiamin ist die Vorstufe von Vitamin B1, aus dem der Körper selbst Thiamin herstellen kann (wird besser resorbiert als Thiamin selbst)
Betabion 10 wird zur Vorbeugung, Betabion 100 zur Behandlung von Vitamin-B1-Mangelzuständen eingesetzt	Überempfindlichkeitsreaktionen, in Einzelfällen Schweißausbrüche, Herzklopfen, Juckreiz, Nesselsucht	Durch Alkohol, schwarzen Tee und Antacida wird die Aufnahme beeinträchtigt
Vitamin-B1-Mangelzustände	Überempfindlichkeitsreaktionen, in Einzelfällen Schweißausbrüche, Herzklopfen, Juckreiz, Nesselsucht	Durch Alkohol, schwarzen Tee und Antacida wird die Aufnahme beeinträchtigt

Vitamin-B-Präparate (Vitamin B6)

Handelsname	Darreichungsform	Inhaltsstoffe
B6-Vicotrat / -forte	Tabletten	1 Tablette enthält 40 mg / 300 mg Pyridoxin
Bonasanit	Tabletten	1 Tablette enthält 100 mg Pyridoxin
Hexobion 100	Tabletten	1 Tablette enthält 100 mg Pyridoxin
Vitamin B6-ratiopharm	Filmtabletten	1 Filmtablette enthält 40 mg Pyridoxin

Vitamin-B-Präparate (Folsäure)

Handelsname	Darreichungsform	Inhaltsstoffe
Lafol	Kapseln	1 Kapsel enthält 0,4 mg Folsäure

Indikationen	(Mögliche) Nebenwirkungen	Hinweise, Kontraindikationen
Vorbeugung und Behandlung von Vitamin-B6-Mangelzuständen, z. B. prämenstruelles Syndrom	Keine bekannt	Anwendung während Schwangerschaft und Stillzeit nur nach Rücksprache mit dem Arzt; Patienten, die L-Dopa, Isoniazid, D-Penicillamin oder Cycloserin einnehmen, sollten kein hoch dosiertes Vitamin-B6-Präparat einnehmen
Vorbeugung und Behandlung von Vitamin-B6-Mangelzuständen, z. B. prämenstruelles Syndrom	Keine bekannt	Anwendung während Schwangerschaft und Stillzeit nur nach Rücksprache mit dem Arzt; keine gleichzeitige Einnahme von L-Dopa, Isoniazid, D-Penicillamin oder Cycloserin
Vorbeugung und Behandlung von Vitamin-B6-Mangelzuständen, z. B. prämenstruelles Syndrom	Keine bekannt	Anwendung während Schwangerschaft und Stillzeit nur nach Rücksprache mit dem Arzt; keine gleichzeitige Einnahme von L-Dopa, Isoniazid, D-Penicillamin oder Cycloserin
Vorbeugung und Behandlung von Vitamin-B6-Mangelzuständen, z. B. prämenstruelles Syndrom	Keine bekannt	Anwendung während Schwangerschaft und Stillzeit nur nach Rücksprache mit dem Arzt; keine gleichzeitige Einnahme von L-Dopa, Isoniazid, D-Penicillamin oder Cycloserin

Indikationen	(Mögliche) Nebenwirkungen	Hinweise, Kontraindikationen
Vorbeugung von Folsäuremangelzuständen bei gesteigertem Bedarf (z. B. Schwangerschaft, Stillzeit)	In Einzelfällen Magen-Darm-Beschwerden, allergische Reaktionen	Ideal zur Nahrungsergänzung für Frauen in den ersten 3 bis 4 Schwangerschaftsmonaten sowie für alle Frauen, die eine Schwangerschaft planen

Vitamin-B-Präparate (Biotin)

Handelsname	Darreichungsform	Inhaltsstoffe
BIO-H-TIN / -5 mg	Tabletten	1 Tablette enthält 2,5 mg / 5 mg Biotin
Gabunat	Kapseln	1 Kapsel enthält 5 mg Biotin
Priorin Biotin	Tabletten	1 Tablette enthält 2,5 mg Biotin

Vitamin-D-Präparate

Handelsname	Darreichungsform	Inhaltsstoffe
D-Mulsin	Emulsion zum Einnehmen	1 ml enthält 6000 I. E. Colecalciferol

Indikationen	(Mögliche) Nebenwirkungen	Hinweise, Kontraindikationen
Gegen brüchige, dünne Haare, Haarspliss, brüchige Nägel, die durch einen Biotinmangel verursacht sind	Keine bekannt	Keine bekannt
Gegen brüchige, dünne Haare, Haarspliss, brüchige Nägel, die durch einen Biotinmangel verursacht sind	Keine bekannt	Keine bekannt
Gegen brüchige, dünne Haare, Haarspliss, brüchige Nägel, die durch einen Biotinmangel verursacht sind	Keine bekannt	Keine bekannt

Indikationen	(Mögliche) Nebenwirkungen	Hinweise, Kontraindikationen
Vitamin-D-Prophylaxe beim Säugling, vorbeugend bei erkennbarem Risiko einer Vitamin-D-Mangelkrankheit wie Osteomalazie; unterstützend zur Behandlung der Osteoporose, vorbeugend bei Resorptionsstörungen	Magen-Darm-Beschwerden wie Übelkeit und Erbrechen, vermehrter Harndrang	Bei Überdosierung Risiko der Kalziumüberschwemmung des Bluts und der Verkalkung von anderen Geweben (z. B. der Nieren); Vitamin-D-Präparate gehören deshalb in die Hand des Arztes, insbesondere während Schwangerschaft und Stillzeit; bei eingeschränkter Beweglichkeit (z. B. durch Gipsverband) keine hoch dosierte Vitamin-D-Therapie durchführen; nicht bei Milchzucker- oder Galactoseunverträglichkeit einnehmen

Vitamin-D-Präparate		
Handelsname	**Darreichungsform**	**Inhaltsstoffe**
D-Tracetten *Rp*	Tabletten	1 Tablette enthält 10 000 I. E. Colecalciferol
Ospur D3	Tabletten	1 Tablette enthält 1000 I. E. Colecalciferol
Vigantoletten 500 / -1000	Tabletten	1 Tablette enthält 500 I. E. / 1000 I. E. Colecalciferol

Indikationen	(Mögliche) Nebenwirkungen	Hinweise, Kontraindikationen
Vitamin-D-Mangelzustände, unterstützend für die Osteoporosetherapie	Magen-Darm-Beschwerden wie Übelkeit und Erbrechen, vermehrter Harndrang	Hoch dosiertes Vitamin-D-Präparat; bei Überdosierung Risiko der Kalziumüberschwemmung des Bluts und der Verkalkung von anderen Geweben (z. B. der Nieren); Vitamin-D-Präparate gehören deshalb in die Hand des Arztes, insbesondere während Schwangerschaft und Stillzeit; bei eingeschränkter Beweglichkeit (z. B. durch Gipsverband) keine hoch dosierte Vitamin-D-Therapie durchführen; nicht bei Milchzucker- oder Galactoseunverträglichkeit einnehmen
Unterstützend für die Osteoporosebehandlung, Therapie von Rachitis und Osteomalazie, Rachitisprophylaxe beim Säugling, vorbeugend bei Resorptionsstörungen	Magen-Darm-Beschwerden wie Übelkeit und Erbrechen, vermehrter Harndrang	Bei Überdosierung Risiko der Kalziumüberschwemmung des Bluts und der Verkalkung von anderen Geweben (z. B. der Nieren); Vitamin-D-Präparate gehören deshalb in die Hand des Arztes, insbesondere während Schwangerschaft und Stillzeit; bei eingeschränkter Beweglichkeit (z. B. durch Gipsverband) keine hoch dosierte Vitamin-D-Therapie durchführen
Rachitisprophylaxe, Vorbeugung gegen Osteomalazie bei gefährdeten Erwachsenen, unterstützend für die Osteoporosebehandlung	Magen-Darm-Beschwerden wie Übelkeit und Erbrechen, vermehrter Harndrang	Bei Überdosierung Risiko der Kalziumüberschwemmung des Bluts und der Verkalkung von anderen Geweben (z. B. der Nieren); Vitamin-D-Präparate gehören deshalb in die Hand des Arztes; bei eingeschränkter Beweglichkeit (z. B. durch Gipsverband) keine hoch dosierte Vitamin-D-Therapie durchführen; bei der Herstellung von Vigantoletten wird weder Kuhmilcheiweiß noch Milchzucker verwendet

Vitamin-D-Präparate		
Handelsname	**Darreichungsform**	**Inhaltsstoffe**
Vigorsan 500 / -1000	Tabletten	1 Tablette enthält 500 I. E. / 1000 I. E. Colecalciferol
Vitamin-D3-Hevert	Tabletten	1 Tablette enthält 1000 I. E. Colecalciferol

Vitamin-E-Präparate		
Handelsname	**Darreichungsform**	**Inhaltsstoffe**
Ephynal	Kaudragees	1 Dragee enthält 100 I. E. Alpha-Tocopherol

Indikationen	(Mögliche) Nebenwirkungen	Hinweise, Kontraindikationen
Rachitisprophylaxe, unterstützend für die Osteoporosebehandlung	Magen-Darm-Beschwerden wie Übelkeit und Erbrechen, vermehrter Harndrang	Bei Überdosierung Risiko der Kalziumüberschwemmung des Bluts und der Verkalkung von anderen Geweben (z. B. der Nieren); Vitamin-D-Präparate gehören deshalb in die Hand des Arztes, insbesondere während Schwangerschaft und Stillzeit; bei eingeschränkter Beweglichkeit (z. B. durch Gipsverband) keine hoch dosierte Vitamin-D-Therapie durchführen; nicht bei Milchzucker- oder Galactoseunverträglichkeit einnehmen
Unterstützend für die Osteoporosebehandlung, Therapie von Rachitis und Osteomalazie, Rachitisprophylaxe beim Säugling, vorbeugend bei Resorptionsstörungen	Magen-Darm-Beschwerden wie Übelkeit und Erbrechen, vermehrter Harndrang	Bei Überdosierung Risiko der Kalziumüberschwemmung des Bluts und der Verkalkung von anderen Geweben (z. B. der Nieren); Vitamin-D-Präparate gehören deshalb in die Hand des Arztes, insbesondere während Schwangerschaft und Stillzeit; bei eingeschränkter Beweglichkeit (z. B. durch Gipsverband) keine hoch dosierte Vitamin-D-Therapie durchführen; nicht bei Milchzucker- oder Galactoseunverträglichkeit einnehmen

Indikationen	(Mögliche) Nebenwirkungen	Hinweise, Kontraindikationen
Vitamin-E-Mangelzustände, unterstützend bei rheumatischen Erkrankungen und Herz-Kreislauf-Störungen	In hohen Dosen Magen-Darm-Beschwerden möglich	Eisenpräparate müssen um mehrere Stunden zeitlich versetzt eingenommen werden

Vitamin-E-Präparate		
Handelsname	**Darreichungsform**	**Inhaltsstoffe**
Eusovit 300	Kapseln	1 Kapsel enthält 300 I. E. Alpha-Tocopherol
Evit 200 / -400	Kapseln	1 Kapsel enthält 200 mg / 400 mg Alpha-Tocopherol
Evit-Geritan	Kapseln	1 Kapsel enthält 1400 mg Destillat aus Pflanzenölen mit Alpha-Tocopherol
Optovit / -forte / -fortissimum	Kapseln	1 Kapsel enthält 100 I. E. / 200 I. E. / 500 I. E. Destillat aus Pflanzenöl mit Alpha-Tocopherol
Spondyvit	Kapseln	1 Kapsel enthält 544 I. E. Alpha-Tocopherol
Vitamin-E-Natur-Kapseln EVI-Mirale	Kapseln	1 Kapsel enthält 135 mg Alpha-Tocopherol (≙ 200 I. E. natürlichem Vitamin E)

Indikationen	(Mögliche) Nebenwirkungen	Hinweise, Kontraindikationen
Vitamin-E-Mangelzustände, unterstützend bei rheumatischen Erkrankungen und Herz-Kreislauf-Störungen	In hohen Dosen Magen-Darm-Beschwerden möglich	Eisenpräparate müssen um mehrere Stunden zeitlich versetzt eingenommen werden
Vitamin-E-Mangelzustände, unterstützend bei rheumatischen Beschwerden und Herz-Kreislauf-Störungen	In hohen Dosen Magen-Darm-Beschwerden möglich	Eisenpräparate müssen um mehrere Stunden zeitlich versetzt eingenommen werden
Therapie von Vitamin-E-Mangelzuständen, unterstützend bei rheumatischen Beschwerden und Herz-Kreislauf-Störungen	In hohen Dosen Magen-Darm-Beschwerden möglich	Eisenpräparate müssen um mehrere Stunden zeitlich versetzt eingenommen werden
Leistungssteigerung, Vitamin-E-Mangelzustände, in hohen Dosen unterstützend bei rheumatischen Beschwerden und Herz-Kreislauf-Störungen	In hohen Dosen Magen-Darm-Beschwerden möglich	Eisenpräparate müssen um mehrere Stunden zeitlich versetzt eingenommen werden
Vitamin-E-Mangelzustände, unterstützend bei rheumatischen Beschwerden und Herz-Kreislauf-Störungen	In hohen Dosen Magen-Darm-Beschwerden möglich	Eisenpräparate müssen um mehrere Stunden zeitlich versetzt eingenommen werden
Therapie von Vitamin-E-Mangelzuständen	In hohen Dosen Magen-Darm-Beschwerden möglich	Natürliches Vitamin E, das aus Pflanzenölen gewonnen wird; Eisenpräparate müssen um mehrere Stunden zeitlich versetzt eingenommen werden

Mineralwasser – pur aus der Natur

Auch unser Trinkwasser enthält je nach Herkunft verschiedene Mengen an Mineralien und Spurenelementen. Will man, beispielsweise in der Forschung oder für das Bügeleisen, »nur« Wasser, muss es demineralisiert werden.

Mineralwässer können durchaus zu den Naturheilmitteln gezählt werden. Der Griff zur Mineralwasserflasche gilt als die beste Möglichkeit, den Flüssigkeitshaushalt aufrechtzuerhalten und Mineralstoffdefizite auszugleichen. Ein Blick in die Regale von Getränkemärkten und Lebensmittelläden macht allerdings schnell deutlich: Beim Mineralwasser hat der Verbraucher die Qual der Wahl. Das Angebot an »Wasser in Flaschen« ist riesig. Auf den ersten Blick sieht zwar eine Flasche aus wie die andere, doch in Mineralwasserflaschen gibt es nicht nur reines Wasser, sondern auch Mineralien und Spurenelemente – in unterschiedlichen Mengen. Erst beim genauen Studium des Etiketts lassen sich die feinen Unterschiede erkennen. Wer sie kennt, kann sich den gesundheitlichen Nutzen des Wassers selbst zunutze machen.

Mineralwasser, Quellwasser, Tafelwasser

Mineralwasser

Das natürliche Mineralwasser stammt aus einem unterirdischen, vor Verunreinigungen geschützten Wasservorkommen. Es ist von »ursprünglicher Reinheit«, d. h., alle darin enthaltenen Stoffe müssen natürlichen Ursprungs sein. Die Ausnahmen von der Regel: Schwefel und Eisen dürfen entfernt und der Kohlensäuregehalt darf verändert werden. Außerdem müssen natürliche Mineralwässer ernährungsphysiologische Eigenschaften besitzen. Dies ist der Fall, wenn sie mehr als 1000 Milligramm gelöste Mineralstoffe oder mindestens 250 Milligramm Kohlendioxid pro Liter enthalten. Die wichtigsten Mineralien sind Kalzium, Magnesium, Natrium und Kalium. Von Bedeutung sind außerdem die Sulfate. Natürliche Mineralwässer, die ein bestimmtes Mineral in besonders hoher oder niedriger Konzentration enthalten, sind auf dem Etikett entsprechend gekennzeichnet.

- Kalziumhaltige Mineralwässer enthalten mehr als 150 Milligramm Kalzium pro Liter.

- Magnesiumhaltige Mineralwässer enthalten mehr als 50 Milligramm Magnesium pro Liter.
- Sulfathaltige Mineralwässer enthalten mehr als 200 Milligramm Sulfat pro Liter.
- Eisenhaltige Mineralwässer enthalten mindestens 20 Milligramm Eisen pro Liter.
- Fluoridhaltige Mineralwässer enthalten mindestens ein Milligramm Fluorid pro Liter.
- Natriumarme Mineralwässer enthalten weniger als 20 Milligramm Natrium pro Liter.

Für gesundheitsbedenkliche Substanzen, beispielsweise Nitrit, sind bei Mineralwässern Höchstwerte festgelegt worden.

Quellwasser

Quellwässer müssen nicht von ursprünglicher Reinheit sein, d. h., es dürfen Substanzen zugesetzt werden. Außerdem müssen sie keine ernährungsphysiologischen Wirkungen besitzen.

Tafelwasser

Tafelwässer bilden das Schlusslicht auf der Qualitätsliste. Es handelt sich dabei nicht um natürliche, sondern um industriell hergestellte Produkte, nämlich um Gemische aus Trink-, Mineral- und Quellwässern. Außerdem dürfen sie Zusätze wie Mineralien, Sole und Meerwasser enthalten.

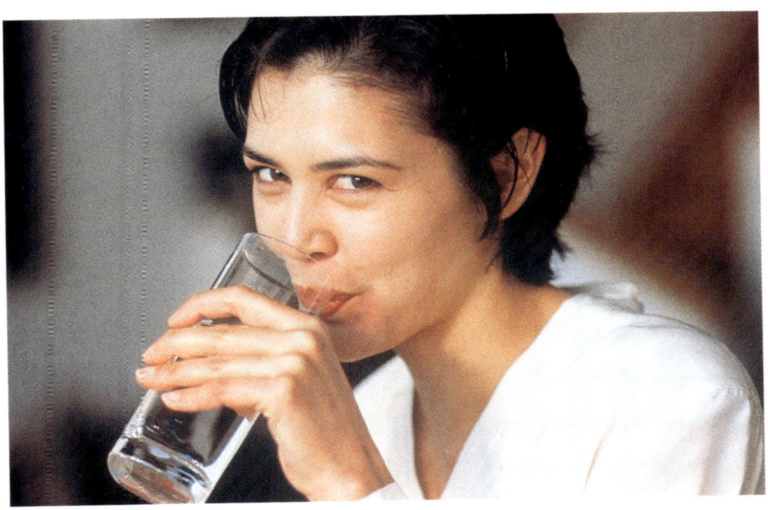

Auch die Änderung der Esskultur hat hierzulande dazu beigetragen, dass Mineralwässer en vogue sind.

Welches natürliche Mineralwasser für wen?

Mineralwässer können Sie gezielt nutzen, um ein Defizit im Mineralienhaushalt zu beheben. Überlegen Sie, an welchem Mineral es Ihnen am ehesten mangelt, und greifen Sie nach dem genauen Blick aufs Etikett zur geeigneten Flasche. Wer z. B. wenig Milchprodukte isst, kann durch kalziumhaltiges Mineralwasser seinen Kalziumspiegel anheben. Magnesium gehört ohnehin zu den Mineralien, von denen wir eher zu wenig erhalten. Auch hier bieten sich Mineralwässer mit einem hohen Magnesiumgehalt als »Substitutionstherapie« an. Im Folgenden erhalten Sie noch einige Tipps für spezielle Personengruppen.

Kohlensäure fördert die Aufnahme von Alkohol und Medikamenten. Sekt steigt deshalb schneller zu Kopf als Wein, auch wenn der Alkoholgehalt der gleiche ist.

- Für ältere Menschen sind kalzium- und magnesiumhaltige Mineralwässer empfehlenswert.
- Freizeitsportler können ihren Mineralienverlust durch ein Mineralwasser in ausgewogener Zusammensetzung wieder wettmachen. Um gleichzeitig auch Traubenzucker zuzuführen, bietet sich die Apfelsaftschorle als ideales Getränk an.
- Anders sieht es bei Leistungssportlern aus, die mit mehr als zwei bis drei Liter Schweiß pro Stunde vier- bis fünfmal mehr Flüssigkeit und Mineralstoffe verlieren. Sie benötigen künstlich hergestellte glucosehaltige Elektrolytlösungen.
- Wer unter Verstopfung leidet, kann ein sulfathaltiges Mineralwasser wählen. Es besitzt eine leichte abführende Wirkung, die häufig bereits ausreicht, um den Darm wieder auf Trab zu bringen. Für Kleinkinder sind diese Wässer weniger geeignet.
- Bei Durchfallerkrankungen sind bei Erwachsenen, aber auch bei Kindern Mineralwässer zum Ersatz von Flüssigkeit und Mineralien in der Regel ausreichend. Wichtig ist es, ein Mineralwasser mit einem möglichst niedrigen Sulfatgehalt zu wählen. Säuglingen und Kleinkindern sollten dagegen Arzneimittel zur gezielten Elektrolytsubstitution gegeben werden.
- Patienten mit einem hohen Blutdruck oder einer Nierenschwäche sollten zu natriumarmen Mineralwässern greifen.
- Wer für die Herstellung von Babynahrung Mineralwasser verwenden will, sollte auf die Bezeichnung »geeignet für die Zubereitung von Babynahrung« achten. Die Verwendung von Mineralwasser ist jedoch nur dann notwendig, wenn das Trinkwasser mit Krankheitserregern belastet oder die Nitratkonzentration zu hoch ist.

Für die Herstellung von Babynahrung geeignete Mineralwässer dürfen pro Liter höchstens 1,5 Milligramm Fluorid, 10 Milligramm Nitrat, 0,2 Milligramm Nitrit und 200 Milligramm Sulfat enthalten.

Trinkwasser – eine Alternative zu Mineralwasser?

Seit es die Technik möglich gemacht hat, Kohlensäure problemlos ins Trinkwasser zu pumpen, haben die Vertreiber von Mineralwässern ernsthaft Konkurrenz bekommen. Der Vorteil des kücheneigenen Herstellungsbetriebs: Das Schleppen der schweren Mineralwasserflaschen entfällt. Der Kostenfaktor tut ein Übriges, obwohl er alles in allem wohl eher eine untergeordnete Rolle spielt. Doch kann Trinkwasser, das mit Kohlensäure aufgepeppt wird, mit natürlichem Mineralwasser gleichziehen? Das lässt sich pauschal nicht sagen. Trinkwasser enthält ähnlich wie Mineralwasser Mineralien und Spurenelemente. Die Zusammensetzung schwankt innerhalb von Deutschland allerdings stark, je nachdem, woher das Trinkwasser stammt. Die Lösung des Dilemmas: Lassen Sie sich von Ihrem Wasserwirtschaftsamt eine Analyse des Trinkwassers zuschicken, und vergleichen Sie diese mit dem Etikett auf den Mineralwasserflaschen. Eine Ungewissheit bleibt allerdings: Bis das Trinkwasser aus dem Wasserhahn läuft, können durch das Leitungssystem zusätzliche Stoffe hineingelangen.

Das Interesse an prickelndem Mineralwasser sinkt. Immer mehr Deutsche bevorzugen die »stillen« Wässer.

Trinkkur mit Heilwässern – nur unter ärztlicher Aufsicht

Heilwässer dürfen sich nur die Mineralwässer nennen, die in klinischen Tests gezeigt haben, dass sie bei bestimmten Krankheiten heilend, lindernd oder verhütend wirken. So gibt es Heilwässer gegen Magen- und Darmerkrankungen, Stoffwechselstörungen und Herz-Kreislauf-Erkrankungen. Heilwässer gehören rein rechtlich nicht mehr zu den Lebensmitteln, sondern zu den Arzneimitteln. Und so sollten sie auch behandelt werden. Die wochenlange »Einnahme« von Heilwässern ist nicht sinnvoll und kann sogar gefährlich sein. Wie bei anderen Arzneimitteln auch gibt es bei Heilwässern Nebenwirkungen und Kontraindikationen, also Erkrankungen, bei denen sie auf keinen Fall getrunken werden sollen. Sprechen Sie also zunächst mit Ihrem Arzt, wenn Sie eine Trinkkur mit einem Heilwasser machen wollen.

Die Behandlung mit einem Heilwasser sollte nicht zur Dauertherapie werden. Die Trinkkur sollte zu gegebener Zeit beendet werden.

Über die Autorin
Dr. rer. nat. Beate Fessler ist Apothekerin und arbeitet als Redakteurin und Medizinjournalistin. Sie veröffentlichte zahlreiche Artikel in Fachzeitschriften für Ärzte und Apotheker sowie Ratgeber über Stoffwechsel- und Infektionskrankheiten. Ihre Schwerpunkte sind u. a. Immunologie und Phytotherapie.

Danksagung
Der besondere Dank der Autorin gilt der pharmazeutisch-technischen Assistentin, Frau Andrea Zeller (Michaelis-Apotheke, Miltenberg), für die engagierte und sachkundige Unterstützung.

Hinweis
Das vorliegende Buch ist sorgfältig erarbeitet worden. Dennoch erfolgen alle Angaben ohne Gewähr. Weder Autorin noch Verlag können für eventuelle Nachteile oder Schäden, die aus den im Buch gemachten praktischen Hinweisen resultieren, eine Haftung übernehmen.

Bildnachweis
Bilderberg, Hamburg: 167 (K. Kallay); Botanik-Bildarchiv Laux, Biberach an der Riß: 8, 99, 189, 220, 269, 309; Fotoarchiv, Essen: 2 (T. Mayer), 24 (J. Tack), 68, 177 (A. Riedmiller); IFA-Bilderteam, Taufkirchen: 29 (Eckhard), 127 (Reinhard); Ulrich Kerth, München: 21; Okapia, Frankfurt: 73 (H. Reinhard); Pflanzenarchiv Lavendelfoto, Hamburg: 135, 199, 269, 301 (G. Höfer); Tony Stone, München: 341 (L. Burgess); Südwest Verlag, München: Titel / Fond (J. Heller), 76 (B. Schieren), 224 (C. Rehm), 297 (S. Sperl), 320 (C. Kargl), 326 (M. Nagy); Transglobe, Hamburg: 40, 149 (R. König); Wildlife, Hamburg: 309 (Harms)

Impressum

2. Auflage 2000

Redaktion: Dr. Elfi Ledig
Redaktionsleitung und medizinische Fachberatung: Dr. med. Christiane Lentz
Bildredaktion: Gabriele Feld
Produktion: Manfred Metzger (Leitung), Annette Aatz, Dr. Erika Weigele-Ismael
Umschlag: Heinz Kraxenberger, München; Till Eiden
DTP/Satz: Klaus-Manuel Rehfeld

Printed in Italy

Gedruckt auf chlor- und säurearmem Papier

ISBN 3-517-06082-8

Beschwerden

Fett gedruckte Seitenzahlen verweisen auf den Haupteintrag.

Wirkstoffe und Anwendungsformen

Fett gedruckte Seitenzahlen verweisen auf die Präparatelisten.

Medikamente und Heiltees

Synthetische Wirkstoffe

Die hier aufgelisteten synthetischen Wirkstoffe weisen auf alternative synthetische Medikamente hin, falls Phytopharmaka eine zu schwache Wirkung haben.